集千年智慧成治病奇方流传百世

汇集前贤药膳专著民宝书思想集民强身健体

中医食疗养生1088问

yi shi liao yang sheng 1088 wen

主编 秋雨

中国画报出版社

图书在版编目(CIP)数据

中医食疗养生1088问/秋雨主编．—北京：中国画报出版社，2008.4
(中华传统医学养生精华) (2014.1重印)
ISBN 978-7-80220-250-4

Ⅰ.中… Ⅱ.秋… Ⅲ.食物养生—问答 Ⅳ.R247.1—44

中国版本图书馆CIP数据核字(2008)第033730号

中医食疗养生1088问

出版人：田　辉
责任编辑：杨　博
出版发行：中国画报出版社
(中国北京市海淀区车公庄西路33号，邮编：100048)
策划制作：膳书堂文化
电　　话：010—88417359(总编室兼传真)　010—88417409(版权部)
010—68469781(发行部)　010— 88417417(发行部传真)
网　　址：http://www.zghbcbs.com
电子信箱：cpph1985@126.com
印　　刷：北京龙跃印务有限公司
监　　印：傅崇桂
经　　销：新华书店
开　　本：720mm×1000mm　1/16
印　　张：20
版　　次：2014年1月第1版第4次印刷
书　　号：ISBN 978-7-80220-250-4
定　　价：28.00元

>>前　言

养生，是一门保养生命的学问，是我国人民几千年来防病保健、增强体质、延缓衰老的经验总结。

人体的衰老是一个不可抗拒的自然规律，长生不老是不现实的。一般说，人出生后经过童年、青年和壮年期，就逐渐进入老年阶段。衰老是人类生理过程的必然归宿。在这一生命过程中，有的人能“尽终其天年，度百岁乃去”；而有的人则未老先衰，甚至英年早逝。究其原因，是人们对养生的不同态度而造成截然相反的两种结果。善养生者，能自己主宰自己的健康，故可尽享天年；不善养生者，因受不良生活方式的影响，其生命常被病魔主宰，故难登寿域。宋代大诗人陆游在疾病缠身的垂暮之年写下了“抱疴方悔养生疏”的诗句，表达了他对自己平时疏于养生的遗憾，同时也可看作是对今人的忠告。

养生之道，贵在于使机体始终处在一个完整的动态平衡之中，并应具备对外界环境的适应能力，以及情感的自我调节能力。中医养生理论在这一方面有着独到的见解，深受世界各国人民的推崇和认可。本书精心为读者遴选了1088个实用有效养生保健方法和常识，通过一问一答的形式，深入

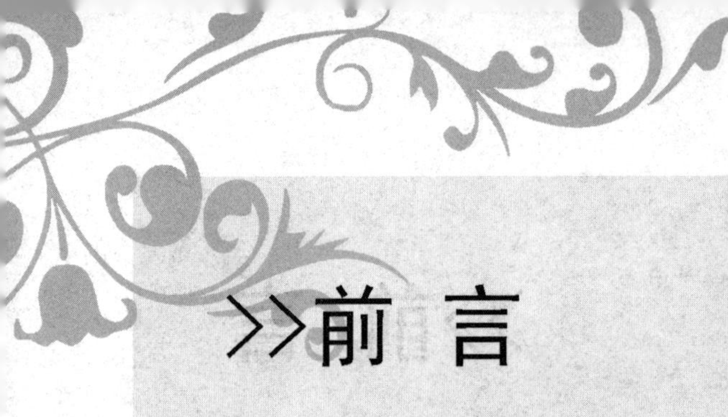

>>前 言

浅出地为读者介绍了中医养生保健方面的知识。书中既有食物和药物方面的养生保健常识，也有传统疗法、治病功法方面的内容。内容全面系统，是人们居家保健必不可少的工具书。

生命之贵，贵于万物。健康与长寿是人生的一大幸福，也是所有热爱生命者的共同愿望。让我们尽早行动起来，以积极的姿态参与养生保健，同登康寿之域。

因编者水平有限，能力绵薄，书中难免有不尽或不当之处，在此，恳请读者提出宝贵意见、批评斧正。

目录

Contents

食物药物养生篇

食物治病问答 …… 67

食物保健功效

药物的毒性和禁忌 …… 150

养生疗法篇

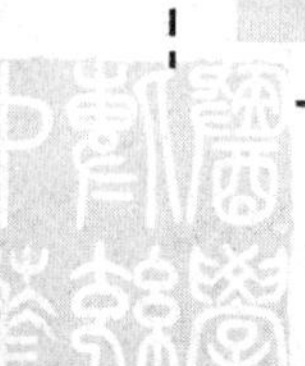

历代名人养生法

食物药物养生篇

中医食疗药性问答

寒性食物有哪些？

淡豆豉、马齿苋、公英、酱、苦瓜、苦菜、莲藕、蟹、蕹菜、食盐、甘庶、蕃茄、柿子、茭白、蕨菜、荸荠、紫菜、海藻、海带、竹笋、慈菇、西瓜、甜瓜、香蕉、猪肠、桑葚、蛏肉、柚、瓠瓜、冬瓜、黄瓜、田螺。

热性食物有哪些？

芥子、肉桂、辣椒、花椒。

温性食物有哪些？

韭菜、小茴香、刀豆、生姜、葱、芥菜、香菜、油菜子、韭子、香花菜、大蒜、南瓜、木瓜、高粱、糯米、酒、醋、龙眼肉、杏子、杏仁、桃、樱桃、石榴、乌梅、荔枝、栗子、大枣、胡桃仁、鹿肉、雀、鳝鱼、淡菜、虾、蚶、鳙鱼、鲢鱼、草鱼、海参、熊掌、鸡肉、羊肉、羊乳、狗肉、猪肝、猪肚、火腿、猫肉、鹅蛋、香橼、佛手、薤白、橘子。

凉性食物有哪些？

茄子、白萝卜、冬瓜子、冬瓜皮、丝瓜、油菜、菠菜、苋菜、芹菜、小米、大麦、绿豆、豆腐、小麦、柑、苹果、梨、枇杷、橙子、西瓜皮、杧果、橘、槐花、菱角、薏仁、茶叶、蘑菇、猪皮、鸭蛋、荞麦。

平性食物有哪些？

洋葱、萝卜子、白薯、藕节、南瓜子、土豆、黄花菜、香蕈、荠菜、香椿、青蒿、大头菜、元白菜、芋头、扁豆、豌豆、胡萝卜、白菜、豇豆、黑大豆、赤小豆、蚕豆、黄豆、粳米、玉米、陈仓米、落花生、白果、百合、橄榄、白砂糖、桃仁、李仁、酸枣仁、莲子、黑芝麻、榛子、荷叶、无花果、李子、葡萄、白木耳、木耳、海蜇、黄鱼、泥鳅、鲳鱼、青鱼、鳆鱼、塘风鱼、鲤鱼、猪肺、猪心、猪肉、猪肾、鹅肉、龟肉、鳖肉、猪蹄、白鸭肉、鲫鱼、鸡蛋、鸽蛋、燕窝、鳗鲡鱼、鹌鹑、鹑蛋、蜂蜜、蜂乳、榧子、芡实、牛肉、牛奶。

酸性食物有哪些?

蕃茄、木瓜、马齿苋、醋、赤小豆、蜂乳、柑、橄榄、柠檬、杏、梨、枇杷、橙子、桃、山楂、椰子瓤、石榴、乌梅、荔枝、橘、袖、杧果、李子、葡萄、蹲鱼、猫肉、香橼、佛手。

苦性食物有哪些?

苦瓜、苦菜、大头菜、香椿、淡豆豉、公英、槐花、香橼、佛手、薤白、慈菇、酒、醋、荷叶、茶叶、杏仁、百合、白果、桃仁、李仁、海藻、猪肝。

辛性食物有哪些?

生姜、葱、芥菜、香菜、白萝卜、洋葱、芥子、油菜子、香花菜、油菜、萝卜子、大蒜、青蒿、大头菜、芋头、芹菜、韭子、肉桂、辣椒、花椒、茴香、韭菜、薤白、香橼、陈皮、佛手、酒。

甘性食物有哪些?

莲藕、茄子、蕹菜、蕃茄、茭白、蕨菜、白萝卜、冬瓜子、丝瓜、洋葱、竹笋、香花菜、萝卜子、藕节、土豆、菠菜、荠菜、黄花菜、青蒿、大头菜、南瓜、洋白菜、芋头、扁豆、豌豆、胡萝卜、白菜、芹菜、瓠瓜、冬瓜、冬瓜皮、黄瓜、豇豆、肉桂、豆腐、黑大豆、绿豆、赤小豆、黄豆、薏仁、蚕豆、刀豆、荞麦、高粱、粳米、糯米、玉米、小米、陈仓米、大麦、小麦、木耳、蘑菇、白薯、蜂蜜、蜂乳、白木耳、牛奶、羊乳、甘蔗、柿子、橄榄、柑、苹果、荸荠、杏子、百合、梨、落花生、白砂糖、白果、陈皮、桃仁、西瓜、西瓜皮、甜瓜、菱角、山楂、李仁、香蕉、桃、椰子瓤、罗汉果、樱桃、桑葚、荔枝、黑芝麻、榛子、橘、柚、杧果、栗子、大枣、无花果、酸枣仁、莲子、李子、葡萄、胡桃子、龙眼肉、百合、黄鱼、泥鳅、鲳鱼、青鱼、鳙鱼、鲢鱼、鳗鲡鱼、鳗鱼、龟肉、鳖肉、塘风鱼、鲤鱼、鲫鱼、田螺、鳝鱼、虾、海马蛔、酒、猪肺、猪肠、猪肉、猪髓、猪皮、猪蹄、猪肝、猪肚、羊肉、鹿肉、猫肉、鸡肉、鹅肉、蛏肉、牛肉、白鸭肉、紫河车、雀、鸽蛋、猪心、鹌鹑、鹑蛋、熊掌、火腿、鸭蛋、燕窝、枸杞子、榧子、南瓜子、芡实、香蕈。

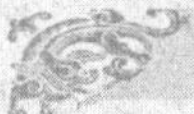 咸性食物有哪些？

苋菜、大酱、食盐、小米、大麦、紫菜、海蜇、海藻、海带、蟹、海参、田螺、猪肉、猪髓、猪肾、猪蹄、猪血、猪心、鳆鱼、淡菜、火腿、熊掌、蛏肉、龟肉、白鸭肉、狗肉、鸽蛋。

三餐有哪些标准？

别小看这“一日三餐”，它不仅是人们为了生存而每日务必完成的进食任务，更主要的是，它还关系到人体的健康与长寿。故“一日三餐”历来是养生学所重视的内容之一。三餐合理是指每日早、中、晚三餐分配要适应生理状况和工作需要。一般情况下，还是应该提倡“早饭宜好，午饭宜饱，晚饭宜少”。

1. 早饭宜好

早餐应该以质量为主，而不是以数量为主。早餐的营养价值宜高一些，其所摄取的营养量应占一天所需要的整个营养量的1/3以上。如果早餐吃得太少，或虽然吃得不少，但食物选择不当，都会使人精神不振，降低工作效率。

营养学研究证明，早餐是人一天中最重要的一顿饭，每日吃一顿丰富的早餐，可使人健康长寿。美国加州大学最近进行的一次研究发现，在7 000名接受研究的男女中，习惯不吃早餐的人，早期死亡率高达40%。另外，美国霍普金斯大学的一次以80～90岁老人为对象的研究，则发现他们长寿的惟一共同点是每天吃一顿营养丰富的早餐。尤其是正在长身体的中小学生和高等学校的学生，更应重视早餐。据调查，每天吃早餐的小学儿童比不吃早餐的儿童身体发育要好得多。

为了便于人体吸收，提供充足的能量，早餐宜精一些，以干、稀搭配进食为佳，不仅摄取了营养，而且感觉也舒适。有研究表明，早餐除要供应碳水化合物（如粥、面包或馒头等）和脂肪（肉松、香肠等）之外，还要补充蛋白质（牛奶和鸡蛋等）。富含蛋白质的早餐，可使人较长时间保持充沛的精力。

2. 午饭宜饱

午餐也很重要，它具有承上启下的作用。白天能量消耗较大，故应利用午餐机会加以及时补充，为下午继续活动奠定基础。午饭宜饱，是指午餐要保证一定的量，同时也应兼顾膳食的营养。当然，午餐宜饱也应有个度，过饱则使胃肠负担过重，影响脾胃的消化功能，也影响人体的正常活动。

3. 晚饭宜少

晚饭宜少，是唐代医家孙思邈提出的。他在《枕上歌》中提出了“晚饭莫教足”

的观点，一直为人们所信奉。在那个时代，大多数人是“日出而作，日落而息”，傍晚用过晚餐以后稍闲片刻，就上床休息了，故自然不宜多食，如进食过饱，易使饮食停滞胃部，会导致消化不良，影响睡眠。在当时提出晚饭宜少是很有道理的，这一生活准则也同样适合于现今习惯于早睡的人。

小儿食养有哪些？

小儿时期的身体各部分功能尚未健全，为了满足小儿生长发育的需要，饮食营养必须充足、全面、合理，可选择一些营养价值高而精细的食物，使之能被充分地消化、吸收和利用。另一方面，幼儿的脏腑功能未臻完善，故在食量上应有所节制。食物量少，不能满足生长发育的需要，影响发育，但贪食多饮，亦易伤及脾胃，引起消化不良。过食不但起不到营养的作用，反而对健康有害。鱼、肉、鸡、鸭等油腻厚味太过，易使小儿胃肠负担过重，损及脾胃；零食多而杂，肠胃得不到休息，亦易使幼儿消化系统受到伤害。值得一提的是，小儿为“纯阳之体”，不宜用补品，而宜以适当的饮食调养为主。近年来，儿童性早熟门诊病例不断增加，不少为滥用补品所致，应予重视。

青年食养有哪些？

青壮年时期的生理特点是：脾胃功能旺盛，食欲好，体质坚实，精力充沛。一般情况下，只要一日三餐定时、定量，饮食合理调配，即可达到营养健身的目的。但处于这一年龄时期的人，往往自恃身体强壮，而置身体于不顾，或饥饱无常，或暴饮暴食，或寒热无度，或饮酒过量，这些均不利于健康，应尽量避免。对处于发育时期的青少年，应给予充足的富含优质蛋白质的食物，以利机体的发育成熟。对身体虚弱者，应根据其体质，给予适当的饮食调养。而壮年时期的饮食营养虽然需要蛋白质、脂肪、碳水化合物、无机盐、维生素和水等，但有的应增加，有的宜减少。归纳起来有两大特点：其一，根茎蔬菜离不了，优质蛋白应增高；钙质、维生素 C需补充，热量食品应减少；没有奶类蛋品代，没有鱼肉豆类高。其二，一戒食物不可饱，二戒喝水不应少，三戒偏食不可要，四戒体重不能超；油炸、甜食距应遥，低盐、素油巧烹调。

老年食养有哪些？

年老之人，身体各方面的生理功能日趋衰退，例如牙齿松动，咀嚼能力降低，胃肠道消化吸收功能及新陈代谢等都有不同程度的减弱。还有部分老人，由于舌头味蕾减少、萎缩，或因口腔黏膜角化变厚、干燥而失去弹性，不能分泌唾液，就容易出现味觉异常而产生厌食等。诸如此类，若能合理安排老年人的饮食，科学调配营养成分，对于老年人的防衰增寿来讲，无疑是有益的。一般讲，老年人的饮食提倡清淡、温热、熟软，而禁忌油腻厚味、黏硬生冷。饮食宜清淡，忌食油腻厚味，是指五味不能太过，应适可而止。口味过重对健康有一定程度的损害。尤其要注意不要过食咸味，过咸对心血管系统不利，易引起高血压病。故老年人应多吃一些富含营养而清淡的食品，如植物油、蔬菜、水果、粗粮、豆类、乳酪等。清淡的饮食不仅便于吸收，而且可以防止脂肪堆积而引发的动脉硬化，对老年人健康很有好处。而饮食宜温热熟软，忌生冷黏硬，这些均是根据老年人的生理特点而言。温热熟软的食物不仅使人食后感觉舒服，也有助于促进胃肠蠕动，有利于消化吸收。过于生冷黏硬的食品，对肠胃刺激较大，易使老年人产生腹泻、便溏，不利于消化吸收，故需注意。

妇女食养有哪些?

妇女的饮食营养，一般讲应与男子无异。但由于妇女生理上的特点，每在经期、产后，血液易于亏损，身体多虚弱，故更应注重营养保健。首先，要讲究合理饮食，不偏食，膳食荤素搭配，保证蛋白质、维生素、无机盐等各种营养素的充分摄入。其次，正常成年女性每天需要补充 30～40mg 铁，因而要注意补铁。含铁丰富的食物，动物类有兽禽肝脏、瘦肉、蛋黄、奶类、鱼类；植物类有豆制品、芝麻、海带、黑木耳、紫菜、萝卜、苋菜等；水果可以选香蕉、桃、柑橘，以及干果、红枣、桂圆等。第三，在补充含铁食物时，应注意摄入水溶性维生素 C，比如柠檬、山楂等酸味果品，以提高对铁的吸收率。此外，不宜过量饮茶，以免破坏身体对铁的吸收。妇女孕期的食养，应注意营养的全面与丰富，宜食清淡易消化、吸收的食物。胎儿的生长发育，完全依赖母亲饮食营养供给，胎儿的强弱，取决于孕期营养是否充足。故孕期需摄入更多的营养物质，应多吃营养丰富的肉类、蛋类、豆制品及各种蔬菜、水果，忌食辛辣、滑肠食物，尤忌烟、酒等物，以免影响胎儿的生长发育。

体质食养有哪些?

人的体质不同，在饮食选择上有一定讲究。阴虚体瘦之人，往往表现为津少血亏征象，如手足心热、口干、便秘等，在饮食上应多食甘润生津之品，如生梨、西瓜、百合、莲子、白木耳、黑木耳、鲫鱼、甲鱼、鸭肉、冬瓜、黄瓜、青菜、菠菜等，而对于肥腻厚味、辛辣燥烈之品，如辣椒、桂圆、羊肉、狗肉等，往往使人产生内热，使阴液更伤，故不宜食用。阳虚痰湿之人，表现为面色苍白、疲倦畏寒、小便清长、大便溏薄等，在饮食上应多吃些温性益气助阳之品，如荔枝、杨梅、橘子、桂圆、羊肉、狗肉、麻雀肉、虾等，忌食生冷寒性的食品。总之，不同体质的人，应根据自己的体质特征，合理选择饮食，吃宜吃的，忌该忌的，久而久之，可望纠正病理体质而成为正常体质。

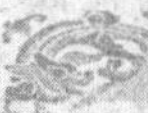

中年人有哪些饮食禁忌？

1. 忌食之过饱。每天以维持低热量饮食的要求，做到食不多餐，餐不过饱，能食至七、八成就可以了。

2. 忌喝水少。水是六大营养素之一，人体组织中四分之三是由水份构成的，饮水不足会造成血液循环量减少，脉搏和呼吸过速，消化器官功能降低，以致产生便秘。因此，提倡多喝水，特别是提倡清晨一杯温开水，这更有利机体清洗肠胃，促进废物的排泄。当然，喝水也要有个限度，过多也不利，它会冲淡血液的浓度，使人体血液量增加，造成心血管系统与肾脏的过重负担。

3. 忌偏食。每种食物都有它的养料，它们都提供了人体所需的营养素，使身体内生理活动所需的酸碱性得以相对平衡，避免疾病的发生，如果经常只吃某些食物，对另外一些食物始终保持着距离，势必使饮食中的酸碱失去平衡，这就难免出现因酸或因碱的缺乏而带来疾病。

4. 忌体肥身胖。中年人最好保持一定的体重，如超过正常体重，应注意适当减食，从体重增减趋势看，人到中年，易于肥胖，而肥胖却是中老年人的百病之源。诸如高血压、动脉硬化、心脏病、糖尿病等，都与肥胖有密切关系。

5. 忌多食甜味食物与糖。糖是人体能量的来源之一，人体活动的能量，有70%是依靠糖来供应的，但食糖过多对健康带来的影响也是十分明显的。

中老年人心血管病的发生与吃糖、甜食过多有关。由于糖的摄入量过多，血液中的胆固醇和甘油三酸脂也多，这便导致心血管疾病与肥胖症。而糖尿病，更是与吃过多的糖有关。对中年人来说，应忌多吃甜食与糖。

6. 忌多食油腻食物。中年以后，动物性油脂只能适量食用，切忌过多，因为这些中性脂肪内含饱和脂肪酸，它易与胆固醇结合，使之在血管壁上沉积，而造成动脉硬化、冠心病等。

食物对疾病有哪些预防作用？

中医认为，合理安排饮食，可保证机体的营养，使脏腑功能旺盛，气血充实，即所谓“正气存内，邪不可干”。早在一千年以前的中医文献中，就有用动物肝脏预防夜盲症，用海带预防甲状腺肿大，用谷皮，麦麸预防脚气病等记载，现在则常用葱白、生姜、豆豉、芫荽等来预防感冒，用甜菜汁或樱桃汁预防麻疹，用鲜白萝卜、鲜橄榄煎服预防白喉，用大蒜预防癌症，用绿豆汤预防中暑，用荔枝预防口腔炎、胃炎引起的口臭症状，用红萝卜粥预防头晕等。

现代研究表明，有的食物，如大蒜，确能杀菌和抑制病毒，故可防治呼吸道感染和肠道传染病；生山楂、红茶、燕麦片能够降低血脂，故可预防动脉硬化。近年来，人们还主张用玉米粉粥预防心血管病，用薏苡粥预防癌症等。

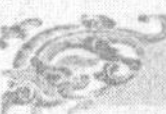

食物对人体有哪些滋养作用?

中医认定饮食对人体的滋养作用也是与其自身的理论体系密切结合的。

中医认为饮食进入人体，通过胃的吸收，脾的运化，然后输布全身，成为水谷精微，而滋养人体。这种后天的水谷精微和先天的真气结合，形成人体的"正气"，从而维护正常的生命活动和抗御"邪气"（致病因素），同时还形成维持机体生命的基本物质"精"。"精"藏于五脏，是脏腑功能活动和思维、意识活动，即"神"的基础。"精、气、神"为人体之三宝，生命之所系，而它们却离不开饮食的滋养。所以，战国时期的名医扁鹊曾经说："安身之本必资于饮食。不知食宜者，不足以存生。"

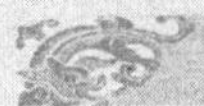

中医食疗中的平补法是什么?

有两个含义。一个是应用不热不寒，性质平和的食物。多数的粮食、水果、蔬菜，部分禽、蛋、肉、乳类食物，如梗米、玉米、扁豆、白菜、鹑蛋、鹌鹑、猪肉、牛奶等均属此类。另一个含义是，应用既能补气，又能补阴或既能补阳，又能补阴的食物。如山药、蜂蜜既补脾肺之气，又补脾肺之阴，枸杞子既补肾阴，又补肾阳等。这些食物适用于普通人保健。

中医食疗中的清补法是什么?

是应用补而不腻不碍胃，性平或偏寒凉的食物，有时也以泻实性食物祛除实证，如清胃热，通利二便，加强消化吸收，推新而致新，以泻中求补，均属此列。常用的清补食物有萝卜、冬瓜、西瓜、小米、苹果、梨、黄花菜等，以水果、蔬菜居多。

中医食疗中的温补法是什么?

是应用温热性食物进行补益的方法。适用于阳虚或气阳亏损，如肢冷、畏寒、乏力、疲倦、小便清长而频或水肿等症患者，也常作为普通人的冬令进补食物。如核桃仁、大枣、龙眼肉、猪肝、狗肉、鸡肉、鲇鱼、鳝鱼、海虾等。

中医食疗中的峻补法是什么?

是应用补益作用较强，显效较快的食物来达到急需补益的目的。此法的运用，应注意季节、病情等条件，做到既达到补益目的，而又无偏差。常用的峻补食物有羊肉、狗肉、鹿肉、鹿胎、鹿尾、鹿肾、甲鱼、熊掌、鳟鱼、黄花鱼、巴鱼等。

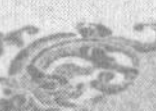

聪耳类食物有哪些？

莲子、山药、荸荠、蒲菜、芥菜、蜂蜜。

明目类食物有哪些？

山药、枸杞子、蒲菜、猪肝、羊肝、野鸭肉、青鱼、鲍鱼、螺蛳、蚌、蚬。

生发类食物有哪些？

白芝麻、韭菜子、核桃仁。

润发类食物有哪些？

鲍鱼。

乌须发类食物有哪些？

黑芝麻、核桃仁、大麦。

长胡须类食物有哪些？

鳖肉。

美容颜类食物有哪些？

枸杞子、樱桃、荔枝、黑芝麻、山药、松子、牛奶、荷蕊。

健齿类食物有哪些？

花椒、蒲菜、莴笋。

轻身类食物有哪些？

菱角、大枣、榧子、龙眼、荷叶、燕麦、青粱米。

肥人类食物有哪些？

小麦、粳米、酸枣、葡萄、藕、山药、黑芝麻、牛肉。

增智类食物有哪些？

粳米、荞麦、核桃、葡萄、菠萝、荔枝、龙眼、大枣、百合、山药、茶、黑芝麻、黑木耳、乌贼鱼。

益志类食物有哪些？

百合、山药。

增神类食物有哪些？

茶、荞麦、核桃。

增力类食物有哪些？

荞麦、大麦、桑葚、榛子。

强筋骨类食物有哪些？

栗子、酸枣、黄鳝、食盐。

耐饥类食物有哪些？

荞麦、松子、菱角、香菇、葡萄。

能食类食物有哪些？

葱、姜、蒜、韭菜、芫荽、胡椒、辣椒、胡萝卜、白萝卜。

壮肾阳类食物有哪些？

核桃仁、栗子、刀豆、菠萝、樱桃、韭菜、花椒、狗肉、狗鞭、羊肉、羊油脂、雀肉、鹿肉、鹿鞭、燕窝、海虾、海参、鳗鱼、蚕蛹。

种子类食物有哪些？

柠檬、葡萄、黑雌鸡、雀肉、雀脑、鸡蛋、鹿骨、鲤鱼、鲈鱼、海参。

散风寒类食物有哪些？

生姜、葱、芥菜、芫荽。

散风热类食物有哪些？

茶叶、豆豉、杨桃。

清热泻火类食物有哪些?

茭白、蕨菜、苦菜、苦瓜、松花蛋、百合、西瓜。

清热生津类食物有哪些?

甘蔗、番茄、柑、柠檬、苹果、甜瓜、甜橙、荸荠。

清热燥湿类食物有哪些?

香椿、荞麦。

清热凉血类食物有哪些?

藕、茄子、黑木耳、蕹菜、向日葵子、食盐、芹菜、丝瓜。

清热解毒类食物有哪些?

绿豆、赤小豆、豌豆、苦瓜、马齿苋、蓟菜、南瓜、莙荙菜、酱。

清热利咽类食物有哪些?

橄榄、罗汉果、荸荠、鸡蛋白。

清热解暑类食物有哪些?

西瓜、绿豆、赤小豆、绿茶、椰汁。

清化热痰类食物有哪些?

白萝卜、冬瓜子、荸荠、紫菜、海蜇、海藻、海带、鹿角菜。

温化寒痰类食物有哪些?

洋葱、杏子、芥子、生姜、佛手、香橼、桂花、橘皮。

止咳平喘类食物有哪些?

百合、梨、枇杷、落花生、杏仁、白果、乌梅、小白菜。

健脾和胃类食物有哪些?

南瓜、包心菜、芋头、猪肚、牛奶、芒果、柚、木瓜、栗子、大枣、粳米、糯米、扁豆、玉米、无花果、胡萝卜、山药、白鸭肉、醋、芫荽。

健脾化湿类食物有哪些？

薏苡仁、蚕豆、香椿、大头菜。

驱虫类食物有哪些？

榧子、大蒜、南瓜子、椰子肉、石榴、醋、榛子、乌梅。

消导类食物有哪些？

萝卜、山楂、茶叶、神曲、麦芽、鸡内金、薄荷叶。

温里类食物有哪些？

辣椒、胡椒、花椒、八角茴香、小茴香、丁香、干姜、蒜、葱、韭菜、刀豆、桂花、羊肉、鸡肉。

祛风湿类食物有哪些？

樱桃、木瓜、五加皮、薏苡仁、鹌鹑、黄鳝、鸡血。

利尿类食物有哪些？

玉米、赤小豆、黑豆、西瓜、冬瓜、葫芦、白菜、白鸭肉、鲤鱼、鲫鱼。

通便类食物有哪些？

菠菜、竹笋、番茄、香蕉、蜂蜜。

安神类食物有哪些？

莲子、百合、龙眼肉、酸枣仁、小麦、秫米、蘑菇、猪心、石首鱼。

行气类食物有哪些？

香橼、橙子、柑皮、佛手、柑、荞麦、高粱米、刀豆、菠菜、白萝卜、韭菜、茴香菜、大蒜、火腿。

活血类食物有哪些？

桃仁、油菜、慈菇、茄子、山楂、酒、醋、蚯蚓、蚶肉。

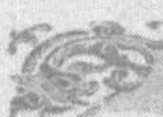

止血类食物有哪些？

黄花菜、栗子、茄子、黑木耳、刺菜、乌梅、香蕉、莴苣、枇杷、藕节、槐花、猪肠。

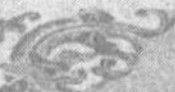

收涩类食物有哪些？

石榴、乌梅、芡实、高粱、林檎、莲子、黄鱼、鲶鱼。

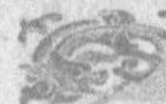

平肝类食物有哪些？

芹菜、番茄、绿茶。

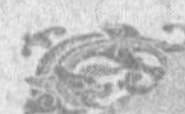

补气类食物有哪些？

粳米、糯米、小米、黄米、大麦、山药、莜麦、籼米、马铃薯、大枣、胡萝卜、香菇、豆腐、鸡肉、鹅肉、鹌鹑、牛肉、兔肉、狗肉、青鱼、鲢鱼。

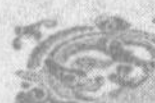

补血类食物有哪些？

桑葚、荔枝、松子、黑木耳、菠菜、胡萝卜、猪肉、羊肉、牛肝、羊肝、甲鱼、海参、草鱼。

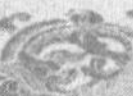

助阳类食物有哪些？

枸杞菜、枸杞子、核桃仁、豇豆、韭菜、丁香、刀豆、羊乳、羊肉、狗肉、鹿肉、鸽蛋、雀肉、鳝鱼、海虾、淡菜。

滋阴类食物有哪些？

银耳、黑木耳、大白菜、梨、葡萄、桑葚、牛奶、鸡蛋黄、甲鱼、乌贼鱼、猪皮。

药粥养生有哪些注意事项？

用粳米、糯米或者把粳米、糯米加上其他食物或中药煮成半流质经常食用，可以调养身体、防治疾病。这种传统饮食方法，即为“粥养”或称“粥疗”。

粥养的根本目的在于保护“胃气”。中医认为“胃主纳谷，脾主运化，为后天之本”，人体的健康状况很大程度上取决于脾胃的强弱，所谓“得谷者昌，失谷者亡”，也就是强调要保护“胃气”。“胃气”实质是消化吸收功能的简称。正因为此，中医治病尤重胃气，认为“脾胃无损，诸可无虑”，“胃气一散，百药难施”，人的消化吸收功能一旦丧失，身体断绝了营养的来源，生理活动无法维持，也就谈不上对疾病的抵抗力。再说，药是要通过消化吸收才能发挥作用的，否则，再好的药也无济于事，治病也就难上加难了。

作为粥养重要成分的粳米或糯米，均有健脾养胃、补中益气的功能。如清代《随息居饮食谱》认为，“粳米甘平，宜煮粥食，粥饭为世间第一补人之物，贫人患虚证，以浓米饮代参汤。病人、产妇粥养最宜。”《医药六书药性总义》则把粳米粥赞为“资生化育神丹”，将糯米粥赞为“温养胃气之妙品”。以粳米和糯米为主，适当添加其他食物和中药，便成了粥养的一大特点。

药粥有哪些特点？

米与药同煮，有协同的作用。各种不同性味的药物与米谷配伍煮粥，可以使“峻厉者，缓其力；和平者，倍其功”。不但能缓和药性，并能增强其功效。如防治关节炎的川乌粥，是一张历史悠久的名方，但其中主药川乌头性刚燥、有毒，如加蜂蜜、生姜，投米煮粥后，就可以减缓它的刚燥和毒性。

又如苁蓉羊肉粥，方中苁蓉为补肾壮阳的中药，羊肉是温补脾胃的食物，同粳米煮成稀粥，不仅可以增强温补肾阳的作用，还能收到健脾暖胃的功效。所以，清代名医黄宫绣讲：“米虽常食之物，而一参以药投，则其力甚巨，未可等为泛常而忽视也。”

粥较浓稠，可以在胃肠内缓慢通过，有利于药物有效成分的充分吸收。组成药粥的药味较少，组方灵活，经济简便，安全可靠，适宜于长服久服。

米药煮粥，特别是补益性药粥，既可以当作早晚餐或点心食用，又可以调养身体，一举两得。

药粥应用较广，主要有以下几个方面：

预防疾病。粥养可寓预防于饮食之中，常用的如米皮糠煮粥，预防缺少维生素B的脚气病复发。用胡萝卜粥预防高血压、荔枝粥预防口臭、玉米粥防止心血管疾病、薏苡仁粥预防肿瘤和流火复发、绿豆粥预防中暑等，都有“扶正祛邪”的功效，药粥易于消化，老少皆宜。

养生延年。药粥方中有较多的滋补强身之品，如首乌、山药、枸杞、党参、黄芪、苁蓉等，都有抗老防衰、延年益寿的功能。有些中药对预防老年病也很有益，如山楂粥可防止高血脂、高血压，冬瓜子预防老年肥胖、柏子仁预防老人便秘等。经常对症服用，可以减少疾病，达到健康长寿。正如宋朝诗人陆游云：“世人个个学长年，不悟长年在目前，我得宛丘平易法，只将食粥致神仙。”

病后及妇女产后调养。在日常生活中，常常碰到这种情况，即患者病愈后不知该吃些什么较为适宜。清代医家王孟英认为：“病人、产后，粥养最宜。”因为无论病后或妇女产后，全身机能减退，胃肠薄弱、消化力降低，米粥不仅营养丰富，容易消化吸收，又能补充能量，再配合一定的中药煮粥，作为病后或产后调养，就更加理想。如高热后，由于伤津，阴液不足，所以常用养阴清热的中药，以善病后，所以选用具有生津止渴、清热的生芦根粥、甘蔗粥等，既能补充营养、又能清热生津，更有利于疾病的恢复。再如妇女产后，不仅体质虚弱，还有一段通乳汁、排恶露的生理过程，这时吃些猪蹄粥或莴苣子粥，可帮助下奶；或服用益母草汁粥，既可养血，又可促进子宫的恢复。

急性病的辅助治疗。有些急性病，如配合服食适当的药粥，疗效更为理想。治疗感冒发热、头痛的发汗豉粥；治疗发背痈疽、清热毒肿的竹叶粥；用于治疗急性黄疸肝炎的茵陈粥等，都可作为急性病的辅助食疗。

慢性病的调理。对慢性病患者，人们常称为“药罐子”。常年看病吃药，有时也不能收到满意的效果，并容易吃倒胃口，如能配合药粥，长期服用，慢慢调理，可以达到“药”半功倍的效果。

粥养时应该注意些什么？

要根据各人的体质和病情辨证服用。因为中医一贯强调辨证论治。如同样一个虚证，就分气虚、血虚、阴虚、阳虚，或者气血两虚、阴阳两虚等等。如气虚胃口不好的病人吃了滋阴的地黄粥，或者首乌粥后，反而会产生胸膈满闷等壅滞的感觉，食欲更差。至于虚实夹杂就更为复杂，需在医生指导下进食。

要根据节气和地域的差异，辨证服用。如炎暑酷热，吃些竹叶粥、生芦根粥等，可以清热解暑、生津止渴。寒冬腊月，选食苁蓉羊肉粥、鹿角胶粥等，能收到温补元阳、暖中御寒的效果。此外，还要注意各地的饮食习惯，如北方偏咸、苏南嗜甜、湘川喜辣等等，使药粥各成风味。

食用时间要根据病情和药粥性质而定。病程较短的，食用时间不必过长，一般3～5天病愈后即可停用。如是慢性病，就要服较长时间，最好坚持到康复为止。至于滋补强壮类药粥，就不必多加限制，只要对证食用，没有其他副反应，就可长期食用。

除此以外，还要注意药粥的配制与煎煮方法，因为它不仅关系到治疗效果，更重要的是，有利于病人的食用。

根据所配用的食物与药物不同的性质与特点，有以下几种煮制方法：

凡可供食用的中药，可以将中药与米谷一起同煮为粥，如大枣、莲子肉、龙眼肉、桑葚子、淮山药、慧政仁、柏子仁等。

较常用的是将中药煎取浓汁去渣，然后再与米谷一起同煮成粥，如补虚正气粥、菟丝子粥等。

将原汁与米同煮，如乳粥、鸭粥、安胎鲤鱼粥、猪蹄粥等。

先将中药研为细粉，再与米谷煮粥，如天花粉粥、吴茱萸粥、椒面粥等。

在煮制时，还可根据病人的口味嗜好及体质、病情等因素，适当放用一些调味品，一般可选用冰糖、红糖、白糖、蜂蜜、食盐、生姜、葱白等。

煎药容器最好选用砂锅，可使药物有效成分充分析出，还可避免因用金属锅煎熬所引起的不良化学反应。煮粥的容器最好选用搪瓷烧锅，因为砂锅煮粥容易结底。

有些地区群众煮粥时喜欢放食碱，这会破坏食物的营养成分，应当禁用。

食用时要参考每一粥方中的“注意事项”，该忌口的就应当按规定照办。

食物的搭配宜忌

为什么萝卜与橘子忌同食？

萝卜等十字花科蔬菜摄食到人体后，可迅速产生一种叫硫氰酸盐的物质，并很快代谢产生另一种抗甲状腺的物质——硫氰酸。该物质产生的多少与这类蔬菜的摄入量成正比。此时，如果同时摄入含有大量植物色素的橘子，橘子中的类黄酮物质在肠道被细菌分解，转化成羟苯甲酸及阿魏酸。这两种酸可加强硫氰酸抑制甲状腺功能，从而诱发或导致甲状腺肿。

因此，在食用萝卜等十字花科蔬菜后，忌马上吃橘子。尤其在甲状腺肿流行的地区，或正在患甲状腺肿的人，更应注意。

为什么柿子与白薯忌同食？

柿子味甘、性寒，能清热生津、润肺，内含蛋白质、糖类、脂肪、果胶、鞣酸、维生素及无机盐等营养物质。白薯味甘、性平，补虚气，益气力，强肾阴，内含大量糖类等营养物质。这两种食物分别食用对身体有益无害，若同时吃，却对身体不利。因为吃了白薯，人的胃里会产生大量盐酸，如果再吃上些柿子，柿子在胃酸的作用下产生沉淀。沉淀物积结在一起，会形成不溶于水的结块，既难于消化，又不易排出，人就容易得胃柿石，严重者需要去医院开刀治疗。所以，白薯与柿子是忌同时食用的。

牛奶与巧克力为什么不能同食？

牛奶含有丰富的蛋白质和钙，巧克力则含有草酸，二者混在一起让孩子同吃，牛奶中的钙会与巧克力中的草酸结合成一种不溶于水的草酸钙，孩子食用后不但不能吸收，还会产生腹泻、头发干枯等症状，影响生长发育。因此，牛奶与巧克力忌混吃和同食。

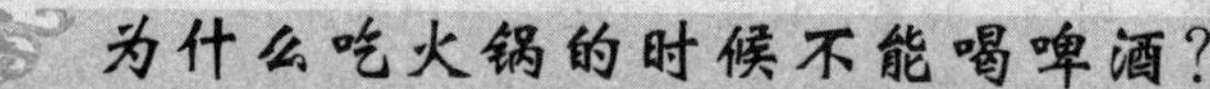

为什么吃火锅的时候不能喝啤酒？

火锅汤中的卟啉类物质在体内转化为尿酸，而啤酒则会促进尿酸分布在人体的关节或软组织中，导致痛风症，严重时甚至还会引起肾结石和尿毒症等并发症的发生。所以，吃火锅时，忌同时喝啤酒，以免影响健康。最好用冰冻牛奶来代替啤酒、汽水等酸性饮料。这是因为，①冰冻牛奶可以降低火锅食物的温度，防止食管被烫伤；②牛奶属碱性食物，可以减少食物对口腔和食管黏膜的刺激；③牛奶中的磷脂类物质能在胃黏膜表面形成一个保护层。用以抵抗火锅中的一些不利因子对胃黏膜造成的刺激和损伤。

猪肉与豆类为什么不能同食？

豆类与猪肉忌同食用，豆类植物中植酸含量很高，其中大部分磷是以植酸形式存在的，它常与蛋白质和矿物质元素形成复合物，而影响它们的可利用性，降低利用效率；还有就是因为豆类与瘦肉、鱼类等荤食中的矿物质如钙、铁、锌等结合，从而干扰和降低人体对这些元素的吸收。

狗肉与葱为什么不能同食？

葱性味辛温，气辛香，功能通阳行滞，有解热、利尿、健胃、祛痰等作用。多吃葱，可以提高消化机能，排除体内不干净的东西。这对人体健康无疑是非常有益的。然而狗肉性热，助阳动火。但由于葱性同样辛温发散，利窍通阳，如果二者配食，益增火热，易使人上火，尤其是有鼻衄症状的人。所以葱与狗肉忌同食用。

牛肉与生姜为什么不能同食？

生姜味辛，性微温，归肺、胃、脾经，具有散寒解表、温胃止吐、化痰止咳等功效，用于治疗风寒感冒、恶寒发热、头痛鼻塞、呕吐、喘咳、泄泻等。但药理医学院研究表明，生姜能引起血管扩张和中枢神经兴奋，促进血液循环；而牛肉甘温，补气助火。生姜与牛肉，皆大辛大温之品，二者同食则火上加油，使人发热动火，可致牙齿炎症。所以两者忌同食。

虾与猪肉为什么不能同食？

虾有淡水虾、海虾之分。淡水虾，性味甘温，功能补肾壮阳，通乳；海虾，性味甘咸温，亦有温肾壮阳，兴奋性机能作用。但无论是淡水虾还是海虾，均忌与猪肉同食。因为猪肉助湿热而动火，故两者相配，耗人阴精。尤其是对于阴虚体弱之人，更是不可同食。所以阴虚火旺者，忌将猪肉与虾同食。

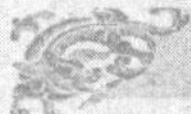

鳝鱼与狗肉为什么不能同食？

餐桌上的丰富，时常会出现食物同食“冲突”，而鳝鱼与狗肉也是忌同食的。因狗肉有温热动火、助阳之性，黄鳝甘而大温，两者若同食，会使温热助火作用更强，不利于常人；且黄鳝有腥气，更忌与狗肉同煮。

螃蟹与梨为什么不能同食？

梨属性寒、味甘、微酸类食物，由于蟹亦属凉、利性食物，两者同食，伤人肠胃，所以不可同食。怕以两者忌同食，且对于脾胃虚寒之人更应注意。

螃蟹与花生为什么不能同食？

因为花生仁性味甘平，而且花生仁脂肪含量较高，油腻之物遇冷利的螃蟹极易导致腹泻，所以餐食中蟹与花生仁忌同时进食。

螃蟹与香瓜为什么不能同食？

香瓜又名“甜瓜”，性味甘寒而滑利，能除热通便。香瓜的甜香令人心旷神怡，兼之它含有维生素 A、C、B_2 及多种矿物质，可以促进血液循环、帮助消化、预防口干舌燥等功效。但两者若同时食用会有损肠胃，易致腹泻。所以螃蟹与香瓜忌同时食用。

螃蟹与茄子为什么不能同食？

茄子性味苦寒，有散血瘀、消肿止痛、治疗寒热、祛风通络和止血等功效，与螃蟹忌同食。因为蟹肉性味为寒性，茄子甘寒滑利，两者的食物药性同属寒性，同食有损肠胃，会导致腹泻，特别是脾胃虚寒的人更应忌食。

螃蟹与柿子为什么不能同食？

螃蟹与柿子两者皆为寒性类食物，对身体的健康来讲忌同食。螃蟹中含有较多蛋白质，吃螃蟹时吃柿子，蛋白质与柿子中的鞣酸相遇，可在人的胃中发生凝固，变成不易消化吸收的团块，出现腹痛、呕吐或腹泻等症状。所以柿子与螃蟹忌同时食用。

牛奶与醋为什么不能同食？

人们为了追求体形美感，大胆地尝试着各种减肥疗法，有些人还认为在牛奶中加一些醋可以有效的减肥，对消除疲劳和减肥有特效。但营养学家表态“这种做法是不当的”，这是因为醋中含醋酸及其他多种有机酸。牛奶是一种胶体混合物，具有两性电解质性质，而且其本身就有一定的酸度。如果加醋，则易发生凝集和沉淀，不易被消化吸收。对肠胃虚寒之人，更易引起消化不良或腹泻。所以牛奶与醋忌同食。

鸡蛋与兔肉为什么不能同食？

兔肉有补血益气、凉血解毒之效，且含有丰富的蛋白质、脂肪、碳水化合物及钙、磷、铁等。兔肉属于完全性蛋白质食物，肉质细嫩，易于吸收，多食不会使人发胖，常用于消渴羸瘦、胃热呕吐、便血等症，是中老年人及心、脑血管疾病、肥胖病患者理想的肉类食物。鸡蛋与兔肉同食会引起腹泻，故两者忌同食。

豆浆为什么忌与红薯同食？

人们早餐普遍一碗豆浆，加之路边的红薯之类的食物。但殊不知这两种食物是忌同食的。因为豆浆里的蛋白质与红薯所产生的果酸发生反应，会产生一种不易被吸收的沉淀物，降低豆浆营养成分，导致消化不良。所以要忌豆浆与红薯同食。

洋葱为什么要与猪肝、猪肉或鸡蛋等搭配？

洋葱性味甘平，其有解毒化痰、清热利尿的功效，含有蔬菜中极少见的前列腺素，能降低血压。

在日常膳食中，人们经常把洋葱与猪肉一起烹调，这是因为洋葱具有防止动脉硬化和使血栓溶解的效能，同时洋葱含有的活性成分能和猪肉中的蛋白质相结合，产生令人愉悦的气味。洋葱和猪肉配食，是理想的酸碱食物搭配，可为人体提供丰富的营养成分，具有滋阴润燥的功效。适合于辅助治疗阴虚干咳、口渴、体倦、乏力、便秘等病证，还对于预防高血压和脑出血非常有效。

洋葱不仅甜润嫩滑，而且含有维生素 B_1、B_2、C 和钙、铁、磷以及植物纤维等营养成分，特别是洋葱还含有“芦丁”成分，能维持毛细血管的正常机能，具有强化血管的作用。如洋葱与鸡蛋搭配，不仅可为人体提供极其丰富的营养成分，洋葱中的有效活性成分还能降低鸡蛋中胆固醇对人体心血管的负面作用。本搭配适合于高血压、高血脂等心血管病患者作辅助食疗食物。

茭白为什么要与蘑菇或西红柿等搭配？

茭白性味苦寒，可解热毒、除烦渴，配以补气益胃、理气化痰的蘑菇，不仅味道香郁，可增进食欲，而且还有助消化、化痰宽中的功效。二者搭配，具有清中兼补、不燥不腻的功效。

茭白含有较高的碳水化合物、蛋白质等，性味甘凉，具有利尿、止渴、解酒毒的作用。西红柿则含有丰富的维生素 C 和一种特殊的物质番茄素，具有较强的助消化和利尿功能。西红柿能止渴生津、凉血平肝、清热解毒。茭白与西红柿二者搭配，具有清热解毒、利尿降压的作用。

南瓜为什么要与红枣、赤小豆或牛肉等搭配？

南瓜既不含脂肪，属低热量食物，含各种矿物质和维生素较全面，南瓜和具有补中益气功效的红枣搭配，有补中益气、收敛肺气的功效，特别适用于预防和治疗糖尿病。也适合于动脉硬化、胃及十二指肠溃疡等多种疾病患者食用。

南瓜是公认的保健食品，含有丰富的糖类、维生素 A 原和维生素 C 等。常食有健肤润肤、减肥的作用。赤小豆也有利尿、消肿、减肥的作用。南瓜与亦小豆搭配，有一定的健美、润肤作用。

从食物的药性来看，南瓜性味甘温，能补中益气、消炎止痛、解毒杀虫。牛肉性味甘平，归脾、胃经，具有补脾胃、益气血、止消渴、强筋骨的功效。南瓜与牛肉搭配食用，则更具有补脾益气、解毒止痛的疗效。适合于辅助治疗中气虚弱、消渴、肺痈、筋骨酸软等病证。近年来多用于防治糖尿病、动脉硬化、胃及十二指肠溃疡等病症。

藕为什么要与鳝鱼或猪肉搭配？

补精最好是鳝鱼。鳝鱼所含的黏液主要是由黏蛋白与多糖类组合而成，能促进蛋白质的吸收和合成。藕所含的黏液也由黏蛋白组成，还含有卵磷脂、维生素 C、维生素 B_{12} 等，能降低胆固醇。两者搭配食用，具有滋养身体的显著功效。

此外，藕含有大量食物纤维，属碱性食物，而鳝鱼属酸性食物，两者合吃，有助于维持人体酸碱平衡，是强肾壮阳的食疗良方。

藕性味甘寒，具有健脾、开胃、益血、生肌、止泻的功效，配以滋阴润燥、补中益气的猪肉，素荤搭配，可为人体提供丰富的营养成分，具有滋阴血、健脾胃的功效。

西红柿为什么要与豆腐或鸡蛋等搭配？

西红柿含有全面、丰富的维生素，每人每天只要吃 2～3 个，就可满足一天的维生素需要。西红柿还含有苹果酸、柠檬酸等有机酸成分，因而具有生津止渴、健胃消食的功效。

西红柿不仅含丰富的维生素和有机酸，而且含各种矿物质，还有锰、铜、碘等重要微量元素。西红柿配以含微量矿物质元素更为丰富的豆腐，将满足人体对各种微量元素的最大需要。另外，生津止渴、健胃消食的西红柿与益气和中、生津润燥、清热解毒的豆腐配食，其温补脾胃、生津止渴、益气和中的功效还会增强。

西红柿含有丰富的维生素C、糖类、芦丁等成分。鸡蛋中含有丰富的蛋白质、脂肪、多种维生素等成分。二者同食，能为人体提供丰富的营养成分，具有一定的健美和抗衰老的作用。

黄瓜为什么要与猪肉、虾米或鲤鱼等搭配?

黄瓜烧肉具有清热解毒、滋阴润燥的功效。适合于治疗消渴、烦热、阴虚干咳、体虚、乏力、营养不足、便秘等病证。

虾米配以黄瓜，可制成家常菜虾米拌黄瓜。该菜具有清热、利尿、补肾的功效。适合于治疗消渴、烦热、咽喉肿痛、目赤、水肿、腰膝酸疼等病证。

鲤鱼中含有人体所需的蛋白质、维生素、矿物质，肉质细嫩，容易被身体消化吸收。鲤鱼性平、味甘，有开胃健脾、消水肿、利小便、安胎气、下乳汁的功能。黄瓜可抑制糖类转化成脂肪，有减肥和降低胆固醇的作用。所以鲤鱼与黄瓜搭配同食，有利于人体健康，特别适合于消化不良、下肢浮肿、高血压等病患者及孕产妇、肥胖者食用。

香菜为什么要与黄豆或猪大肠搭配?

香菜含有丰富的维生素C和胡萝卜素，具有发汗、驱风解毒的功效；黄豆则含有丰富的植物蛋白质，具有健脾、宽中的功效。二者搭配煮汤，具有健脾宽中、祛风解毒的功效。常食可以增强免疫力，防病抗病，强身壮体。

香菜性味温辛，具有发汗、消食、下气、通大小便的功效。猪大肠可润肠治燥，调血痢脏毒。香菜与猪大肠搭配合用，具有补虚、止肠血的功效，有利于人体健康。

豆腐为什么要和鱼或海带搭配?

豆腐中蛋氨酸和赖氨酸含量相对较少，苯丙氨酸含量较高，而鱼体内蛋氨酸和赖氨酸含量则非常丰富，苯丙氨酸含量却相对较少，两者合起来吃，提高营养价值。

豆腐含钙较多，而鱼含维生素D丰富，两者合食，借助鱼体内维生素D的作用，可使人体对钙的吸收率提高20多倍。人们平常喜欢的豆腐炖鱼头，不仅具有特别的风味，而且营养极其丰富。

豆类食品含有较多的皂角苷，能抑制脂肪吸收。同时皂角苷还能促进体内碘的排出，易引起中状腺功能降低，如能将豆腐与含碘丰富的海带搭配，就可以避免这种现象。

肉类食品为什么要与蔬菜搭配?

肉类食品中胆固醇较高；而且，如果肉类与其他食物搭配不当，肉类中部分的营养就不能被很好地吸收。若肉类食品与蔬菜搭配同食，既能使疏菜中含有的维生素和无机盐被人体吸收，又能使肉类中部分的胆固醇及其分解物随同蔬菜的纤维排出体外。作为酸性食物的肉类和作为碱性食物的蔬菜同食，还可保持人体内正常的酸碱平衡，有利于身体健康。

紫菜是一种清爽味鲜的海菜，含有非常丰富的营养成分。在一般膳食中，通常多用做汤料。用紫菜配肉类做汤，不仅味道清爽，而且肉类中丰富的脂肪有助于紫菜中许多微量元素和维生素等活性物质更容易被人体吸收。另外，紫菜性味寒凉，不适合身体虚弱、寒底子的人食用。如果配合肉类烹调，则可降低它的寒性。

烧烤食物为什么要与萝卜或玉米糠搭配？

烤肉、烤鱼对人体健康并无好处。因为鱼、肉在烧烤时，温度可高达400℃，使蛋白质烧焦，该物质是致癌性很强的物质，若经常摄入，就可能导致癌变。

吃烤鱼、烤肉时，与萝卜搭配食用，可解毒素，从而减少毒性。这是因为，萝卜内含有纤维木质素，可增强巨噬细胞吞噬细菌、异物和坏死细胞的功能。萝卜的糖化醇素不但能分解食物中的淀粉、脂肪，还可以分解致癌作用很强的亚硝胺。因此，萝卜与烤鱼、烤肉搭配在一起吃，可降低烤鱼、烤肉中有害物质的毒害作用。

遗传学家发现，玉米糠可以使烧烤食物在烧烤过程中形成的致癌物质的作用降低92%。这是因为，致癌物质与玉米糠牢牢地结合在一起，而玉米糠人体不吸收，并很快被排出体外，带走了大部分的致癌物质，因而降低了致癌作用。

苦瓜或苦菜为什么要与猪肝搭配？

猪肝性味苦温，能补肝、养血、明目。猪肝含丰富的维生素A，维生素A能抑制癌细胞的增长，并将已向癌细胞分化的细胞恢复为正常。而苦瓜也有一定的防癌作用，两者合理搭配，功力相辅，经常食用有利于防癌。

苦菜性味苦寒，具有清热解毒、凉血的功效，猪肝则具有补肝明目、补气养血的功效。苦菜与猪肝搭配同食，可为人体提供丰富的营养成分，具有清热解毒、补肝明目的功效。

玉米食用前为什么要加碱处理？

尼克酸（烟酸）是人体内蛋白酶中两种重要辅酶的主要组成成分，为细胞内的呼吸作用所必需。尼克酸具有促进消化系统的功能，维持皮肤和神经的健康。缺乏尼克酸的人，可能发生癞皮病，主要表现为皮炎、腹泻和痴呆三大症状。玉米中含有的尼克酸很少，且大部分是以结合的形式存在，人体无法吸收利用。若用碱将玉米处理后再食用，就可使其中所含的尼克酸从结合型游离出来，容易被人体吸收和利用。因此，玉米食用前宜加碱处理。

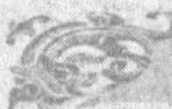

芦笋为什么要与百合或冬瓜等搭配？

芦笋中天门冬酰胺能有效地抑制癌细胞的生长、扩散并能使细胞生长正常化，使芦笋身价倍增。具有降压、降脂、抗癌作用的芦笋，配以性味甘、微寒，能润肺止咳、清心安神、清热解毒的百合，具有清热去烦、安神的显著功效。

能清热、降脂、降压、抗癌的芦笋，配以甘淡微寒、清热利尿、解毒、生津的冬瓜，不仅清凉爽口，而且对人体有较好的保健作用。常食对高血压、高血脂、动脉硬化、癌以及水肿、咳嗽、肾脏病、浮肿病、糖尿病、肥胖病等病症均有很好的疗效。

土豆为什么要与牛肉搭配？

土豆是含淀粉较多的根茎类食物，可供给较多的热量，而蛋白质、无机盐和维生素的含量则相对较低。若牛肉与其搭配食用，可利用牛肉富含蛋白质的优势，弥补土豆的不足，而土豆则提供了足够量的热能，两者合理搭配，大大地提高了营养价值。

另外，土豆与牛肉同食能起到许多其他互相促进的效果。牛肉中因蛋白质、脂肪的含量高，单独食用易感油腻，且有膻味。若两者同烧则营养丰富，而且牛肉属于酸性食物，土豆属于碱性食物，两者同食，还可以达到体内酸碱平衡的目的。

卷心菜为什么要与木耳或虾米等搭配？

卷心菜含有多种微量元素和维生素，其中维生素C、E含量较丰富，有助于增强人体免疫力。配以木耳这种滋补强身性食品，其主要功效是补肾壮骨、填精健脑、脾胃通络。常食对胃溃疡病的恢复极为有利。

虾米具有补肾壮阳、滋阴健胃的功效。卷心菜除了含丰富的维生素C、E，具有增强人体免疫功能的作用。卷心菜还因含有果胶、纤维表，常将卷心菜与虾米搭配同食，能强壮身体，防病抗病。

辣椒为什么要与豆腐干或小虾、苦瓜等搭配？

辣椒含有丰富的维生素C以及胡萝卜素、辣椒素、钙、磷、铁等物质，有益脑、健美、延年的作用。豆腐干为黄豆制品，含有丰富的蛋白质、维生素A、钙等营养成分，为保证脑功能提供物质基础。青椒与豆腐干搭配同食，是理想的益智美容健脑食品。

辣椒配以温补肾阳的小虾，可为人体提供丰富的蛋白质、维生素C、钙、磷等营养成分，有助于增强人体免疫功能、维持大脑长期工作，且具有开胃、消食、壮阳的功效。

苦瓜性味寒苦，具有清暑去热、明目、解毒的功效。苦瓜配以温中散寒、除湿开胃的青椒，可起到制约苦瓜苦寒的作用。

核桃仁为什么常与山楂或芹菜等搭配？

山楂能消食化积、活血化瘀，并有扩张血管、增强冠状动脉血流量、降低胆固醇、强心及收缩子宫的作用。核桃仁能补肾养血、润肠化滞。核桃仁与山楂合用，相辅相成，具有补肺肾、润肠燥、消食积的功效。

芹菜具有健胃、利尿、镇静、降压的作用，核桃仁可补肾固精、温肺定喘、润肠。两物搭配同食，具有降血压、补肝益肾的功效。常可作为因肾精亏损而导致肝阴虚、肝阳上亢的高血压所致的头晕、头痛、眩晕以及脾胃阴虚、津液亏耗的便秘，或老年体虚便秘、咳嗽、小便不利等病患者的辅助治疗保健食品。

百合为什么常与绿豆或鸡蛋黄等搭配？

百合有升高白细胞的作用，因此对多种癌症都有较好的疗效。百合与绿豆搭配同食，有清热润肺之功效。适合于治疗咽喉干灼、高热难消等病证。正常人常食，也有助于养心、养脾、养胃。鸡蛋黄能补血、镇心。百合与蛋黄合用，滋阴润肺、安神，可益智健脑，减少疾病。还适合于辅助治疗阴虚失眠、心烦、精神不安、惊悸、阴虚咳嗽等病证。

南瓜花为什么常与鸡蛋搭配？

南瓜的雄花，可炒食。其营养素丰富，含有蛋白质、脂肪、碳水化合物、大量的矿物质元素如钙、铁、磷及多种维生素如 B_1、B_2、B_6、C和胡萝卜素等。从南瓜花与营养也很丰富且具有清热解毒、润肺润燥功效的鸡蛋配合，则更具有清肺、和胃、去热的功效。最适合于治疗虚劳吐血、阴虚咳嗽、咽痛、目赤、痈疽、肿毒、痢疾等病证。

莲子为什么常与枸杞、鸭、桂圆或猪肚等搭配？

莲子有养心、益肾、补脾、涩肠等功效，能提高人体免疫力和调节免疫平衡，有抗衰老的作用。枸杞能补肾润肺、生精益气、补肝明目，为滋补佳品。莲子和枸杞同食，具有健美抗衰、乌发明目、健身延年的功效。

鸭肉具有滋补阴液、补肾强壮、利尿消肿的功效，莲子搭配同食，可为人体提供丰富的营养成分，具有补肾健脾、滋补阴阳的功效。健康人食用则精力充沛，记忆力增强，并可防病抗病。

莲子中含有许多生物碱，这些生物碱具有一定的生物活性，能养心安神、补中益气、补肾固精。桂圆（龙眼）也是传统的滋补佳品，具有养血安神、补脾益胃的功效。两者配食，补中益气、养心安神的功效增强。

猪肚是补脾胃的佳品，而莲子是补脾胃、润肺养心、滋肾的天然高级滋品。两者搭配同食，益肾、健胃脾的功效更强。

菠菜为什么常与碱性食物或猪血、猪肝等搭配？

菠菜中含有较多的草酸，在酸性条件下易与钙结合而生成不溶性的草酸钙。草酸钙是泌尿系统结石的主要成分，但在碱性条件下容易分解。所以吃菠菜时，应尽可能地同时多吃一些成碱性食物，如海带、水果等，防止结石的形成。因此，菠菜宜与成碱性食物搭配同食。

菠菜含有丰富的维生素C、胡萝卜素，性味甘凉，有养血、止血、敛阴、润燥的功能，而猪血含有丰富的蛋白质和矿物质铁元素，具有生血功能。猪血配菠菜有养血、润燥、敛阴、止血的功能。

猪肝含有丰富的蛋白质、B族维生素、维生素A及矿物质元素铁、锌等，具有补肝、养血、明目的作用。菠菜与猪肝相配，具有极其丰富的全面营养。

无花果为什么常与猪蹄或猪肠等搭配？

无花果含有多种糖类、有机酸、酶、维生素C等，具有健胃清肠、消肿解毒、助消化的功效。猪蹄中含有胶原蛋白，具有通乳、滋润皮肤、防衰抗癌的作用。无花果炖猪蹄，适合于产后缺乳者食用。常食还可以润肤、美容。

无花果的果实含有20%左右的果糖和葡萄糖，极易为人体吸收利用。无花果中还含有柠檬酸、醋酸等有机酸。因此不仅对消化有利，而且具有清热润肠、止泻痢、治五痔等功能，还有驱虫、消炎、消肿生肌等作用。猪大肠具有润肠治燥、调血痢脏毒的功效。

黄花菜为什么常与猪肉或鸡蛋等搭配？

黄花菜的花蕾干制品，色泽金黄，香味浓郁，常与木耳齐名为“席上珍品”。黄花菜的营养价值也很高，能安五脏、补心志、明目，与滋补肾气的猪肉配成菜肴，含有丰富的蛋白质、多种维生素等营养物质，具有滋补气血、填髓添精的作用。

黄花菜与滋阴润燥、清热利咽的鸡蛋相配，具有清热解毒。滋阴润肺、止血消炎的功效，也可为人体提供丰富的营养成分。

茉莉花为什么常与银耳或鸡肉等搭配？

茉莉花性味辛甘温，具有理气、开郁、辟秽、和中的功效。银耳是常见的滋补品，具有滋阴清肺、益气补肾的功效。两者配用，不仅气味芳醇，而且还有疏肝解郁、滋阳降火的作用。

茉莉花与鸡肉相配，有助于人体防病健身。适合于五脏虚损而具有虚火之人食用，对于贫血、疲倦乏力者尤其适用。

金银花为什么常与莲子或芦根等搭配?

金银花性味甘寒，具有清热、解毒的功效。而莲子是常见的滋补食物，具有健脾止泻、清心安神的功效。金银花与莲子肉搭配同食，可治疗因热毒内扰大肠而引起的暴泻、痢疾。

金银花与芒根搭配同食，具有解暑热、助消化的功效。对风热型发热较重的感冒有明显效果。

桂花为什么常与鸭肉或核桃仁等搭配?

桂花性味辛温，具有化痰、散瘀的功效，是治疗痰瘀、咳喘、牙痛、口臭的良药。鸭肉具有滋阴补虚、利尿消肿之功效。两者搭配合用，可滋阴补虚、化痰散瘀、利尿消肿。最适合于阴虚、多痰、水肿等病人食用。亦可作为肺气肿、肺心病等病人的辅助饮食。

核桃仁具有壮腰补肾、敛肺定喘、润肠通便的功效。桂花与核桃仁搭配，具有壮腰补肾、敛肺定喘的功效。苋菜为什么常与猪肝或鸡蛋等搭配

苋菜含有丰富的维生素 C、赖氨酸和铁，能清热解毒、补血止血、通利小便。而猪肝则含有丰富的蛋白质、B 族维生素、矿物质元素铁等，可补肝、养血、明目。苋菜与猪肝搭配同食，可供给人体极其全面的营养素，适合于肝虚头昏、目花、夜盲、贫血等病证，有助于增强人体免疫功能。

苋菜与鸡蛋搭配同食，具有滋阴润燥、清热解毒的功效，对人体生长发育有益，还能提高人体防病抗病的能力。

牡丹花为什么常与桂鱼或鸡肉搭配?

牡丹花性味苦淡平，具有调经活血的功效。桂鱼又名鳜鱼，具有补气血、益脾胃的功效。牡丹花与桂鱼搭配，具有益气血、健脾胃的功效。最适合于治疗妇女月经不调、行经腹痛、虚劳羸瘦、肠风泻血等病证。

牡丹花与温中益气、补髓添精的鸡肉相配，具有活血、益精的功效。适合于治疗妇女月经不调、行经腹痛、气血虚弱、病后体虚等病证。

菜花为什么常与猪肉或玉米等搭配?

菜花含有极为丰富的维生素 C，含量是西红柿的 8 倍。菜花性味甘平，具有补肾填精、健脑壮骨的作用，配猪肉，二者素荤搭配，可为人体提供丰富的维生素 C、蛋白质、脂肪等营养物质，具有强身壮体、滋阴润燥的功效。

菜花与玉米搭配，具有健脾益胃、补虚、助消化的作用。因含有丰富的维生素C、E，还具有润肤、延缓衰老的作用。也可作为脾胃虚弱、脘痞胀闷、食少瘦弱、黄疸水肿等病患者的食疗菜肴。

金雀花为什么常与竹笋或鸡肉等搭配？

金雀花含有蛋白质、脂肪、碳水化合物、多种维生素、多种矿物质等营养成分。金雀花性味微温甜，具有滋阴、和血、健脾的功效。竹笋也有一定的营养价值，具有清热消痰、利膈和胃的功效。两者搭配同食，具有润肺化痰、健脾补肾的功效。

金雀花与鸡肉相配，可为人体提供丰富的营养成分，具有滋阴补阳、健脾益气的功效。

荸荠为什么常与香菇或黑木耳等搭配？

荸荠性味甘寒，具有清热、化痰、消积等功效；香菇能补气益胃、滋补强身，具有降血压、降血脂的功效。二者搭配同食，具有调理脾胃、清热生津的作用。常食能补气强身、益胃助食，有助于治疗脾胃虚弱、食欲不振或久病脾胃虚、湿热等病证。

黑木耳能补中益气、降压、抗癌，配以清热生津、化痰、消积的荸荠烹调，具有清热化痰、滋阴生津的功效。

丝瓜为什么常与鸡蛋或虾米等搭配？

丝瓜性味甘平，可清暑凉血、解热毒、润肤美容。丝瓜含有丰富的营养物质，它所含的蛋白质、淀粉、钙、磷、铁、胡萝卜素、维生素C等在瓜类蔬菜中都是较高的。搭配同食，具有清热解毒、滋阴润燥、养血通乳的功效。

虾米具有补肾壮阳、通乳、托毒的功效，与可止咳平喘、清热解毒、凉血止血的丝瓜搭配，具有滋肺阴、补肾阳的功效，常吃对人体健康极为有利。适合于辅助治疗肺虚咳嗽、体倦、腰膝酸软等病证。

胭脂菜为什么常与猪蹄或母鸡等搭配？

胭脂菜又名木耳菜。胭脂菜含有蛋白质、碳水化合物、脂肪及丰富的钙、磷、铁，还含有多种维生素如B_2、B_6、C、胡萝卜素等营养成分。胭脂菜性味甘酸寒，具有清热、滑肠、凉血、解毒的功效。配以滋补阴液、补益气血的猪蹄，具有清热解毒、补脾胃的功效。

胭脂菜与温中益气、补髓添精的母鸡搭配，可为人体提供很丰富的营养成分，具有清热解毒、滑肠、补髓添精的功效。

月季花为什么常与大虾或蚕豆等搭配？

月季花性味甘温，具有活血调经、消肿解毒的功效。大虾是营养丰富、味道鲜美的水产类食物，能补肾壮阳、托毒、通乳。月季花与大虾一起食用，具有活血调经、补肾壮阳、消肿解毒的功效。

月季花与健脾、止血、利尿的蚕豆相配食用，具有健脾利湿、活血调经、消肿解毒的功效。

玉兰花为什么常与鲫鱼或兔肉等搭配？

玉兰花含有多种生物活性成分，尤其含芳香油，使其独具玉兰花香，是提制浸膏、香精的原料。从食物药性来看，玉兰花性温，具有益肺和气、消痰等功效。鲫鱼可温补脾胃、祛湿利尿。玉兰花与鲫鱼搭配，具有益肺气、健脾胃、补虚损的功效。

玉兰花与补气养阴、清热凉血的兔肉相配，具有滋阴养气、清热凉血的功效。

海味食品为什么不可以与洋葱、菠菜、竹笋同食？

海味食品含有丰富的蛋白质和钙，而洋葱、菠菜、竹笋等蔬菜含有较多的草酸。食物中的草酸会分解、破坏蛋白质，凝固成不易消化的物质。海味中的钙还会与蔬菜中的草酸结合成一种不溶性的化合物，仅会刺激胃肠黏膜，影响人体的消化吸收功能，还可沉积在泌尿道，形成结石。

如果在烧菜前先把洋葱、菠菜、竹笋焯烫一下，再来烧菜就无妨了。海味食品也不宜与山楂、石榴、葡萄等水果同食，道理相同。

牛奶为什么不可以与巧克力同食？

喝牛奶喜欢加些巧克力，这是错误的食用方法。

牛奶含有丰富的蛋白质和钙，巧克力含有大量草酸。牛奶与巧克力同时食用，则牛奶中的钙和巧克力中的草酸就会结合成草酸钙，不被人体吸收。若长期如此食用，还可出现缺钙和生长发育缓慢。

牛肉为什么不可以与栗子同食？

栗子除含蛋白质、糖、淀粉、脂肪外，还富含维生素C，还含有胡萝卜素、B族维生素和脂肪酶。牛肉则含有多种微量元素。栗子中的维生素C易与牛肉中的微量元素发生反应，削弱栗子的营养价值，并且不易消化。因此牛肉不宜与栗子共烧。

海味为什么不可以与含鞣酸水果同食？

含鞣酸的水果，如葡萄、山楂、石榴、青果等忌与虾、鱼、藻类等含有丰富蛋白质和钙质的海味食品同食。因为含鞣酸的水果与海味同食，会降低蛋白质的营养价值，其中的钙质与鞣酸结合刺激胃肠而引起不适。因此，含鞣酸的水果忌与海味同食。

山楂为什么不可以与猪肝、黄瓜等食物合用？

山楂含维生素C丰富，猪肝含有较多的铜、铁、锌等金属元素。维生素C遇到金属离子，则加速氧化，会使维生素C和金属都遭到破坏，因此，猪肝与山楂不能合用，吃完猪肝后，也不宜吃山楂。

山楂不宜与黄瓜、南瓜、胡萝卜、笋瓜合用。黄瓜、胡萝卜等皆含有维生素C分解酶，若含有丰富的维生素C的山楂与含有维生素C分解酶的食物同用，维生素C则被分解。

山楂忌与海味食品合用。一般海味除含钙、铁、磷、碘等矿物质外，还都含有丰富的蛋白质，而山楂、石榴等水果都含有鞣酸，若混合食用不但蛋白质受到破坏，而且这种物质有收敛作用，会形成便秘，增加对肠内毒物的吸收。

豆腐为什么不可以与葱同吃？

豆腐含有丰富的蛋白质、钙等营养成分，而葱中含有大量草酸。当豆腐与葱合在一起时，豆腐中的钙与葱中的草酸结合形成草酸钙，使豆腐中的钙质遭到破坏。草酸钙是人体难以吸收的，如果长期食用小葱拌豆腐、大葱炒豆腐之类的菜，就会造成人体钙质的缺乏。有些人在烧豆腐时用葱花调味，同样不利。有些含草酸的蔬菜如菠菜、鲜笋、苦瓜等，同烧时也要先把菜用沸水烫一下，去掉大部分草酸后再用，则可防止生成草酸钙。

喝豆浆为什么不可以冲鸡蛋、红糖？

豆浆冲鸡蛋会破坏食物的营养成分。

鸡蛋中的黏液性蛋白易和豆浆中的胰蛋白酶结合，产生一种不能被人体吸收的物质。

红糖里的有机酸和豆浆中的蛋白质结合后，可产生变性沉淀物，大大破坏了营养成分。

因此，喝豆浆时不可冲鸡蛋，也不要加红糖。

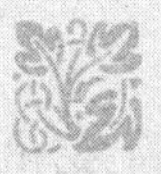

食物治病问答

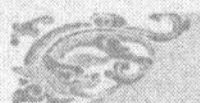

苹果怎样吃治慢性气管炎？

苹果2个去核，连皮切碎，搅成苹果浆汁；山楂30克、生何首乌30克切片，晒干或烘干，研细末，入沙锅，加适量水搅匀，煮沸后改小火煨煮稀糊状，入苹果浆汁煨煮5分钟，用湿淀粉调成羹。早、晚分食。

橘子怎样吃治慢性肺炎？

豆腐干丝250克投素油锅炸透捞出；再入干橘皮15克、干辣椒1个稍炸，捞出研末。锅留底油，下干辣椒末、花椒、生姜、葱、豆腐干丝，加黄酒、酱油、白糖、精盐、味精、鲜汤烧沸后改小火略焖，换中火收汁，撒入橘皮稍炒，调麻油食。

菠萝怎样吃治慢性支气管炎？

稚母鸡1只洗净切块，入锅中加水煮熟后取出，用麦芽糖水稀释后擦鸡身晾干。炒锅上火，放麻油、黄酒烧热，用热油浇鸡全身，直至呈金黄色熟透。再将鸡切成块，配上菠萝片150克，以樱桃10枚点缀。佐餐食之。功能补气生津。

大米怎样吃治慢性支气管炎？

鳝鱼750克去内脏、脊骨、头尾，切段，用少许精盐、料酒擦抹，腌10分钟。锅入大米500克煮沸后搅匀煮8～10分钟至米粒开花，入鳝鱼段，焖至米汤收净，米饭熟透、鱼肉酥嫩；另油锅放葱花、蒜泥炒香，入酱油、白糖、胡椒粉、精盐、鲜汤烧沸制味汁。米饭入碗，放上鳝鱼段，浇味汁。作主食。功能滋补强身。

小麦怎样吃治慢性气管炎？

水发海米25克、水发黑木耳20克、黄花菜10克、茭白50克、油菜心30克及笋尖、香菇5克切细丁；鸡蛋2个放油锅炒好，剁末；细粉丝50克用热水泡开，剁碎，各种原料置盆中，入麻油、精盐、胡椒粉、味精、葱花、生姜末拌匀成馅。面粉250克加面粉100克以水和成面团，发酵后加食碱揉揪成20个面剂，擀成圆皮，包入素馅成包子，蒸熟。作主食。

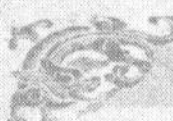

豆腐怎样吃治支气管炎？

豆腐500克挖箱子状，纳入红糖、白糖各50克，盖上挖出的豆腐，加水约占豆腐块的1/2煮30分钟。顿服，连服3次。功能清热生津，润燥止咳，化痰平喘。

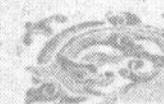

冬瓜怎样吃治肺脓疡？

冬瓜子60克、桔梗15克、薏苡仁30克、鲜藕50克、黑木耳5克共煎取汁，调冰糖。频服数次/日。功能清热解毒，排脓利湿。

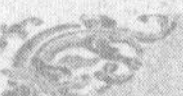

竹笋怎样吃治气管炎？

鲜笋500克去老根，留笋尖，切小滚刀块。炒锅加油烧三成热，投笋尖滑油成熟，沥油，装盘中。再起一锅加麻油烧热，投葱花、精盐、味精、麻油调成葱油汁，浇笋尖上食。功能健胃消食，润肺透疹。

百合怎样吃治肺结核？

百合30克、瘦猪肉块200克同煮烂熟，调味食。功能滋阴补虚，润肺清热。

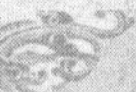

莴苣怎样吃治肺结核？

莴笋500克炒熟，入鱼腥草100克略炒，调生姜6克，葱白、大蒜各10克，精盐2克，醋10毫升，味精0.5克，酱油、香油各15毫升食。

菠菜怎样吃治肺结核？

菠菜籽15千克、白芨1千克、百部500克共为细末，拌蜜丸，9克/丸。每次饭后各服1丸，连服。

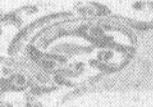

白菜怎样吃治肺燥咳嗽？

白菜100克、豆腐皮50克、红枣10个加水炖汤，调油、盐佐餐食。

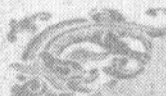

茭白怎样吃治慢性气管炎？

茭白300克去老皮，切片，略焯，晾凉，撒精盐、味精稍腌；海米25克用沸水泡发，泡海米的汁水去泥沙后留用。锅中加油烧热，投海米炸香，烹泡海米的汁水，晾凉后浇茭白片上。佐餐食。功能理气宽胸，补肾壮阳。

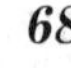

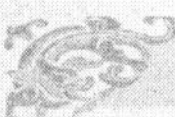

猪油怎么治肺燥干咳？

鸡蛋 3 个取蛋清加豆粉 100 克、山药粉 50 克和匀，再加蛋黄调成稠糊；肥猪膘肉 400 克煮熟，入凉水内略浸，取出切丁，焯透，捞出待凉，加蛋糊调匀。锅放素油 100 毫升烧热，用筷子夹着蘸糊的肥丁，逐个入油锅炸至蛋糊凝固时捞出，掰去棱角，整形。再放油锅，待油烧九成热时，下炸过的肥膘肉丁重炸，至肉丁在锅内发出清脆响声时沥油，装盘。锅放水、白糖 250 克以小火炒至金黄色，下肥膘肉丁不断炒，入黑芝麻 50 克炒至均匀地蘸在肉丁上后食。功能补肾益精，润养血脉。

猪肝怎样吃治肺结核？

雄猪肝、猪心、猪肺各 1 具均切片，加水煮沸后撇沫，入陈皮丝、姜丝、料酒各适量煮熟，调食盐、味精，分次食。功能养心益肺，健脑安神。

羊肉怎样吃治肺寒咳嗽？

当归、生姜各 15 克，山药 50 克，羊肉 100 克。生姜切丝；山药切片；当归布包；羊肉洗净切块，同入锅，加水，小火煮羊肉熟后放食盐调味服。1 剂/日，连服 5 日。功能温肺，散寒，止咳。

羊胆怎样吃治肺结核？

鲜羊胆洗净，剪破胆囊，取胆汁焙干研末。饭后吞服 0.9～1.5 克/日，分 2 次服，连服 3～6 个月。

鸭肉怎样吃治哮喘？

沙参、玉竹各 50 克布包，老雄鸭 1 只去毛杂，同加葱、姜、水煮沸后转小火焖煮鸭肉烂熟，去药包。调食盐、味精服。功能补肺滋阴。

鸡肉怎样吃治肺结核？

未生蛋的乌骨鸡肉 200 克，甜杏仁 25 克，百部、党参、百合各 15 克，共炖熟食。

牛奶怎样吃治肺结核？

大米 50 克加水煮粥，沸腾后下去核大枣 10 个煮粥熟，纳入牛奶 100 毫升、白糖适量，再煮一二沸服。功能健脾益气。

鸡蛋怎样吃治肺结核？

枸杞子 10 克、红枣 10 个、鸡蛋 2 个加水同煮，蛋熟后去壳再煮 5～10 分钟。服 2 剂/日。功能益气养血。

燕窝怎样吃治慢性气管炎？

燕窝泥 12 克与海浮石、海参蛤壳、海参螵蛸各 10 克，研为细末，过筛后制成散剂。服 3 克/次，3 次/日，10 日/疗程，一般 5 个疗程可愈。

香菇怎样吃治肝炎？

将 80 克香菇洗净，放入大碗内，用温水浸 10 分钟（浸时要盖上盖），剪去蒂，洗净泥沙，菇面向上整齐地码在大汤碗内。将炒锅置旺火上，将黄豆芽汤和浸泡香菇的原水倒入锅内，加入姜片、精盐、料酒、白糖，烧开后撇去浮沫，倒入碗内，放入熟花生油，盖上碗盖，入笼用旺火蒸约 20 分钟。出笼去掉姜片，加入味精，用勺调和后即可。

金针菇怎样吃治肝炎？

将 200 克金针菇去根洗净；300 克鸡脯肉切成长 4 厘米、火柴棍粗细的丝。50 克冬笋切成相应的细丝。葱、姜切细丝。炒锅置火上，下入植物油，烧至七成热，下入葱、姜丝炝锅，煸出香味，倒入肉丝煸至九成熟，再加入冬笋丝、料酒、味精、鸡汤烧沸后，倒入金针菇，加入精盐翻炒几十下，淋入香油，翻炒几下，盛入盘内即可。

口蘑怎样吃治肝炎？

将 120 克口蘑择洗干净，放入沸水锅内焯透，捞出沥水。450 克油菜心洗净，切成长 3 厘米的段。将炒锅置火上，放入香油，下入葱末、姜末稍炒，下入油菜心、口蘑再煸炒片刻，加入料酒、酱油、味精、精盐和少许鸡汤。烧开后稍煨片刻，用水淀粉勾芡，淋入香油，盛入盘内即可。

甲鱼怎样吃治肝炎？

将 1 只甲鱼仰放于墩子上，待甲鱼翻身伸脖时，将头用刀剁下，放净血，用开水烫后去净黑皮，去内脏，剁成块，用水反复焯几次去腥味。20 克香菇水发去蒂。20 克冬笋切片。60 克猪肉切片备用。将甲鱼块放入大碗内，加入清汤、料酒、香菇、冬笋片、猪肉片、葱段、姜片、精盐，上笼蒸约 2 小时，熟后去掉葱段、姜片，把汤回锅，打去浮油，浇在甲鱼大碗内即可。

鲫鱼怎样吃治肝炎？

将500克鲫鱼去鳞、鳃、内脏洗净。120克小葱择洗干净，每3～4根打成一个结，放入鱼腹内。姜切末，蒜切片。将炒锅置火上，放入植物油，烧至八热，下入鲫鱼煎透，捞出沥油。原锅置火上，放油少许，下入姜末、蒜片，加入料酒、酱油、白糖、精盐和适量清水，把鱼放入锅内，用文火炖30分钟，加入味精即可。

鲤鱼怎样吃治肝炎？

将荸荠、笋尖切成薄片，木耳洗净。将400克鲤鱼去鳞、鳃、开膛去内脏洗净，再将鱼两面用刀划成刀口；先将精盐撒进刀口处，稍腌，再把干面粉向各刀口撒匀。然后再把整条鱼的两面都沾满面粉。将炒锅置火上，放入植物油，待油烧热，把鱼放入，要用锅铲随时铲锅底，以免粘锅，当鱼身上的刀口张开，鱼尾翘起时可将鱼尾推向锅边，使鱼身稍弯。翻过来再炸，然后把鱼身压平，并把鱼头按进油里，使其炸透。待呈金黄色时，取出，沥去油，放入盘内。原锅留油少许，下入葱、姜、蒜丝，加入醋，同时加入木耳及荸荠片、笋片、清汤、料酒、白糖、酱油，用水淀粉勾成浓汁，快速浇在炸好的鱼上即可。

鳝鱼怎样吃治肝炎？

将300克鳝丝洗净，沥水备用。葱、姜、蒜切末。50克绿豆芽择洗干净。20克青椒切成丝备用。将炒锅置火上，烧热用油滑锅，加油20克，放入少许葱、姜末炒香，倒入鳝丝不断地炒，加酒少许，再加入酱油，烧透盛出。锅内加油烧热，放入葱、姜、蒜末，加入酱油、白糖、料酒，把鳝丝内的汤滗入锅内烧开，用水淀粉勾芡，放入鳝丝拌匀出锅装盘。将炒锅洗净，加入清水烧开，放入豆芽、青椒丝焯熟，捞出沥干，放入碗内，加入精盐、香油拌匀，放在鳝丝上面即可。

带鱼怎样吃治肝炎？

将500克带鱼去头尾、细鳞和内脏，切成5厘米长、1.5厘米宽的小块，放入大碗内，加入料酒、精盐、胡椒粉、香油调拌均匀，使鱼块渍入调味。将鱼块上沾上干淀粉60克，剩余的干淀粉15克，加水15克调成水淀粉备用。将炒锅置火上，倒入植物油，烧至七成热，下入鱼块，分散入锅炸成金黄色，捞入盘内。倒去锅中余油，留油25克，加入65克水，在旺火上烧沸，倒入牛奶、番茄酱搅动两下，待汤将近再沸时，放入盐5克，用水淀粉勾芡再烧沸后浇在带鱼上面，撒上熟芝麻末即可。

黄鱼怎样吃治肝炎？

将500克黄鱼去鳞、鳃、鳍、内脏，在鱼身两面剞人字形花刀，用精盐、料酒、葱、姜腌10分钟。将30克肥猪肉、30克冬笋、20克香菇均切成丁，青蒜切成段。将炒锅置火上，放油烧至温热，把鱼两面沾上面粉，再拖一层鸡蛋液，放入油内煎成金黄色，盛入盘内，上笼蒸10分钟。将炒锅内留底油，上火烧热，下入肥猪肉丁、冬笋丁、香菇丁、葱、姜、精盐、味精煸炒后，再加少量水，把鱼放入烧5分钟，收汁后加入青蒜段，淋入香油即可。

鸡肉怎样吃治肝炎？

将300克鸡脯肉切成1.5厘米见方的丁，放入碗内，加入蛋清、精盐、水淀粉拌匀上浆。苹果、胡萝卜各100克切丁，放入沸水锅内焯熟，捞出。将炒锅置火上，放入植物油，烧至四成热，下入鸡丁，滑散至断生，捞出沥油。原锅留油少许烧至六成热，倒入胡萝卜丁、苹果丁煸炒，一熟即出锅。原锅留油少许烧热，下入葱花炸香，倒入鸡丁、苹果丁、胡萝卜丁，加入精盐、白糖、料酒及少许水烧开，用水淀粉勾芡，淋入香油，盛入盘内即可。

冬菇怎样吃治慢性肝炎？

冬菇10克，白菜200克，猪肝100克，精制植物油、精盐、味精各适量。将猪肝切成片。冬菇用温水泡发后去蒂，洗净。白菜洗净后切成3厘米长的段。炒锅上火，放植物油烧热，加白菜烧至半熟，再将冬菇、猪肝、精盐放入，加水适量，盖上锅盖烧烂，调入味精拌匀即成。佐餐食，量随意。

栗子怎样吃治慢性肝炎？

生栗子50克，白菜200克，枸杞子25克，酱油、精制植物油、精盐、砂糖各适量。将栗子切开一个小口，煮至半熟，剥去外壳，切成两半。把白菜洗净，切成3厘米长的段。炒锅上火，放油烧热，放入白菜过油炸黄，再放入栗子、枸杞子，加水，燕调入酱油、盐，拌匀，盖好炒锅盖，用小火焖片刻，放入糖拌匀，焖软即成。

茭白怎样吃治慢性肝炎？

茭白500克，葱油30克，荷兰豆14个，草莓4个，水发香菇、精盐、黄酒、味精、麻油、鲜汤各适量。将茭白去皮，洗净，切滚刀块，焯水，过凉后捞起。将荷兰豆去边筋，切去两头，焯水，待用。将草莓洗净，每个一切两半。炒锅上火，烧热后加入葱油，下入茭白块、荷兰豆和水发香菇，再加精盐、黄酒、味精、鲜汤，烧至入味，淋上麻油，起锅将茭白整齐地码入盘中，放上香菇，将荷兰豆围在茭白周围成四个角，再将草莓放在角上即成。佐餐食，量随意。

青椒怎样吃治慢性肝炎？

苦瓜300克，青辣椒100克，麻油10克，精制植物油、精盐、味精、白糖、葱花、生姜丝各适量。将苦瓜洗净，对切成两半，挖去籽、瓤，斜切成厚片，撒上少许精盐略腌，控干水。将青辣椒去蒂、籽，洗净，切成细丝。炒锅内放少许油烧热，放入苦瓜煸炒，略煸出水分后盛入盘中。炒锅重上大火，放入麻油烧至六成热，随即下入葱花、生姜丝炝锅，然后下入苦瓜、青椒丝煸炒，最后下入精盐、白糖炒至入味，加入味精，翻炒均匀即成。佐餐食，量随意。

板蓝根怎样吃治病毒性肝炎？

板蓝根40克，红枣20枚。先将板蓝根洗净，切片后放入纱布袋，扎口，与洗净的红枣，同入沙锅，加水浸泡片刻，中火煨煮30分钟，取出药袋，即成。早晚2次分服。本食疗方适用于各型病毒性肝炎。

香附怎样吃治病毒性肝炎？

炒香附15克，陈皮10克，茯苓30克，山楂20克，红糖20克。将陈皮、茯苓洗净后，晒干或烘干，切碎，研成细末，备用。炒香附、山楂洗净，切成片，放入纱布袋中，扎口，放入沙锅，加水浸泡片刻，先用大火煮沸。调入陈皮、茯苓粉末，搅和均匀，改用小火煨煮30分钟，取出药袋，调入红糖，小火煨煮至沸即成。早晚2次分服，代茶，频频饮用。本食疗方对肝脾不调型病毒性肝炎尤为适宜。

枸杞怎样吃治病毒性肝炎？

枸杞子35克，当归30克，鹌鹑蛋10个。将当归洗净，切片，与拣净的枸杞子、鹌鹑蛋同入沙锅，加水适量，煨煮30分钟，取出鹌鹑蛋，去壳后再回入锅中，小火同煨煲10分钟，即成。早晚2次分服，当日吃完。本食疗方对肝阴不足型病毒性肝炎尤为适宜。

首乌怎样吃治病毒性肝炎？

制何首乌25克，枸杞子20克，猪肝100克。先将制何首乌、枸杞子洗净，放入沙锅，加水浸泡片刻，浓煎2次，每次40分钟，合并2次煎汁，回入沙锅，小火浓缩成50毫升，配以水发木耳、嫩青菜、葱花、蒜片，加适量料酒、酱油、姜末、精盐、味精、香醋、水淀粉，将猪肝（切片）熘炒成首乌枸杞肝片。佐餐当菜，随意服食，当日吃完。本食疗方对肝阴不足型病毒性肝炎尤为适宜。

桃仁怎样吃治病毒性肝炎？

桃仁120克，鳖甲300克。将桃仁、鳖甲洗净，晒干或烘干，共研成细末，装入密封防潮湿的瓶中，备用。每日2次，每次10克，用蜂蜜温开水送服。本食疗方对气滞血淤型病毒性肝炎尤为适宜。

鸡蛋怎样吃治急性黄疸型肝炎？

黑矾6克、鸡蛋清3克加热，焙干研末。16岁以上成人3克/次，1次/日；病重者5克/次，3次/日。小儿1～5岁1克/次；6～10岁1.5克/次；11～15岁2克/次，均1次/日。

猪胆怎样吃治急性黄疸型肝炎？

猪胆2个取汁，与蜂蜜100克、炒熟干面适量制成绿豆大药丸，烘干装瓶。开水送服10丸/次，3次/日。必要时同服维生素C和B族维生素。

牛胆怎样吃治黄疸型肝炎？

苦参96克、龙胆草30克研末，加牛胆1个做蜜丸。开水或姜汤送服6～9克/次，2次/日。

乌龙茶怎样治脂肪肝？

乌龙茶6克。先将泽泻加水煮沸20分钟，取药汁冲泡乌龙茶，即成。每日1剂，当茶频频饮用，一般可冲泡3～5次。本食疗方适用于各型脂肪肝。

荷叶怎样吃治脂肪肝？

鲜荷叶半张，鲜山楂25克。将鲜山楂洗净，切碎。鲜荷叶洗净，切成小方块，与切碎的鲜山楂同入锅中，加水适量，浓叶洗净，切成小方块，与切碎的鲜山楂同入锅中，加水适量，浓煎2次，每次15分钟，合并2次煎液即可饮用。代茶，频频饮用，当日饮完。本食疗方适用于各型脂肪肝。

绞股蓝怎样吃治脂肪肝？

绞股蓝15克，鲜山楂（干品）30克。将绞股蓝晒干，切碎。鲜山楂切片，与绞股蓝同入锅中，加水适量，煎煮30分钟，去渣取汁。代茶频频饮用，当日饮完。本食疗方适用于各型脂肪肝。

玉米芯怎样吃治脂肪肝？

新鲜玉米芯500克。将玉米芯切碎，入锅，加水适量，先用大火煮沸，改用小火煎煮40分钟，去渣取汁。早晚2次分服。本食疗方适用于各型脂肪肝。

芹菜怎样吃治脂肪肝？

芹菜300克，玉米油30毫升。将芹菜洗净（保留嫩叶），放入沸水锅中汆2分钟，取出切段，装入盘中，加玉米油、精盐、味精、五香粉少许，拌匀即成。佐餐当菜，随量食用。本食疗适用于各型脂肪肝。

豆奶怎样喝治脂肪肝？

黄豆50克，花生米20克。将黄豆、花生米淘洗干净，用冷水浸泡6小时，待黄豆、花生米充分涨发，加清水500毫升，放入榨汁机中榨成浆汁，用洁净纱布滤汁去渣，将滤液置锅中煮沸，即可饮用。早晚2次分服。本食疗方适用于气虚弱型脂肪肝。

党参怎样吃治脂肪肝？

党参10克，茯苓10克，白扁豆20克，粳米100克。将党参、茯苓洗净，切片，与白扁豆同入锅中，加水适量，煎煮30分钟，投入淘洗干净的粳米，用小火煮成稠粥。早晚2次分服。本食疗方对脾气虚弱型脂肪肝尤为适宜。

冬虫夏草怎样吃治脂肪肝？

冬虫夏草10克，香菇20克，豆腐200克。先将冬虫夏草、香菇用冷水泡发，洗净，香菇切丝，与豆腐同入油锅，熘炒片刻，加精盐、葱花、姜末、味精等调料适量，加清汤少许，用小火烧煮30分钟，即成。佐餐当菜，当日吃完。本食疗方对肝肾阴虚型脂肪肝尤为适宜。

葛花怎样吃治脂肪肝？

葛花15克，鲜荷叶60克（干荷叶30克）。先将荷叶切成丝状，与葛花同入锅中，加水适量，煎煮15分钟，去渣取汁。早晚2次分服。本食疗方对酒精性脂肪肝尤为适宜。

陈皮怎样吃治肝硬化？

陈皮20克，佛手20克，小麦100克，红糖20克。先将陈皮、佛手洗净，晒干或烘干，研成粗末。大麦拣杂后淘净，晒干或烘干，磨碎如粟米，入沙锅，加水适量，先用大火煮沸，调入陈皮、佛手粗末，改用小火煨煮1小时，待粟米样大麦粒酥烂，加红糖，煨煮至沸，调拌均匀即成。早晚2次分服，随虎当粥。本食疗方适用于各型肝硬化。

黄芪怎样吃治肝硬化？

黄芪20克，砂仁6克，红枣10枚，粳米100克。先将黄芪洗净，晾干，切成片。砂仁晒干，研成极细末。粳米淘净，与洗净的红枣同入沙锅，加水适量，先用大火煮沸，改以小火煨煮40分钟，调入砂仁末，加黄芪片及温开水适量，继续用小火煨煮30分钟，待红枣酥烂、粥稠黏时即成。早晚2次分服，吃粥，嚼食黄芪、红枣。本食疗方适用于各型肝硬化。

白茅根怎样吃治肝硬化？

白茅根50克，老鸭肉250克。将白茅根洗净，放入温开水中浸泡30分钟，切碎后放入纱布袋，扎紧袋口，与切成块的老鸭肉同入沙锅，加水适量，先用大火煮沸，改用小火同煲1.5小时，待老鸭肉熟烂，即成。佐餐当菜，随意服食，当日吃完。本食疗方适用于各型肝硬化。

丹参怎样吃治肝硬化？

丹参30克，红花10克，牛蛙250克。先将丹参、红花拣杂后洗净，放入纱布袋，扎口，入沙锅，加水适量，煎煮30分钟，去渣留汁。将市售的活牛蛙宰杀、洗净后放入含药汁的沙锅，加清水，用中火煨煮30分钟，再改用小火煲30分钟即成。佐餐当菜，随量服食，当日吃完。本食疗对气滞血淤型肝硬化尤为适宜。

瘦猪肉怎样吃治肝硬化？

瘦猪肉150克，白茅根30克。先净白茅根洗净，切断，放入纱布袋中，扎紧袋口，放入沙锅，加适量清水，浸泡30分钟，加洗净后切成小块的猪瘦肉，用中火同煲1小时，待猪瘦肉松烂如酥，取出药袋即成。佐餐当汤，随量服食，当日吃完。本食疗方适用于各型肝硬化。

乌龟怎样吃治肝硬化？

乌龟1只（约250克），枸杞子20克，玉米须60克。先将玉米须洗净，放入纱布袋，扎紧袋口，备用。将乌龟放入沸水中焯一下，以排尽尿液，取出后，去内脏洗净，放入沙锅，加水适量，先以大火煮沸，撇去浮沫，烹入料酒，加入玉米须袋及洗净的枸杞子，改用小火煨煲 1.5 小时，待乌龟肉与甲板完全松脱，呈稠烂状时加葱花、姜末、精盐、味精适量，再煲片刻，即成。佐餐当菜，随量服食，当日吃完。本食疗方对肝肾阴虚型肝硬化尤为适宜。

鳖甲怎样吃治肝硬化？

鳖甲 250 克，龟板 250 克，桃仁 100 克。先将龟板、鳖甲洗净，晒干或烘干，微火煅后，研成极细末。桃仁洗净后晒干或烘干，研成细粉，与龟板、鳖甲粉末混和均匀，装入可密封防潮的瓶中，贮存备用。每日 2 次，每次 10 克，温开水送服。本食疗方对肝肾阴虚型肝硬化肝脾肿大者尤为适宜。

荔枝怎样吃治老年性尿失禁？

荔枝肉 30 克，糯米 30 克，猪脬（猪膀胱）1 只。先将猪脬清洗干净，入沸水锅中氽透，捞出洗净尿臊味，切成丝。将荔枝肉择洗干净，与淘洗干净的糯米同放入沙锅，加水适量，大火煮沸，加猪脬丝及料酒，改用小火煨炖至猪脬熟烂、糯米酥烂、汤汁粘稠，即成。每晚温热服食之。本食疗方对肺脾气虚型老年性尿失禁及夜间多尿者尤为适宜。

黄芪怎样吃治老年性尿失禁？

黄芪 30 克，桑螵蛸 15 克，糯米 100 克。先将黄芪、桑螵蛸分别择洗干净，黄芪切成片，桑螵蛸切碎，同放入纱布袋中，扎口，与淘洗干净的糯米同放入沙锅，加水适量，大火煮沸，改用小火煨煮 30 分钟，取出药袋，继续用小火煨煮至糯米酥烂，即成。早晚 2 次分服。本食疗方对肺脾气虚型老年性尿失禁尤为适宜。

覆盆子怎样吃治老年性尿失禁？

羊腰（羊肾）10 只，覆盆子 100 克，面粉 250 克，红糖 50 克。在夏初果实由绿变黄绿时采收覆盆子，去除梗叶及杂质，将采收的覆盆子放入沸水中略烫片刻，取出晒干或烘干，研成极细末。将羊腰洗净，去臊腺，切碎，微火焙干，研成细末，与覆盆子细末、面粉和匀，共炒热，瓶装备用。每日 2 次，每次 30 克，加红糖适量，温开水调服。本食疗方对肾气不固型老年性尿失禁尤为适宜。

核桃怎样吃治老年性尿失禁？

羊腰（羊肾）2 只，核桃仁 30 克，粳米 100 克。先将羊腰洗净、剖开后，去臊腺，切成薄片或切成小方丁，与择洗干净的核桃仁、粳米同入沙锅，加水适量，大火煮沸后，改用小火煨煮成稠粥，即成。早餐 1 次顿服，或早晚 2 次分服。本食疗方对肾气不固型老年性尿失禁尤为适宜。

白果怎样吃治老年性尿失禁？

白果肉120克，核桃仁120克，蜂蜜250克。将白果肉、核桃仁分别拣杂后，用温开水洗净，共捣烂成泥糊状，加入蜂蜜，制成蜜糕。每日2次，每次15克，当茶点食用。本食疗方对肾气不固型老年性尿失禁者尤为适宜，对小儿遗尿亦有较好辅助治疗效果。

鱼鳔怎么治老年性尿失禁？

莲须3克，鱼鳔15克。先将鱼鳔用粗沙爆炒，或用豆油煎炸，再用清水浸发，装入碗中。莲须用沙布袋包裹，放入盛鱼鳔的碗内，加鸡汤或开水适量，隔水炖至鱼鳔烂熟，即成。当日吃完。本食疗方对肾气不固型老年性尿失禁尤为适宜。

猪肾怎样吃治老年性尿失禁？

益智仁20克，猪腰（猪肾）1只。先将猪腰子剖开，去除臊腺，洗净，切片，与择洗干净的益智仁同入沙锅，加水适量，大火煮沸，烹入料酒，加葱花、姜末，改用小火煨炖至猪腰片烂熟，加精盐、味精各少许，再炖片刻，即成。吃猪腰片，饮汤，1次服完。本食疗对肾阳虚弱型老年性尿失禁尤为适宜。

狗肉怎样吃治老年性尿失禁？

经疫检狗肉250克，黑大豆50克。先将狗肉放入清水中浸泡2小时，洗净后切成狗肉块，与洗净的黑大豆同入沙锅，加水适量，大火煮沸，撇去浮沫，烹入料酒，加葱花、姜末、八角、五香粉等佐料，改用小火煨炖至狗肉酥烂，加精盐、酱油、红糖、味精，拌匀，稍煨片刻，即成。佐餐当菜，随意服食，当天吃完。本食疗方对肾阳虚弱型老年性尿失禁尤为适宜。

羊肉怎样吃治老年性尿失禁？

白参10克，山药30克，羊肉200克。先将白参、山药分别洗净后晒干或烘干，切成饮片（亦可研成细末），备用。将羊肉洗净，用快刀切成薄片，放入沙锅，加水适量，大火煮沸，撇去浮沫，加葱花、姜末，烹入料酒，并加白参、山药片，改用小火煨炖至羊肉熟烂，加少许精盐、味精、五香粉，拌匀，淋入麻油，即成。佐餐当菜，随餐服食。本食疗方对肺脾气虚型老年性尿失禁及夜间多尿者尤为适宜。

鸡肠怎样吃治老年性尿失禁？

鸡肠1副，面粉250克。先将鸡肠剪开，把肠内壁翻出，用精盐或醋反复搓擦，清洗干净，切成寸段，放锅中或烘箱中烘干，粉碎（或研磨）成细粉，与面粉混合拌匀，加入适量清水及精盐、味精、葱花、姜末、五香粉、植物油等佐料，揉成面团，压成薄饼，放在加适量植物油的平锅中，小火烙熟，即成。早晚随餐食用，或当点心随意服食。本食疗方对肾气不固型老年性尿失禁尤为适宜。

荠菜怎样吃治急性前列腺炎？

荠菜500克。将新鲜荠菜洗净，放入温开水中浸泡30分钟，取出后连根切碎，放入榨汁机中，榨成荠菜汁，绞后的荠菜渣，可再加适量温开水浸泡10分钟，再重复绞汁，合并2次汁液，用洁净纱布滤过。将滤后的荠菜汁，置锅中煮沸，即可饮用。早晚2次分服。本食疗方适用于各型急性前列腺炎。

马齿苋怎样吃治急性前列腺炎？

鲜马齿苋500克。将新鲜马齿苋洗净，放入温开水中浸泡30分钟，取出后连根切碎，放入榨汁机中，制成鲜马齿苋汁。将鲜马齿苋汁放入沙锅中，用小火煮沸即可饮用。早晚2次分服。本食疗方适用于各型急性前列腺炎。

风尾草怎样吃治急性前列腺炎？

风尾草30克，西瓜皮500克，蜂蜜30克。先将西瓜皮洗净，切成细条状，与洗净的风尾草同入沙锅，加水适量，先用大火煮沸，改用小火煎煮30分钟，用洁净纱布过滤，趁滤汁温热时，加入蜂蜜，搅拌均匀即成。早晚2次分服。本食疗方适用于各型急性前列腺炎。

绿豆芽怎样吃治急性前列腺炎？

新鲜绿豆芽500克。将绿豆芽洗净，切碎，放入榨汁机中，榨取鲜绿豆芽汁。早晚2次分服，或可调入白糖适量，频频代茶饮服。本食疗方适用各型急性前列腺炎。

赤小豆怎样吃治急性前列腺炎？

赤小豆60克，苡仁30克，蜂蜜20克。先将苡仁洗后晒干，研成细粉，备用。将赤小豆拣去杂质，洗净，用温开水浸泡1小时，取出后入锅，加水适量，先用大火煮沸，再改以小火煨炖1小时，待赤小豆酥烂时，调入苡仁粉，拌和均匀，继续煮至成羹时加入蜂蜜，搅匀即成。当点心，随意服食，或早晚2次分食。本食疗方适用于各型急性前列腺炎。

甘蔗怎样吃治急性前列腺炎？

生梨250克，甘蔗500克，鲜藕250克。先将生梨洗净，连皮切成小块（去内核及心），捣碎。甘蔗洗净后，除弃外皮及节头，切成小段（段长1厘米左右），并捣碎。鲜藕洗净，切片，捣碎。将生梨、甘蔗、鲜藕分别放入榨汁机中，榨成浆汁，用洁净纱布过滤，收集滤汁即成。早晚2次分服，滤汁浓稠时，可以温开水冲调饮服之。本食疗方适用于各型急性前列腺炎。

山药怎样吃治慢性前列腺炎？

山药30克，茯苓30克，粳米100克。先将山药、茯苓洗净，晒干或烘干，共研为细末，备用。粳米淘净后，放入沙锅，加水适量，先用大火煮沸，缓缓调入山药、茯苓粉，改用小火煨煮至粘稠状。早晚2次分食。本食疗方对脾肾气虚型慢性前列腺炎尤为适宜。

藕粉怎样吃治慢性前列腺炎？

山药200克，苡仁50克，藕粉30克。先将山药洗净，刨去外皮，剖条后切成小丁状，与淘净的苡仁同入沙锅，加水适量，先用大火煮沸，再改以小火煨煮30分钟，待山药、苡仁煮至粘稠时，调入湿藕粉，充分拌和均匀，煮至呈亮羹即成。当点心，随意服食，或早晚2次分服。本食疗方对脾肾气虚型慢性前列腺炎尤为适宜。

淡菜怎样吃治慢性前列腺炎？

淡菜20克，海米15克。将淡菜、海米洗净，放入温开水中浸泡30分钟，连同浸泡液一起放入沙锅，加水适量，用大火煮沸，烹入料酒，加葱花、姜末，改以小火煨煮1小时，待淡菜、海米熟烂，加精盐、味精、麻油，充分拌匀即成。佐餐当汤，随意服食，当日吃完。本食疗方对肝肾阴虚型慢性前列腺炎尤为适宜。

鲫鱼怎样吃治慢性前列腺炎？

桃仁10克，鲫鱼1条。先将桃仁洗净，放入温水中浸泡片刻。将鲫鱼剖腹清洗干净，在腹中纳入桃仁，用细线扎一下，放入沙锅，加水适量，先用大火煮沸，烹入适量料酒，改用中火煨煮至鲫鱼肉酥烂，即成。佐餐当菜，随意服食。本食疗方对淤血阻滞型慢性前列腺炎尤为适宜。

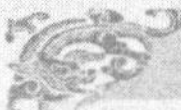

羊肾怎样吃治慢性前列腺炎?

肉苁蓉30克，羊肾2只。将羊肾洗净，用刀剖开，除去筋膜，切片后剁成羊肾糜。肉苁蓉用酒浸泡数小时，去皱皮，切成黄豆大小的方丁，放入锅中，加羊肾糜及清水适量，先用大火煮沸，改用小火煨煮至羹，加葱花、姜末、精盐、味精，调和均匀即成。早晚2次分服。本食疗方对肾阳不足型慢性前列腺炎尤为适宜。

猪肚怎样吃治慢性前列腺炎?

补骨脂15克，熟猪肚250克。将补骨脂洗净，切成小块状，备用。猪肚洗净后浸泡30分钟，再冲洗1次，取出后切成1厘米见方的小块，与补骨脂块同入沙锅，加水适量，中火煲45分钟，待猪肚烂熟时，加精盐、味精等调料，拌和均匀即成。佐餐当菜，随意服食。或早晚2次分服。本食疗方对肾阳不足型慢性前列腺炎尤为适宜。

乌骨鸡怎样吃治慢性前列腺炎?

莲子50克，芡实50克，糯米100克，乌骨鸡1只。先将莲子、芡实拣净，放入温水中浸泡30分钟，取出后，与淘净的糯米充分混和均匀，放入碗中备用。将乌骨鸡宰杀、洗净，沥去水分，放入沸水锅中氽透，捞出，用凉水洗净，将莲子、芡实、糯米混匀物填塞进鸡腹内，用细线扎一下，放入沙锅，加水适量，先用大火煮沸，烹入料酒，改用小火煨煮2小时，待鸡肉酥烂，加精盐、味精，拌和均匀即可。佐餐食用，当日吃完。本食疗方对脾肾气虚型慢性前列腺炎尤为适宜。

山楂怎样吃治前列腺肥大?

荔枝核20克，鲜山楂50克，冰糖20克。将荔枝核洗净，晒干或烘干，捣碎，研成粗末，装入纱布袋，扎紧袋口，备用。鲜山楂洗净，快刀切成片，与荔枝核药袋同入沙锅，加水适量，先用大火煮沸，再改用小火煎煮30分钟，连药袋一起用洁净纱布过滤，滤汁温热状态下调入冰糖，搅拌和匀即成。当饮料，随意服食，或早晚2次分服。本食疗方适用于各型前列腺肥大。

川牛膝怎样吃治前列腺肥大?

桃仁15克，川牛膝20克，粳米100克。先将桃仁、川牛膝洗净，放入清水中浸泡片刻，取出后切成片，同放入沙锅，加水适量，浓煎2次，每次30分钟，去渣取汁。粳米淘净后，入沙锅，加水适量，先用大火煮沸，加入桃仁、川牛膝浓煎液汁，充分调匀后，改用小火煨煮成稠粥。早晚2次温服。本食疗方对淤血阻滞型前列腺肥大尤为适宜。

丹参怎样吃治前列腺肥大?

大叶海藻30克，丹参30克，蜂蜜30克。先将丹参洗净，切成片，与大叶海藻同放入纱布袋中，放入沙锅，加水浸泡30分钟，用大火煮沸后，改用小火煨煮30分钟，取出药袋，趁温热调入蜂蜜，拌匀即成。早晚2次分服。本食疗方对淤血阻滞型前列腺肥大尤为适宜。

泽兰怎样吃治前列腺肥大?

泽兰10克，当归尾10克，葱叶6克。先将当归尾洗净，切成片，与切碎的泽兰茎叶同入沙锅，加水浸泡30分钟，用中火煎煮30分钟，以洁净纱布过滤，去渣取汁，将滤汁回入沙锅，加葱花（葱叶切末)，并加清水适量，用小火煮沸即可饮用。代茶，频频饮服，当日饮完。本食疗方对淤血阻滞型前列腺肥大尤为适宜。

蝼蛄怎样吃治前列腺肥大?

蝼蛄40个，蟋蟀40个。每年夏、秋间可自行捕捉蝼蛄、蟋蟀，捕得后用沸水烫死，晒干或烘干，也可焙干，共研成极细粉（或从药房购得)，分成20包，放入磨砂口的广口瓶中，加盖防潮，备用。每日2次，每次1包，温开水送服。本食疗方对淤血阻滞型前列腺肥大尤为适宜。

黄芪怎样吃治前列腺肥大?

党参20克，黄芪30克，猪脬（猪膀胱）1个。先将党参、黄芪洗净，晒干或烘干，切片后放入纱布袋中，扎紧袋口，备用。猪脬放入清水中浸泡1小时，洗净后，将党参、黄芪布袋纳入猪脬内，放入炖盅，加水适量，隔水煨炖至猪脬熟烂，剖开猪脬，切成丝条状，加精盐、味精、麻油等佐料，拌和均匀即成。解开纱布袋，将党参、黄芪片放入碗中。佐餐当菜，随意服食。本食疗方对脾气虚弱型前列腺肥大尤为适宜。

白茅根怎样吃治前列腺肥大?

鲜白茅根60克，猪肚1个。将新鲜的白茅根洗净，切成3厘米长的小段。将猪肚剖开，翻出肚的内面，放入低浓度的碱水中，反复搓擦并洗净，再用清水浸泡1小时，取出后切成1厘米宽、3厘米长的肚条，与白茅根段同入沙锅，加水适量，大火煮沸后，烹入料酒，拌匀，改用小火继续煨煮1小时，待猪肚熟烂，加精盐、味精及适量葱花、姜末，调拌均匀，稍煮至沸即成。佐餐当菜，随量服食，当日吃完，

白茅根段也可同时嚼食。本食疗方对膀胱湿热型前列腺肥大尤为适宜

核桃怎样吃治前列腺肥大?

核桃仁 100 克，蚕蛹 60 克。先将蚕蛹拣杂、洗净后入锅，置微火下略炒，出香即停火，与洗净的核桃仁同入蒸碗中，加水适量，拌匀后隔水炖煨 30 分钟即成。早晚 2 次分服。本食疗方对肾阳虚弱型前列腺肥大尤为适宜。

白茯苓怎样吃治前列腺肥大?

白茯苓 30 克，菟丝子 20 克，粟米 100 克。先将白茯苓洗净，晒干或烘干，研成细末。粟米、菟丝子淘净后，同入沙锅，加水适量，先用大火煮沸，调入茯苓粉，拌匀，继续用小火煨煮成稠粘粥，即成。早晚 2 次分服。本食疗方对肾气虚弱型前列腺肥大尤为适宜。

车前子怎样吃治前列腺肥大?

核桃仁 50 克，车前子 20 克，山药 150 克。先将核桃仁洗净，放入碗中，捣碎，制成核桃仁糊泥状，备用。山药洗净后，刨去外表皮，切碎，捣烂，与车前子同入沙锅，加水适量，用大火煮沸，调入核桃仁泥糊，改用小火煨煮 20 分钟，即成。早晚 2 次分服。本食疗方对肾气虚弱型前列腺肥大尤为适宜。

牡蛎怎样吃治前列腺肥大?

牡蛎删克，益母草嫩苗 100 克。先将牡蛎肉洗净，放入清水中浸泡片刻，入沙锅，加水适量，用大火煮沸，烹入料酒，加入洗净的益母草嫩苗，改用小火煨煮至沸，加精盐、味精，拌和均匀即成。佐餐当汤，随意服食。本食疗方对膀胱湿热型前列腺肥大尤为适宜。

乌骨鸡怎样吃治前列腺肥大?

党参 30 克，黄芪 30 克，乌骨鸡 1 只。先将党参、黄芪洗净，切片后放入纱布袋中，扎紧袋口，备用。乌骨鸡宰杀后，洗净，将党参、黄芪药袋纳入鸡腹中，用细线扎紧，同放入沙锅，加水适量，先用大火煮沸，烹入料酒，改用小火煨炖 1 小时，待乌骨鸡酥烂，加精盐、味精，调匀即成。佐餐当菜，药袋中的党参、黄芪片也可同时嚼食。本食疗方对脾气虚弱型前列腺肥大尤为适宜。

莴苣怎样吃治慢性肾炎？

莴苣400克去皮，切片；水发香菇50克切菱形片。炒锅入油烧热，投莴苣片、香菇片略炒，放酱油、精盐、白糖入味，调味精、胡椒粉、湿淀粉炒匀。佐餐食。功能利尿通便，降脂降压。

芹菜怎样吃治慢性肾炎？

锅中入豆油浇热，加花生仁200克炸酥捞出，去皮。芹菜250克切段，略焯捞出，投凉沥水，均匀地码在盘中成圈状，花生仁堆置芹菜圈中。精盐、白糖、味精、醋、花椒油在小碗内调好，浇芹菜上。佐餐食。功能降压消脂，促进凝血。

玉米怎样吃治慢性肾炎？

鲜连皮冬瓜200克切块，加适量水、玉米面100克，以小火煮粥至瓜烂粥熟。每日早、晚分食。功能清热利尿，祛淤降脂。

赤小豆怎样吃治慢性肾小球肾炎？

赤小豆60克，苡仁100克，粳米100克。将赤小豆、苡仁分别拣杂、洗净后，同放入沙锅，加清水适量浸泡片刻，再加淘净的粳米，视需要可再加清水少许，按常法煮成饭食用。随餐当主食分服。本食疗方适用于各型慢性肾小球肾炎。

黄芪怎样吃治慢性肾小球肾炎？

炙黄芪30克，制附片10克，母鸡1只（约1 000克）。先将炙黄芪、制附片择洗干净，黄芪切片后，与制附片同放入纱布袋，扎口，备用。将母鸡宰杀、洗净后放入沙锅，加足量水，大火煮沸，撇去浮沫，烹入料酒，加黄芪、附片药袋及葱花、姜末，改用小火煨炖2小时，待鸡肉酥烂，取出药袋，滤尽药汁，调匀即成。佐餐当汤，随意服食。注意不宜加盐，宜淡食之。本食疗方对脾肾阳虚型慢性肾小球肾炎尤为适宜。

生姜怎样吃治慢性肾小球肾炎？

肉桂2克，生姜20克，鲤鱼1条（约500克）。先将肉桂择洗干净，晒干或烘干，研成极细末。将生姜洗净，连外表皮切片，剁成生姜碎末。鲤鱼宰杀后，洗净，切成3段，与生姜碎末同放入沙锅内，加足量水，大火煮沸，烹入料酒，撒入葱花，改用小火煨煲1小时，待鲤鱼肉酥烂，调入肉桂末，拌匀，再煨煲至沸，即成。佐餐当汤，服食时可加少许精盐调味。本食疗方对脾肾阳虚型慢性肾小球肾炎尤为适宜。

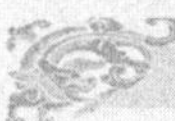

鲤鱼怎样吃治慢性肾小球肾炎？

赤小豆60克，冬瓜500克，鲤鱼1条。先将赤小豆拣杂，淘洗干净。将鲤鱼宰杀、洗净，切成3段，与赤小豆同放入沙锅，加水足量，大火煮沸，加数根葱头，改用小火煨煮1小时，待赤小豆、鲤鱼肉酥烂，加洗净后切成薄片的冬瓜，继续用小火煨炖10分钟，即成。随餐服食，或早晚2次分服。本食疗方适用于各型慢性肾小球肾炎。

羊肾怎样吃治慢性肾小球肾炎？

杜仲20克，红枣15枚，羊肾2只。先将杜仲拣杂，洗净，切成细丝，加水浓煎2次，每次40分钟，合并2次煎液滤汁，浓缩至50毫升。将羊肾剖成两半，去腰臊，用快刀轻划成斜纹腰花片，放入碗中，用湿淀粉拌匀。红枣洗净，放入温开水中浸泡片刻，去核后，剁成红枣泥糊。炒锅置火上，加植物油烧至六成热，加葱花、姜末煸炒出香，倒入腰片爆炒片刻，烹入料酒，并加红糖及杜仲，浓缩煎汁，再熘炒至腰花熟烂，加少许精盐、味精，用红枣泥糊和入，翻炒中以湿淀粉勾薄芡，即成。佐餐当菜，随意服食。本食疗方对气阴两虚型慢性肾小球肾炎尤为适宜。

芹菜怎样吃治肾炎水肿？

嫩芹菜500克切4厘米长段，略焯，过凉沥水，调精盐，挤去水分，撒生姜丝10克，淋麻油10毫升。炒锅放素油烧热，下花椒稍炸出味，捞出花椒，迅速将油淋在芹菜、生姜丝上拌匀，闷10分钟至芹菜入味后开盖，拌精盐、味精、醋10毫升。佐餐食。功能醒脑健神，清热祛风，降脂降压。

白菜怎样吃治急性肾炎水肿？

薏苡仁60克煮稀粥，入白菜500克煮2～3沸至熟，不可久煮，少盐或无盐食。

马齿苋怎样吃治肾结核？

鲜马齿苋1千克捣烂，入黄酒1升内泡3日，滤取汁。饭前饮20毫升/次。

活血丹怎样吃治肾结石？

鲜活血丹30克加水煎取汁服，连服1～2个月，逐日增量，增至180克为止。

糯米怎样吃治肾炎蛋白尿？

糯米50克、黄芪10～15克水煎服。

蚕豆怎样吃治肾炎蛋白尿？

蚕豆衣 10 千克、红糖 2.5 千克加水煮 5 升的浸膏，分装 50 瓶。空腹时服20～30 毫升/次，2～3 次/日。

杏怎样吃治肺结核？

甜杏仁 250 克置沸水中泡好，沥水，去皮后捣烂，入水搅成浆，加玉米粉 400 克调匀；白糖 100 克、牛奶 500 毫升、水置锅中煮沸，杏仁、玉米粉浆下锅搅匀煮熟；鸡蛋白 500 克置盆中，打起泡。锅入杏仁糊煮沸，加鸡蛋白拌匀，置抹好油的中盘内，中盘放在入水的大盘内，然后入烤炉中烤熟，取出晾凉食。功能润肺止咳，润肠通便，滋养补虚。

梨怎样吃治慢性气管炎？

雪梨 3 个去核，切薄片，入凉开水中浸泡半日。1 剂/日，早、晚分食。功能清热止渴，润肺降火。

大蒜怎样吃治肾炎？

蚕豆 200 克煮熟，入大蒜 100 克继续煎煮，大蒜、蚕豆煮熟后入白糖 50 克拌匀。吃蚕豆、大蒜，每日 1 次，5 日为 1 疗程，1～2 个疗程见效。

胡椒怎样吃治肾炎？

鲜鸡蛋 1 个钻 1 小孔，入白胡椒 7 粒，用面粉封孔，外以湿纸包裹，蒸熟。服时去

蛋壳，鸡蛋、胡椒共服。成人每日 2 个，小儿每日 1 个，10 日为 1 疗程，3 日后再进行第 2 个疗程，一般用 3 个疗程。

茵陈蒿怎样吃治肾炎？

茵陈蒿、大蓟根各 15 克，水煎服。

菠萝怎样吃治肾炎？

鲜茅根 250 克加水煎煮半小时，去渣，续以小火煎煮浓缩至将干锅时，入鲜菠萝汁 500 毫升再加热至黏稠，停火，待温拌入白糖粉 500 克将煎液吸净、混匀，晒干压碎。以沸水冲化服 10 克，每日 3 次。

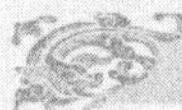

白菜怎样吃治肾炎？

生栗子 50 克切一小口，煮半熟，去外壳，切两半；白菜 200 克切 3 厘米长段。炒锅放油烧热，入白菜过油炸黄，投栗子、枸杞子 25 克，加水、酱油、盐拌匀，用小火焖片刻，入糖拌匀焖软，佐餐食。

冬瓜怎样吃治肾炎？

冬瓜皮、西瓜皮、白茅根各 18 克，玉蜀黍心 15 克，赤豆 90 克，共水煎，每日 1 剂，分 3 次服。

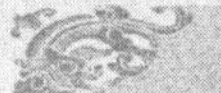

葫芦怎样吃治肾炎？

葫芦 1 个，枸杞子、党参、黄芪各 9 克，水煎服，每日 2 次。

竹笋怎样吃治肾炎？

毛笋、陈蒲瓜各 60 克（或加冬瓜条 30 克）加水煎服。

葡萄怎样吃治慢性肾炎？

葡萄干 30 克，赤小豆、薏苡仁各 15 克，粳米 30 克，加水同煮粥。每日 1 剂，分 2 次服。功能健脾益肾，清热利湿。

山楂怎样吃治肾炎？

生山楂 15 克去核，打碎，与玉米须 50 克同加水煮沸后改小火煨煮 30 分钟，取汁液。每日早、晚分饮。功能补益脾胃，利尿消肿，降脂降压。

豆腐皮怎样吃治肾炎？

白菜干 150 克泡发，与红枣（去核）20 个同加水煮 1 小时，半熟时入豆腐皮 80 克，调香油、精盐。佐餐食。功能益气生津，止咳消痰，清热润肺，滋养胃阴。

狗肾怎样吃治肾炎？

狗腰子 5～6 个，用水洗，用刀切成片，用瓦片焙干后用擀面杖擀碎，装在小瓶里备用。每天早晚取 15 克直接倒入口中，用温黄酒适量送服，要空腹服用。功能消炎利尿，主治肾炎。

荠菜怎样吃治急性肾炎？

荠菜花、萹蓄各30克，马蹄金、车前草各15克，共水煎服，5～10日为一疗程。

大枣怎样吃治慢性肾炎？

红枣10个用温开水稍浸泡；赤小豆60克、花生米（连衣）30克加水3大碗，用小火炖15小时，入红枣、红糖2匙续炖30分钟至酥烂食。每次1碗，每日2次。功能补血益肝，健脾利湿，清热消肿，行水解毒。

荔枝怎样吃治慢性肾炎？

荔枝12个去壳、核。青鱼1条宰杀，顺背骨两边剖开，取出鱼肉，去鱼皮，鱼肉切长方块，用精盐、鸡蛋清30毫升拌匀，下热油锅炸六成熟沥油。原锅入生姜末、黄酒、鲜汤、胡椒粉、味精、精盐、麻油、白糖、鱼肉、荔枝肉、葱段；加盖烧熟，用湿淀粉勾芡，淋麻油食。功能养阴补气，驻颜美容。

西瓜怎样吃治慢性肾炎？

西瓜皮、冬瓜皮各250克，去外表硬皮后炒，调精盐、味精，再入水煮沸后改小火煮10分钟食。功能除烦止泻，解暑利尿。

哈密瓜怎样吃治慢性肾炎？

哈密瓜1个，去皮、瓤后切小块，再切粒，皮留用。琼脂用沸水泡软，再煮化。梨、苹果各1个去皮、核，切小块，再入白糖、哈密瓜粒，与琼脂液搅匀，置哈密瓜皮壳内，冷冻凝结，倒扣盘中。当点心食。功能清热生津，利尿除烦。

橘子怎样吃治慢性肾炎？

橘皮10克及赤小豆、绿豆、黑豆各50克共加水煮至熟烂，入白糖适量熬化。早、晚分食。功能消肿通气。

栗子怎样吃治慢性肾炎？

栗子10个、茯苓15克、糯米150克、白糖适量加水煮粥食。功能补脾益肾。

花生怎样吃治慢性肾炎？

花生仁200克放热油中炸酥。芹菜段250克略焯，投凉沥水，与花生仁码盘中，调酱油、精盐、白糖、味精、醋、花椒油食用。功能降压祛脂，凉血止血。

人参怎样吃治慢性肾炎？

人参粉3克，粳米100克，冰糖少许。将人参、粳米放入锅中加清水适量，旺火烧沸，文火熬熟，再加入冰糖即可。可用于气虚阳虚型肾炎患者。

羊奶怎样吃治慢性肾炎？

每日空腹服羊奶250～500毫升，连服1个月。

鸭肉怎样吃治慢性肾炎？

3年以上绿头老鸭1只，去毛、肠杂，填入去皮大蒜头4～5头（约50克），缝好，

煮烂熟（不加或略加糖）。食肉饮汤，每日1只，连服数只。

甲鱼怎样吃治慢性胃炎？

泽兰30克，洗净，甲鱼1只，先用热水烫，等甲鱼排尿后，活杀，切开去肠脏，将泽兰纳入甲鱼腹内，放入砂锅中，加清水适量，煮2小时即可。吃肉喝汤，每日2次，每只甲鱼可连续服用2天。

白茅根怎样吃治肾盂肾炎？

将白茅根、干西瓜皮、芦根、鲜丝瓜秧适量，煎汤当茶饮，每天数次，连服1周即可痊愈。功能消炎利尿，主治肾盂肾炎。

桑葚怎样吃治急性肾小球肾炎？

桑葚、芡实20克，柳枝15克，甘草3克，共加水煎服。功能祛风利湿，通水消肿。

糯米怎样吃治肾炎尿蛋白？

糯米50克、黄芪10～15克水煎服。

花生怎样吃治肾炎尿蛋白？

花生米120克、蚕豆200克、红糖50克，加水3碗以小火煮，至水呈棕红色浑浊时服，每日2次。

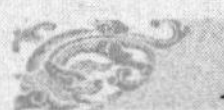

萝卜怎样吃治肾炎尿蛋白？

萝卜切小块，加水（以浸没萝卜块为宜）煮烂取汁服，每次服100毫升，每日1次。

人乳怎样吃治肾炎尿蛋白？

鲜人乳汁300毫升口服，每日2次。

猪肾怎样吃治肾炎尿蛋白？

猪肾1对去筋膜，切片；党参20克及黄芪、芡实各30克布包，同加水煮猪肾熟，去药包服。每次1剂。功能益气固肾。

荠菜怎样吃治肾炎血尿？

鲜荠菜（连根）、鲜白茅根各500克与荸荠、鲜藕（连节）各250克分别入温开水中浸泡30分钟，荸荠去荠头，与其他3味共切碎后再剁糊状，快速搅打成浆汁，取汁。当饮料上、下午分饮。功能清热利湿，凉血止血。

西瓜怎样吃治肾炎血尿？

西瓜100克连皮切片，白茅根30克切段，加水400毫升煎至200毫升。分1～2次服，连用5～7日。功能清热解暑，凉血止血。

黄瓜怎样吃治肾炎水肿？

黄瓜500克去蒂、柄、瓤，切片，撒精盐腌5分钟，滗去汁水。炒锅入黄瓜汁水、白糖烧沸熬浓，再入白醋，浇黄瓜上腌泡1小时，淋麻油。佐餐食。功能清热降脂，减肥消积。

西瓜怎样吃治肾炎水肿？

肾炎，心功能不全致水肿，鲜西瓜翠衣、鲜冬瓜皮各50克，赤小豆30克，加水500毫升以小火煎20分钟，代茶饮。功能利水消肿。

桃子怎样吃治肾炎水肿？

琼脂5克泡软切碎，加白糖20克、水适量拌匀，蒸20分钟。鲜桃500克去核，蒸至熟烂，去桃皮压成泥，除筋脉，与琼脂拌匀，撒糖汁，当点心食。功能生津润肠，活血消积。

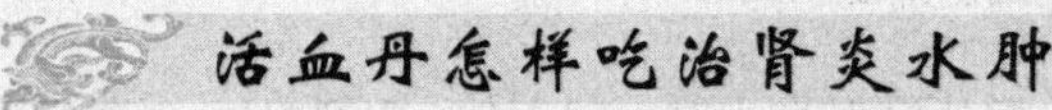

活血丹怎样吃治肾炎水肿？

活血丹，萹蓄草各 30 克，荠菜花 15 克。水煎服。

益母草怎样吃治肾炎水肿？

益母草、车前草各 30 克与白茅根 50 克、冬瓜皮 20 克水煎服，1 剂/日。

薄荷怎样吃治肾炎水肿？

芦根 30 克、薄荷叶 5 克切碎，水煎服，1 剂/日。

冬瓜怎样吃治肾炎水肿？

冬瓜 200 克去皮，切 3 厘米长细丝，略焯沥水后调精盐、味精略腌。海米 15 克剁末，与冬瓜丝拌匀。紫菜 2 张每张切 4 小张，抹少许湿淀粉，卷入冬瓜丝、海米末，蒸 10 分钟取出，切 5 厘米长段。锅入鲜汤、葱姜汁、蒸紫菜冬瓜卷的原汁、精盐、黄酒、味精、胡椒粉烧沸撇沫，调湿淀粉、麻油，浇紫菜冬瓜卷上。佐餐食。功能清热利水，化痰软坚。

鹌鹑怎样吃治肾炎水肿？

鹌鹑 2 只去毛杂，加少量酒（不加盐）炖熟。1 次/日，连服 1 周。

洋葱怎样吃治肾结石？

洋葱烧灰，用少量烧酒调服 30 克/次，早、晚各 1 次。

荠菜怎样吃治肾结核？

荠菜 30 克以水 600 毫升煮至 200 毫升，磕入鸡蛋 1 个再煎至蛋熟，加食盐少许，喝汤吃蛋。

豆腐怎样吃治肾结核？

豆腐 400 克切 1 厘米见方的丁。黄鱼 1 条（约 200 克）去鳞、鳃、内脏、脊鳍，入盆，浇酱油略腌。炒锅放油烧热，投葱、生姜煸香，入黄鱼、黄酒、白糖、酱油、水烧沸后炖 10 分钟，加豆腐、精盐烧沸后调味精。汤盆中先入食醋、青蒜段、香菜末，再入烧好的黄鱼、豆腐连汤。佐餐食。功能健脾开胃，益气填精。

鱼腥草怎样吃治肾病综合征？

干鱼腥草 100～150 克入沸水 100 毫升浸泡半小时。代茶饮，1 剂/日，3 个月疗程，疗程间隔 2～3 日（服药期间不用其他药物）。

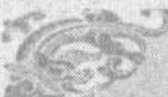

胡桃仁怎样吃治肾虚？

胡桃仁 100 克去种皮、捣碎如泥，与龟甲胶、驴皮胶各 20 克加水 200 毫升以小火熬成胶。温开水送服 10～20 克/次，2 次/日。功能滋阴润肺，补肾固精。

栗子怎样吃治肾虚？

干栗子肉 250 克、粳米 100 克加水 1 升烧沸后改小火熬粥，调白糖。早、晚空腹食。功能补肾强腰。

桑葚怎样吃治肾虚水肿？

桑葚子 30 克，生薏苡仁、葡萄干各 20 克，加粳米、水各适量共煮粥，服 2 次/日。

豆腐怎样吃治肾癌？

嫩豆腐、鸡血块各 500 克，切小方块，焯透沥水，用湿布包住压紧，凉后去布包，切 2 厘米方块。锅内入熟猪油烧热，投豆腐鸡血块、黑木耳末、笋片各 30 克，葱末、生姜末、酱油、料酒、鲜汤、熟猪油搅匀，汁浓时用湿淀粉勾芡，淋花椒油。佐餐食。功能活血，祛风，通络。

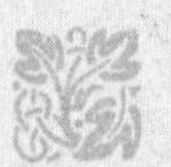

食物保健功效

核桃有什么养生保健功效？

1. **强身健体：** 核桃仁营养丰富，食用含核桃油的混合脂肪饮食，可提供营养，增加体重，提高血清蛋白水平，而血胆固醇水平升高却较慢。

2. **降低胆固醇：** 核桃仁能减少肠道对胆固醇的吸收，影响胆固醇的体内合成、氧化、排泄、溶解，降低血中胆固醇，排除血管壁内的“污垢杂质”，净化血液，提供更好的鲜血液，故可防治动脉硬化，降低胆固醇。所含脂肪油主要是不饱和脂肪酸，对降低胆固醇、防止动脉硬化有重要作用。

3. **补肾：** 核桃肉有很好的补肾作用，而脑髓的生成与肾有关，“肾不生则髓不能满”，核桃的补脑作用实际上与补肾有关；其他如治咳喘、阳痿、遗精等都与其补肾作用有关。核桃仁所含较多蛋白质、人体必需的不饱和脂肪酸、多种氨基酸、微量元素（锌、镁等）等皆为大脑组织细胞代谢的重要物质，能滋养脑细胞，促进大脑组织细胞的新陈代谢，增强脑细胞活性、记忆思维能力、造血功能；所含维生素 E、卵磷脂、赖氨酸都是抗衰老物质，对大脑神经很有裨益；所含锌、镁等元素亦有抗衰老作用。

4. **消炎杀菌，美肤乌发：** 核桃仁有直接的抑菌消炎作用。将核桃仁捣烂制的核桃焦油氧化锌糊膏治疗皮炎、湿疹，疗效非常显著。核桃树叶有较好的杀灭钩端螺旋体的作用。核桃仁富含油脂，有利于润泽肌肤，保持人体活力。核桃油外用可治皮炎、湿疹、外耳道疖肿。核桃仁之所以具美容作用，因其所含大量维生素 A可增加皮肤的抵抗力，常食可使皮肤光润细腻，并保持头发乌黑，适宜作为美发美容品长期食用。

5. **防治肿瘤：** 核桃所含多种维生素、锌、镁、提取的核桃醌等可抑制部分移植性肿瘤细胞的增殖。核桃枝对食管癌、胃癌、鼻咽、肺癌、甲状腺癌、淋巴肉瘤等都有抑制作用。核桃对肿瘤者还有镇痛、提升白细胞数目、保护肝脏等作用。

6. **平喘镇咳：** 核桃仁含钙、镁、维生素 A 等，对支气管平滑肌有抗组胺所致哮喘的作用，减轻组胺诱发的支气管痉挛。

龙眼有什么养生保健功效？

1. **补益气血，提高记忆力：** 龙眼含丰富葡萄糖、蔗糖、酒石酸、维生素 A、维生素 B、蛋白质、铁，既可提高热能、补充营养，又能补充机体合成血红蛋白的原料，促进血红蛋白再生以补血生血。龙眼肉所含糖为易消化吸收的单糖。龙眼除对全身有补益作用外，还能营养神经和脑组织，有调整大脑皮层的功能，改善睡眠甚至消除失眠、健忘，增强记忆力，消除疲劳。

2. **提高机体免疫力，扩张冠状动脉：** 龙眼提取液可促进生长发育，抑制脑单胺氧化酶活性，明显延长缺氧存活时间，提高机体适应能力，增强体质。还能扩张冠状动脉，增加冠状动脉血液流量，减轻心肌缺血情况。

3. **安神定志：** 龙眼含大量铁、钾等，能促进血红蛋白的再生以治疗因贫血造成的心悸、心慌、失眠、健忘。龙眼中维生素 PP 含量高，可用于治疗维生素 PP 缺乏所致的腹泻、皮炎、痴呆，甚至精神分裂等症。

4. **养血安胎：** 龙眼含铁、维生素 B_2 较多，可减轻宫缩、下垂感，对代谢加速的孕妇、胎儿发育有利。龙眼肉与当归、枸杞子炖鸡，可以补血养血，龙眼与鸡蛋煮食的效果也不错。

5. **抗菌抗癌：** 龙眼对多种肿瘤细胞均有抑制作用。临床给肿瘤者口服龙眼粗制浸膏，均有改善症状、延长寿命之效。

6. **降脂护心，延缓衰老：**龙眼肉可降血脂，改善冠状动脉供血能力。它对与衰老过程有密切关系的黄素蛋白酶——脑B型单胺氧化酶（MAO-B，这种酶活性升高可加速机体老化过程）有较强抑制作用。龙眼所含大量维生素、氨基酸等亦有助于抗衰老。

7. **健脾益胃：**龙眼肉生食会腹胀，消化不好，蒸熟当点心吃效果好，与补品同炖更可增强补益效力。若需长期食者，则宜用沸水泡后代茶饮，亦可放适量茶叶同泡。

香蕉有什么养生保健功效？

1. **补充营养、能量：**香蕉营养丰富，含大量糖类及人体所需多种营养成分，必要时可充饥。其含钾量为水果之冠，钾对维持人体细胞功能、体内酸碱平衡，改进心肌功能均有益。香蕉质润性软，老年人、高血压、冠心病者可常食。

2. **清肠热，通大便：**香蕉性寒味甘，寒能清肠热，甘能润肠通便，常用于治疗热病烦渴、便秘，是习惯性便秘者的良好食疗品。肠内热、燥热导致内分泌液减少而诱发的便秘者，常食香蕉即能刺激肠腔的蠕动功能而通便，且比矿物类油脂剂效果好。

3. **保护胃黏膜：**未成熟香蕉含可预防溃疡病的5-羟色胺，能降低胃酸，增强胃壁的抗酸能力而使其不受胃酸的侵蚀，香蕉本身能缓解胃酸对胃黏膜的刺激，且能促进胃黏膜细胞的生长，起到修复胃壁的作用，并可生长黏液膜来保护受伤的溃疡面，对一些药物等诱发的胃溃疡有改善作用。

4. **降低血压：**美国医学专家研究发现，常吃香蕉可预防高血压，因为香蕉可提供较多的能降低血压的钾离子，有抑制钠离子升压及损坏血管的作用。

5. **抑菌止痒：**成熟香蕉果肉甲醇提取物的水溶液对细菌、真菌有抑制作用，对人体具消炎解毒功能。香蕉干叶、茎之甲醇提取物有抑菌作用。香蕉皮含抑制真菌、细菌的有效成分蕉皮素，故敷贴香蕉皮可治由真菌或细菌感染所致的皮肤瘙痒症。

6. **防治肿瘤：**香蕉所含大量糖类、膳食纤维能将体内致癌物质迅速排出体外，其经细菌消化生成的丁酸盐是肿瘤细胞生长的强效抑制物质（缺镁者消灭肿瘤细胞的能力大大减弱，而易患肿瘤）。

苹果有什么养生保健功效？

1. **有益于智力的提升：**苹果含大脑发育所必需的多种维生素、矿物质、脂肪、糖等营养成分，且含增强少儿记忆力的锌。故少儿多吃苹果，对大脑发育、增强记忆力、提高智能十分有益。另外，苹果中胡萝卜素被人体吸收后可转化成维生素A，能促进人体的生长发育。

2. **降低血压：**苹果所含丰富的钾能与体内过剩的钠结合，使之排出体外，故对食入盐分过多者，多吃苹果可将其清除，以软化血管壁，并降低其强力，降低血压。每日吃 3 个苹果能维持较低的血压。

3. **利于水肿**：水肿者服中西药物利尿后，宜进食苹果，这有利于补钾，又因其含钠量少，也不会使水肿加重。还能使肠运动的异常转化为正常，轻度阻止去氧皮质酮升高血压的作用。

4. **消除心理压抑感**：精神郁抑症患者经一段时间苹果香气的治疗后，心境大为好转，精神轻松愉悦，忧郁感烟消云散。

5. **止泻通便**：苹果含有丰富的鞣酸、有机酸、果胶、细纤维等物质。鞣酸、有机酸有收敛作用，果胶、细纤维有吸收细菌、毒素的作用，故能止泻；苹果中粗纤维能使大便松软，排泄便利，有机酸亦可刺激肠壁增加蠕动，故又能通便。故苹果既对轻度腹泻有良好的止泻效果（痢疾等则无效），又可治便秘。

6. **促进消化吸收**：苹果能健脾胃，补中焦之气，促进消化吸收。苹果能中和过剩胃酸，促进胆汁分泌，增加胆汁酸功能，对脾胃虚弱、消化不良、腹部胀满等有良好治疗作用。

7. **润肤防病**：苹果所含维生素 C 可滋养皮肤，使其保持光润和弹性；并能增强人体的抵抗能力，保护毛细血管，预防坏血病，促进伤口的愈合。

8. **防治肿瘤**：苹果所含选择素是一种分裂原物质，可刺激淋巴细胞分裂，增加淋巴细胞数量，亦可诱生 R 型干扰素，对防治肿瘤具有重要意义。苹果含大量纤维素，常吃苹果可降低肠道内胆固醇含量，增多粪便量，缩短排便时间，从而减少直肠癌的发生。

荔枝有什么养生保健功效?

1. **补充能量，益智安神**：荔枝果肉含葡萄糖 65%，蔗糖 6%，总糖量在 68%以上，居多种水果首位，可为大脑补充较多营养，有利于大脑发挥正常生理功能，能明显改善失眠、健忘、神疲等。所含色氨酸能抑制大脑过度兴奋，催眠。

2. **增强免疫力**：荔枝肉含丰富维生素 C，蛋白质，有助于增强机体免疫力，提高抗病能力。

3. **消肿解毒，止血止痛**：荔枝尚可用于外科疾病，例如肿瘤、瘰疬、疔疮恶肿、外伤出血等。

4. **降血糖**：荔枝所含 α-次甲基丙环基甘氨酸可降低血糖，荔枝核提取物能提高机体、周围组织对葡萄糖的利用率，可降低血糖、肝糖含量。适当进食荔枝对糖尿病者有宜。

西瓜有什么养生保健功效?

1. **补充营养**：西瓜在所有瓜果中果汁含量最为丰富，含水量高达 95%以上，其果汁几乎包含人体所需各种营养成分（例如多种氨基酸、糖等），能为机体补充热能，堪称夏季“水果之王”，对人体健康极为有利。尤宜暑热时节常服。

2. **生津解暑**：西瓜含大量水分、多种氨基酸、糖分，可有效补充人体必需的水分，改善缺水口渴症状，防止因水分散失而中暑。对发热者有降温作用。西瓜还可通过排尿排出体内多余热能而达清热解暑之效。实为夏日生津止渴、清热消暑之佳品，可用治暑热、温热病津伤之烦渴、高热、大汗、尿少等。

3. **利尿益肾**：西瓜汁、皮均利尿。西瓜所含无机盐类有利尿作用，对肾炎有特殊疗效。所含糖、蛋白酶可用治肾炎、降低血压。所含瓜氨酸、精氨酸能增肝中尿素合成且从尿中排出而起到渗透性利尿作用。西瓜能引心包之热从小肠、膀胱下泄，故可清心利尿，防治心火所致心烦、口疮、舌赤及湿热蕴结于下焦、尿短赤等。西瓜含钠量极少，可促使肾脏减少对水的重吸收，也起利尿功效。西瓜所含配糖体能利尿降压。西瓜子皂苷可降血压、缓解膀胱炎症状、驱虫。

4. **改善食欲**：西瓜汁所含蛋白酶可将不溶性蛋白质转化为水溶性蛋白质，促进蛋白质分解、吸收。西瓜生津止渴，可改善食欲，增强胃肠功能。

5. **延缓衰老**：西瓜汁能排除体内代谢产物，清洁肾脏及输尿管道，尚可激活机体细胞。常食西瓜可补充大量水分、多种营养物质，有利于皮肤滋润光泽。

橘子有什么养生保健功效?

1. **理气止呕，开胃助消化**：橘可理气，用于治疗因肝经气滞而伴随的乳房胀痛或出现的乳腺小叶增生，能散肝经滞气，止痛散结。橘所含橙皮苷等对肠道有双向调节作用，既能抑制肠道平滑肌来止痛、止呕、止泻，又有兴奋功能使减弱的肠道平滑肌增加胃液分泌，促进胃肠蠕动，起到助消化，减轻腹胀等的作用，治脘腹胀满、食欲不振、嗳气等。橘所含挥发油对胃肠道有和缓的刺激作用，有利于胃肠积气的排出；能促进胃液分泌，助消化；对胃肠道平滑肌有松弛作用，可对抗氯化钡，还能抗溃疡。

2. **调节新陈代谢**：橘子果肉含丰富还原糖（包括葡萄糖、果糖、蔗糖）、苹果酸、柠檬酸、多种维生素，对调节人体新陈代谢相当有益。

3. **防治心脑血管病**：橘所含的维生素C在体内抗氧化作用对减少胆固醇及其他导致动脉粥样硬化的脂肪具重要作用；所含磷酰橙皮苷能降低血清胆固醇，明显减轻、改善主动脉粥样硬化病变；所含黄酮苷、甲基橙皮苷能改善冠状动脉血液循环，增加其流量，降低血压。

4. **抵抗病毒**：橘中有一种叫“诺米灵”的物质，能与维生素C协同作用，切断病毒核酸的长碳链，使多种病毒钝化。

桃子有什么养生保健功效?

1. **防治贫血**：桃子果肉含铁量丰富，在各种水果中坐第二把交椅。铁元素是合成血红蛋白的重要物质，可促进血红蛋白生成。食桃可增强血红蛋白再生能力，防治各种原因诱发的缺铁性贫血，辅治妇儿缺铁性贫血。

2. **抗血凝**：桃仁醇提取物能提高血小板 AMP 水平，抑制血小板聚集，具有明显抑制血液凝固、改善血流微循环的作用及较弱的溶血作用。

3. **止咳平喘**：桃仁所含苦杏仁苷、苦杏仁酶等缓慢水解产生的氢氰酸对呼吸中枢有镇静作用，能抑制组织呼吸，减少氧耗量，并使呼吸加深而使痰易于排出，故能止咳平喘。

4. **益于肝脏**：桃仁提取物可扩张肝脏门静脉，促进肝血循环，降低血管阻力，提高肝脏、脑血流速度，从而降低门静脉压；可提高肝组织胶原酶活性，促进肝内胶原酶的分解代谢，抑制肝纤维组织增生，有明显的抗肝纤维化、早期肝硬化的作用，对酒精中毒所致肝脏损害亦有保护作用。

5. **活血化淤**：桃仁能促进初产妇子宫收缩，还有和缓的活血化淤作用，故妇女经期时宜食。少女在月经初潮后一段时间，往往月经尚未正常来潮，可多吃些桃或桃脯，对因过食生冷而诱发痛经者更宜。

6. **防治肿瘤**：桃仁所含苦杏仁苷的水解产物氢氰酸、苯甲醛对肿瘤细胞有协同破坏作用。

葡萄有什么养生保健功效？

1. **补益营养，消除疲劳**：葡萄中葡萄糖、氨基酸、有机酸、维生素等含量充沛，可营养机体、补益气血、兴奋大脑神经等，能治疗神经衰弱、消除过度疲劳，是补诸虚不足、延长寿命的良药。

2. **防治动脉粥样硬化**：葡萄汁在增加血浆中高密度脂蛋白的同时，能减少低密度脂蛋白含量（低密度脂蛋白可诱发动脉粥样硬化；高密度脂蛋白不会诱发动脉粥样硬化，反能抗动脉粥样硬化），常食葡萄或葡萄酒可降低冠心病死亡率。

3. **抗病毒，杀细菌**：葡萄含天然聚合苯酚，能与病毒、细菌中的蛋白质化合，使之失去传染疾病的能力。

4. **抗贫血**：葡萄含丰富的具有抗恶性贫血作用的维生素 B_{12}（恶性贫血与维生素 B_{12}不足有关），尤其是带皮葡萄发酵制的红葡萄酒中维生素 B_{12}含量达 12～15 毫克/升。故常饮红葡萄酒，有益于防治恶性贫血、白细胞减少。

5. **防治肿瘤**：葡萄所含白藜芦醇化合物可防止正常细胞癌突变、抑制已恶变细胞扩散，有较强的抗癌功能。食葡萄最好不吐葡萄皮，因葡萄皮受到外界压力时可产生植物防御素，而能抗氧化、抗突变、消炎等，更可抑制肿瘤细胞生成，阻止肿瘤生长。

猕猴桃有什么养生保健功效？

1. **助消利肠**：猕猴桃所含蛋白水解酶能帮助食物（尤其是肉类食物）内蛋白质

水解、消化、吸收，阻止蛋白质凝固；所含纤维素、果酸可促进肠道蠕动，帮助排便。

2. **防治心脑血管病**：猕猴桃鲜果及果汁制品能减少血清胆固醇、甘油三酯含量，降低血压。

3. **乌发美容**：猕猴桃含营养头发的多种氨基酸、维生素 B3、叶酸、酪氨酸等，能让头发乌黑亮丽。

4. **增强免疫力**：猕猴桃中维生素 C 含量特别多，而且利用率特别高，能抗细菌、抗病毒、促进幼儿智力发育。

5. **解毒护肝**：猕猴桃有助于汞的排泄，能解除汞毒，降低血汞，改善肝功能，可作为汞中毒的解毒食品。

6. **防治肿瘤**：猕猴桃中多糖复合物能增强机体免疫力，果汁能阻断致癌物质 N-亚硝基吗啉等在人体内合成，尤其对癌变细胞有直接拮抗作用。

梨有什么养生保健功效？

1. **祛痰止咳**：梨含配糖体、鞣酸等，能祛痰止咳，尤于肺结核咳嗽有良效。尚能润喉清爽，可养护咽喉。

2. **降压利肝**：梨可软化血管壁，增加血管弹性，降低血压；肝阳上亢或肝火上炎型高血压者常食梨能使血压恢复正常，改善头晕、目眩等症状。

3. **增强心肌活力**：维生素 B_1、维生素 B_2、维生素 B_3 等在梨中非常丰富，它们能保护心脏，减轻疲劳，增强心肌活力，降低血压，保持身体健康。

4. **养肝护肝**：梨含丰富糖类、多种维生素。糖类中果糖占大部分，易吸收，促食欲，且能利尿退黄，对肝炎、肝硬化者的肝脏具保护作用，可促进黄疸消退、恢复肝功能。

5. **防治糖尿病**：梨所含可溶性食物纤维果胶能延缓葡萄糖的吸收，降低空腹、餐后血糖水平，减低糖尿病者对胰岛素、降血糖药物的需要。

6. **助消通肠**：梨中果胶含量很高，能促进胃酸分泌、增食欲，比苹果更有助于消化，促进大便排泄。

7. **生津解渴**：梨可清热除烦，醒酒。尤其是酒后或秋燥季节吃梨，能醒酒止渴润燥。

菠萝有什么养生保健功效？

1. **生津解渴**：菠萝含大量维生素 C 及糖类、水分、无机盐、各种有机酸等，能有效补充人体水分、电解质、营养物质。

2. **助消化，利排尿**：菠萝果皮富含菠萝蛋白酶，有助胃分解、消化蛋白质。尤其是过食肉类、油腻食物后吃些菠萝更宜。所含糖分可渗透性利尿，某些酶类亦有利尿作用，适用于肾炎、高血压。

3. **抗血栓**：菠萝果肉所含生物碱、菠萝蛋白酶能加速溶解纤维蛋白、蛋白凝块，溶解导致心脏病发作的血栓，从而改善局部血液循环，起到消炎、消肿、抗血栓的作用。

草莓有什么养生保健功效?

1. **健身强体，养颜美容**：草莓含丰富营养物质、微量元素等，有助于增强机体免疫力，增强体质。草莓富含维生素C，经常多吃草莓对女性头发、皮肤均有很好的保健作用；所含天冬氨酸具减肥疗效。

2. **滋阴养血**：草莓含多种糖类、有机酸、氨基酸，且含量比例适当，易被人体吸收而补充血液容量、维持体液平衡。常食草莓有养血、补血作用。

3. **调脾胃，增食欲**：草莓养胃生津，饭前食可刺激胃液大量分泌，促消化，增食欲，适宜食欲不振、餐后腹胀等。草莓富含的维生素、果胶还能改善便秘，防治痔疮、结肠癌、高血压、高胆固醇血症等。

4. **凉血解毒，疗疮排脓**：草莓含多种有机酸、维生素、矿物质，敷疮疖患处，可凉血解毒、排脓生肌。

5. **防治肿瘤**：草莓所含鞣花酸可抗癌，且能抑制恶性肿瘤细胞生长。

荸荠有什么养生保健功效?

1. **清热化痰**：荸荠富含黏液质，可生津润肺清热，用治阴虚肺热咳嗽、咯吐黄黏脓痰等。

2. **生津止渴**：荸荠多汁，可辅治糖尿病尿多症，热病津伤口渴、胸中烦闷均宜。

3. **利肠化积**：荸荠含粗蛋白、淀粉，能促进大肠蠕动，所含粗脂肪滑肠通便，可用治便秘、痞积等。

4. **通淋利尿**：荸荠水煎汤汁能利尿排淋，用治尿淋沥涩痛、泌尿系统感染。荸荠苗利尿消肿，可治肾炎水肿。

5. **抑细菌，抗病毒**：荸荠含不耐热的抗菌成分荸荠英，可抑制金黄色葡萄球菌、大肠杆菌等细菌以及流脑、流感等病毒。

6. **美容祛斑**：荸荠含多量维生素A、维生素C等，能抑制皮肤色素沉着、脂褐质沉积。

7. **抗肿瘤**：荸荠含防治肿瘤有效成分，荸荠各种制剂均可抑瘤，多辅治肺癌、食管癌、乳房癌。

柿子有什么养生保健功效?

1. **补充营养，润肺生津**：柿子含大量水分、糖、维生素C、蛋白质、氨基酸、甘露醇等，能为机体有效补充水分、多种营养物质及细胞内液，起到润肺生津之效。

2. **改善心血管功能，降压：**柿子所含黄酮苷可降低血压，软化血管，增加冠状动脉血液流量，且能活血消炎，可改善心血管功能。

3. **健脾开胃，涩肠止血：**柿子含大量有机酸、鞣质，对肠管有兴奋作用，能改善胃肠消化功能，增食欲；又因酸性收敛，鞣质能收涩、止血，可用治血痢、痔血。

4. **解酒：**柿子含大量水分、甘露醇等，可帮助机体对酒精的排泄，促进血液中乙醇的氧化，减少酒精对机体的伤害，醒酒解醉。

山楂有什么养生保健功效？

1. **助消化：**山楂所含多种有机酸、维生素C可提高胃蛋白酶的活性，增加胃消化酶分泌，促进蛋白质分解消化。

2. **健脾胃：**山楂可调节胃肠道功能，对活动亢进胃肠平滑肌有抑制作用，而对松弛胃平滑肌有轻度增加收缩作用。

3. **祛痰平喘：**山楂所含皮苷可扩张气管，促进气管纤毛运动，排痰平喘，常用治气管炎。

4. **降血压：**山楂水解物山楂黄酮类、三萜类能扩张外周血管，增加冠状动脉、肾和肌肉中血液流量，有缓慢而持久的降压作用。

5. **降血脂，抗动脉粥样硬化：**山楂所含三萜酸成分能抑制胆固醇的合成，从而具有明显的降血脂作用。山楂浸膏醇提取物可明显降低血清总胆固醇，消除冠状动脉的脂质沉积、弹性纤维断裂、缺损、溃疡、血栓形成等，预防动脉粥样硬化。

6. **抗心绞痛：**山楂可增加冠状动脉血液流量，降低心肌耗氧量，对心肌缺血、缺氧有保护作用。山楂黄酮能抑制或减轻各种原因诱发的心律失常，并能较快地使其恢复正常。

7. **养心强心：**山楂黄酮有强心作用，可增加心脏血输出量，减慢心律，使心脏收缩加强，消除心脏疲劳。山楂提取物能增强心肌收缩力，且持续时间较长。

8. **杀菌抗炎：**焦山楂、生山楂均对痢疾杆菌有较强的抑制作用，并可明显抑制金黄色葡萄球菌、乙型链球菌、大肠杆菌、变形杆菌、炭疽杆菌、白喉杆菌、伤寒杆菌、绿脓杆菌等，适宜肠道感染者。

9. **收缩子宫：**山楂可收缩子宫，促进子宫复原，扩张血管，使宫腔内血块排出等。

樱桃有什么养生保健功效？

1. **抗贫血，健脑益智：**樱桃含铁量居水果之首，而铁是合成人体血红蛋白、肌红蛋白的重要原料，在人体免疫、蛋白质合成、能量代谢等过程中具有重要作用。常食樱桃可补充体内对铁的需求，促进血红蛋白再生，既防治缺铁性贫血，又增强体质、健脑益智。

2. **防治麻疹**：樱桃核可发汗透疹解毒。

3. **养颜驻容，美发**：樱桃所含蛋白质、糖类、磷、维生素 A、维生素 C 等均比苹果、梨高，尤其是含铁量高。常用樱桃汁涂擦面部及皱纹处，能使面部皮肤红润嫩白，去皱消斑。常食樱桃还能养发护发。

4. **疗伤止痛**：樱桃可治烫伤，可收敛止痛，防止伤处起泡化脓。还能治疗轻、重度冻伤。

5. **祛风除湿**：樱桃性温热，补中益气，祛风除湿，对风湿腰腿疼痛有良效。

桑葚有什么养生保健功效?

1. **补充营养，增强抵抗力**：桑葚所含的大量水分、糖类、多种维生素、胡萝卜素、人体必需微量元素等能有效扩充人体血液容量，促进造血功能，增强机体免疫力。

2. **健脾胃，助消化**：桑葚含鞣酸、脂肪酸、苹果酸等营养物质，能帮助脂肪、蛋白质、淀粉消化吸收，增强肠蠕动。

3. **乌发美容**：桑葚含大量人体所需营养物质，可用来美容，如其含的乌发素，能使头发变得黑而亮泽。

4. **滋补肝肾**：桑葚与枸杞子或何首乌配用，可治肾虚、须发早白、眼目昏花、阳痿、遗精、不育等。贫血、慢性肝肾疾病者亦可常服桑葚或桑葚蜜。

5. **防止血管硬化**：桑葚所含脂肪酸主要由亚油酸、硬脂酸、油酸组成，可抑制脂肪合成，分解脂肪，降低血脂，阻止脂质在血管内沉积，防止血管硬化等。

6. **防治肿瘤**：桑葚所含多种物质成分都能增强机体免疫力，促进 T 淋巴细胞成熟，预防肿瘤细胞扩散，避免肿瘤的生成。

杏有什么养生保健功效?

1. **提高免疫力**：杏含大量多种营养物质，可补充人体所需的营养，提高机体抗病能力。

2. **生津止渴**：杏所含柠檬酸、苹果酸等能生津止渴，可用于治疗咽干烦渴。

3. **止咳平喘**：苦杏仁含苦杏仁苷，在体内分解后可产生微量氢氰酸，对呼吸中枢有抑制作用，使呼吸运动趋于安静，具有较强的镇咳、化痰、平喘作用。

4. **滑肠通便**：杏含较多脂肪油，能润滑肠道，促进胃肠蠕动，减少粪便与肠道的摩擦，促进大便排泄。

5. **保护视力**：杏中维生素 A 含量十分丰富，能保护视力、预防目疾。

6. **杀虫抗菌**：苦杏仁能抑制伤寒杆菌、副伤寒杆菌等细菌及杀灭寄生虫。

柚有什么养生保健功效?

1. **消炎抗菌**：柚皮苷元、橙皮苷与其他黄酮类相似，具消炎功能，能抑制金黄色葡萄球菌、大肠杆菌、痢疾杆菌、伤寒杆菌的生长。

2. **降低血糖**：鲜柚子果汁含胰岛素样成分，能降低血糖，适宜糖尿病、肥胖症。

3. **防治心脑血管病**：柚含黄酮类（柚皮苷等），适宜心脑血管病特别是冠心病者食用，能抑制血小板的凝聚，增强血液浮悬的稳定性，加快血流等。

4. **祛痰镇咳**：柚外层果皮即为常用中药化橘红，其所含柠檬烯、蒎烯吸入后可使呼吸道分泌物变多变稀，有利于痰液排出，具良好祛痰镇咳作用。

5. **治白内障**：柚中某些成分能抑制眼醛糖还原酶，对治疗白内障有作用。

柑有什么养生保健功效?

1. **祛痰止咳平喘**：柑皮与橘皮一样含丰富橙皮苷、川陈皮素、挥发油等。挥发油主要成分为柠檬烯、蒎烯等，具有化痰、止咳、平喘等功能。

2. **润喉利咽，生津止渴**：柑果含大量的维生素以及有机酸，为胸膈烦热、口干欲饮、咽喉疼痛者之佳品。

3. **消炎，降压降脂**：柑果所含橙皮苷、维生素P等对血管具消炎、降血脂、降血压等的作用。

4. **疏肝散结，利尿醒酒，温肾止痛**：柑果能入膀胱经，有利尿作用；柑核性温，可温肾止痛、行气散结，是治疗肾冷腰痛、小肠疝气、睾丸偏坠肿痛的良药。

橙有什么养生保健功效?

1. **保护毛细血管**：橙所含维生素 B_1、维生素C以及橙皮苷均可降低毛细血管脆性，保护毛细血管，防止毛细血管出血。

2. **调节代谢**：橙所含的丰富的维生素C，维生素P及有机酸等可明显调节人体新陈代谢，增强机体抵抗力。

3. **理气通乳**：橙能疏肝理气，促进乳汁通行。

4. **利膈消食**：橙皮所含果胶能促进肠道蠕动，加速食物通过消化道，防止胃肠胀满充气，促进消化。

5. **宽胸降气，止咳化痰**：橙皮所含橙皮油能增加呼吸道分泌物而祛痰，对慢性气管炎、肺炎有效。

花生有什么养生保健功效?

1. **补充营养，促进细胞发育，增强记忆力**：花生含大量的营养物质。花生蛋白质为优质蛋白，易为人体所吸收；含钙量较高，有利于促进人体生长发育；花生含

10多种人体必需氨基酸，其中赖氨酸能提高儿童智力，谷氨酸、天门冬氨酸可促使细胞发育和增强大脑记忆能力。

2. **防治心脑血管病**：花生油含大量亚油酸，能将体内胆固醇分解为胆汁酸排出体外，降低血脂，阻止血中胆固醇在体内沉积，防治冠心病、动脉硬化。

3. **润肺止咳**：花生含丰富脂肪油，可润肺止咳，常用于久咳气喘，咯痰带血等。

4. **延缓衰老**：花生中赖氨酸可防止皮肤老化、人体早衰，且其儿茶素成分也具抗老化作用。故花生被称为“长生果”。

5. **凝血止血**：花生衣含油脂、多种维生素以及使凝血时间缩短的物质，能对抗纤维蛋白的溶解，促进骨髓制造血小板，缩短出血时间，提高血小板质量，增强毛细血管收缩，对多种病因诱发的出血均有止血作用，对原发病有治疗作用，对人体造血功能有益。

6. **健脾和胃，防肠癌**：花生纤维组织中可溶性纤维吸取某些毒素，从而降低有害物质在体内的积存和所产生的毒性作用，降低肠癌发生率。

7. **补血通乳**：花生含丰富脂肪油、蛋白质，对产后缺乳者有滋补气血、通乳作用。

松子有什么养生保健功效？

1. **促进大脑发育**：松子所含脂肪多为油酸、亚油酸、亚麻油酸等，能为大脑、神经组织提供原料，促进儿童生长发育和病后身体恢复，改善大脑功能，起到强壮滋补作用。

2. **降血脂，防治心血管病**：松子含有大量的油酸、亚油酸等不饱和脂肪酸以及多种微量元素，既可降低血脂，增强小动脉血管弹性，又能调节毛细血管收缩和扩张，防治心血管病。

3. **润肠通便**：松仁脂肪含量极高，能润肠通便，缓泻而不伤正气。其适宜于老人和病后、产后体虚便秘者，小儿津亏便秘等人群食用。

4. **润肤泽颜，乌发美容**：松子中富含油脂、其他多种营养物质，有显著的辟谷充饥，补阴养血，滋润五脏，润肤细腻，黑泽毛发，充养肌腠，养颜驻容，保持健康形态之功效。

5. **降压镇静**：松子所含掌叶防己碱有降压、镇静作用，对某些细菌和真菌有抑制作用。

无花果有什么养生保健功效？

1. **补充营养，增强抵抗力**：无花果含有丰富的糖类、脂类、蛋白质、纤维素、维生素、无机盐、人体必需的氨基酸等，可有效补充营养，提高机体免疫细胞活力，增强机体抗病能力。

2. **健脾消食，润肠通便：**无花果含苹果酸、柠檬酸、脂肪酶、蛋白酶、水解酶等，能促消化，增食欲；含多种脂类，可润肠通便。

3. **降脂降压：**无花果所含脂肪酶、水解酶等可降低、分解血脂，减少脂肪在血管内的沉积，降血压，预防冠心病。

4. **润喉利咽，抗炎消肿：**无花果所含柠檬酸、延胡索酸、琥珀酸、苹果酸、丙二酸、草酸、奎宁酸等可抗炎消肿利咽。

粳米有什么养生保健功效？

1. **补充营养：**粳米粥饭是机体热能的主要来源。体虚、高热、久病初愈、产后、老幼消化力弱者，宜以粳米煮稀粥调养食。

2. **益脾养胃：**粳米能"温中，和胃气，长肌肉"，"通血脉，和五脏，好颜色"。

糯米有什么养生保健功效？

1. **活血通乳：**糯米具有补脾温胃、活血补血、通乳之功。宜煮稀薄粥服，不仅营养滋补，且极易消化吸收、养胃气。

2. **抗癌：**米糠、谷壳中含抗癌的多糖类化合物（能溶于水而不溶于其他有机溶剂），对艾氏腹水癌有效，故为防治肿瘤的有益食物。

玉米有什么养生保健功效？

1. **补充营养：**玉米营养丰富，含维生素E、钾、锰、镁、硒及丰富的维生素A、维生素B，钙、铁、铜、锌等；玉米胚含脂肪52%，仅次于大豆；其蛋白质、脂肪含量均高于大米，其特有胶蛋白占30%。

2. **健脾胃，增食欲：**玉米含大量B族维生素，能增食欲，健脾胃。

3. **促生长，健脑，抗衰老：**玉米所含玉蜀黍嘌呤有促进植物细胞分裂的作用，能加速婴幼儿机体的生长发育。玉米含较多的具有健脑作用的谷氨酸，它能帮助和促进脑细胞进行呼吸，在生理活动过程中能清除体内废物，帮助脑组织里氨的排除，故常食可健脑，延缓衰老，并能保护皮肤。

4. **降胆固醇：**玉米能降低血清中的葡萄糖，抑制胆固醇。玉米油为富含维生素E、维生素A、微量元素镁、卵磷脂、多个不饱和键脂酸的油脂（亚油酸高达60%），是胆固醇吸收的抑制剂，有降脂作用。

5. **防治肿瘤：**玉米能加速体内过氧化物和自由基的分解，破坏化学致癌物质在体内的致癌性，从而可防治肿瘤。

6. **治酒精、食物中毒：**玉米所含玉米缩氨酸可延缓人体对酒精的吸收，抑制醉酒者体内乙醛浓度。

7. **降压降糖：**玉米轴可利尿、降血压、降血糖、促进胆汁排泄、增加血中凝血酶含量、提高血小板数、加速血液凝固等。

荞麦有什么养生保健功效?

预防高血压：荞麦面的营养效价（80～90）比小麦面（59）、大米（70）都高。荞麦所含脂肪的主要营养成分是油酸、亚油酸；所含维生素PP，芦丁是治疗高血压的药物，能降低血脂，预防高血压以及心脏病的发生。

燕麦有什么养生保健功效?

1. **补充营养：**燕麦的蛋白质、脂肪的含量和释放的热能在大米、小米、白面、高粱粉、玉米粉等9种粮食中位居榜首，尤其是脂肪的含量是白面、大米的4～5倍，人体必需的8种氨基酸和维生素E的含量也高于白面、大米。微量元素钙、磷、铁等含量也较丰富。

2. **防病治病：**燕麦含极其丰富的亚油酸，可占全部不饱和脂肪酸的35%～52%，是防治动脉粥样硬化、高血压、冠心病、脂肪肝、糖尿病、浮肿、便秘等疾病的理想食品；对老年人延年益寿，增强体力也有相当的作用。

小麦有什么养生保健功效?

1. **养心安神：**小麦胚芽含营养素尤其丰富，含植物凝集素。麦麸皮含丰富维生素B_1、蛋白质，可和缓神经，治脚气病、末梢神经炎。

2. **抗衰老：**小麦胚芽油含丰富维生素E，可抗老防衰。

番薯有什么养生保健功效?

1. **和血补中，补充营养：**番薯含大量糖、蛋白质、脂肪、各种维生素及矿物质。这些营养物质能被人体有效吸收，防治营养不良。能补中益气，对防治中焦脾胃亏虚，小儿疳积等有益。

2. **增强免疫功能：**番薯可提供大量黏液物质，能保护人体呼吸道、消化道、骨关节的黏膜组织，并起润滑、消炎作用，可减少皮下脂肪，防止肝脏、肾脏中结缔组织萎缩，提高免疫力，预防胶原病发生。

3. **防止动脉硬化：**番薯具消除活性氧作用，所含黏液蛋白能保持血管壁弹性，防止动脉粥样硬化。

4. **宽肠通便：**番薯含丰富纤维素，能促进粪便排泄，预防便秘。番薯经蒸煮后部分淀粉发生变化，与生食相比可增加40%食物纤维，能有效刺激肠道蠕动，促进排便。

5. **防治肿瘤：**番薯含的去表雄酮能防治结肠癌、乳腺癌，此外还具消除诱发肿瘤的活性氧的作用，故其抑制肿瘤细胞增殖的作用十分明显。

土豆有什么养生保健功效?

1. **补充营养**：马铃薯所含营养成分全面，有丰富的维生素及钙、钾等微量元素，且易于消化吸收，有益于补充营养。

2. **养胃健脾**：马铃薯含大量淀粉、蛋白质、维生素 B、维生素 C 等，能增强脾胃运动消化功能。马铃薯所含少量龙葵素能减少胃液分泌，缓解痉挛，可治胃痛。

3. **保护心脑血管**：马铃薯能供给大量对人体有特殊保护作用的黏液蛋白，保持消化道、呼吸道、关节腔、浆膜腔润滑，预防心脑血管系统脂肪沉积，保持血管弹性，预防动脉粥样硬化的发生。

4. **养颜抗衰**：马铃薯是一种碱性食物，有利于维持体内酸碱平衡，中和体内代谢后所产生的酸性物质，从而可美容养颜、抗衰老。

5. **宽肠通便**：马铃薯含大量膳食纤维，能宽肠通便，帮助机体及时排出代谢毒素，防止便秘。

6. **利水消肿**：马铃薯所含钾能取代体内的钠，而使钠排出体外，有利于高血压、肾炎水肿者康复。

大豆有什么养生保健功效?

1. **补充营养**：大豆含丰富的营养。大豆为优质蛋白，其蛋白质中氨基酸的组成与肉类相近，其赖氨酸含量尤为丰富，正好弥补了肉类、谷类赖氨酸不足的缺陷，而蛋氨酸相对较少，若与肉类、谷类同食则可达到两种氨基酸互补的目的。其脂肪成分主要是不饱和脂肪酸和亚麻油酸，易被人体消化吸收。蛋白质含人体 8 种必需氨基酸，尚含丰富的天冬氨酸、谷氨酸、微量胆碱，对加强人脑细胞发育、增强记忆力和儿童发育都有好处。

2. **增强免疫功能**：大豆除了含有丰富的蛋白质，尚含多种人体必需的氨基酸，对人体组织细胞提供营养起重要作用。

3. **降糖降脂**：大豆含抑胰酶，对糖尿病有疗效；所含皂苷可明显降血脂，并能抑制体重增加。

4. **防止血管硬化**：大豆所含卵磷脂可除掉附在血管壁上的胆固醇，防止血管硬化，预防心脑血管病，保护心脏。

5. **抗氧化，抗衰老**：大豆皂苷对阿霉素所致血清丙氨酸转氨酶、天冬氨酸转氨酶的升高可显著对抗，对阿霉素所致死亡有显著防治作用。

6. **抗贫血**：大豆含铁量十分丰富，而且易于吸收，可防治缺铁性贫血。

7. **促进骨骼发育**：大豆含多种矿物质，补充钙、磷，防止因缺钙诱发的骨质疏松、佝偻病、神经衰弱，促进骨骼发育，对小儿、老人、体虚者很适宜。

8. **综合性抗癌**：大豆含黄大豆黄酮、染料木素，它们皆有雌激素样作用，具抑制乳腺癌、前列腺癌的功能，可抑制食道癌、结肠癌、直肠癌和预防肝癌的发生。

薏苡仁有什么养生保健功效？

1. **补脾益胃**：薏苡仁营养丰富，作用缓和，微寒而不伤胃，益脾而不滋腻。其蛋白质含量在谷类中最高，易被胃肠消化吸收。

2. **止咳解痉**：薏苡仁油（薏苡素）可解除支气管平滑肌痉挛，有较好的止咳、祛痰、平喘作用。薏苡仁油有抑制肌肉收缩和利尿作用，能减少肌肉之挛缩，并缩短疲劳曲线。

3. **抗癌**：薏苡仁所含薏苡仁酯对艾氏腹水肿瘤细胞的生长有抑制和破坏作用，并有增强肾上腺皮质功能、提升白细胞和血小板数量的作用。

南瓜有什么养生保健功效？

1. **促进生长发育**：南瓜的钴含量为蔬菜类之冠，维生素 C、葡萄糖含量也较丰富。此外，南瓜还含有丰富的锌参与人体内核酸、蛋白质合成，是肾上腺皮质激素的固有成分，为人体生长发育的重要物质。

2. **降低血糖**：南瓜是低糖、低热能食品，含多种微量元素，其中钴含量颇丰。钴能参与人体内维生素 B_{12} 的合成，可增强胰岛素受体的敏感性，促使糖尿病者胰岛素分泌正常，对防治糖尿病，降低血糖，缓解症状有特殊疗效。

3. **防治心脑血管病**：南瓜所含大量果胶在肠道内被充分吸收后，形成一种胶状物质，能延缓对脂质的吸收。果胶还能和体内过剩的胆固醇粘结在一起，从而降低血液胆固醇含量，防止动脉硬化。

4. **养肝护肾**：南瓜能帮助肝、肾功能减弱者增强肝肾细胞的再生能力，帮助恢复肝、肾功能。

5. **解毒抗癌**：南瓜有较好的解毒能力。其含维生素、果胶，果胶有很好的吸附性，能粘结、消除体内细菌毒素和其他有害物质，降低亚硝酸盐致癌性。

6. **护胃助消**：南瓜所含果胶还可保护胃肠道黏膜免受粗糙食品刺激，促进溃疡面愈合；其所含其他成分能促进胆汁分泌，加强胃肠蠕动，帮助食物消化。

蚕豆有什么养生保健功效？

1. **补充营养**：蚕豆蛋白质含量仅次于大豆。所含磷脂是细胞膜、线粒体膜、微粒体膜结构的物质基础，各种生物膜的通透性、突触的功能、受体等也都依赖于磷脂，对人体营养有重要意义。

2. **治震颤麻痹症**：蚕豆中富含一种叫 L-3，4-二羟基苯丙氨酸（L-DOPA）的物质，其为治疗震颤麻痹的有效药物，故震颤麻痹者适量食蚕豆有一定的疗效。

3. **促进骨发育**：蚕豆含丰富的钙，有利于骨对钙的吸收与钙化，能促进人体骨骼的生长发育。

4. **治水肿**：慢性肾炎出现水肿，缺乏蛋白质是病因之一。蚕豆含蛋白质较多，能补充身体所需养分，故对肾病水肿者有益。

扁豆有什么养生保健功效？

1. **健脾益胃**：扁豆的营养成分相当丰富，包括扁豆衣的维生素 B 含量特别丰富。白扁豆宜与粳米煮粥，健脾之力更强，对防治脾胃素虚、食少便溏、夏季泻痢或烦渴颇有效，更为中老年人的长寿粥膳佳品。

2. **抗菌，抗病毒**：扁豆对痢疾杆菌有抑制作用。对食物中毒诱发的急性胃肠炎有解毒作用。扁豆含对病毒的抑制成分，这种活性成分在扁豆中的水溶性的高分子和低分子部分都有，能有效地抑制病毒的生长。

3. **增强细胞免疫机能**：扁豆含多种微量元素，能刺激骨髓造血组织，减少粒细胞的破坏，提高造血功能，对防治白细胞减少症有效。

4. **防治肿瘤**：扁豆含植物血细胞凝集素，这是一种蛋白质类物质，可增加脱氧核糖核酸和核糖核酸的合成，抑制免疫反应和白细胞与淋巴细胞的移动，增强对肿瘤的免疫能力，抑制肿瘤的生长。

绿豆有什么养生保健功效？

1. **清热解暑**：绿豆汤或粥性寒清热解暑，味甘淡而利尿，为夏季清凉饮料。

2. **补充营养**：绿豆所含蛋白质、磷脂均有兴奋神经、增食欲的功能，为机体许多重要脏器营养所必需。

3. **降低血脂**：绿豆中的多糖成分能增强血清脂蛋白酶的活性，使脂蛋白中甘油三酯水解达到降血脂疗效，从而可防治冠心病、心绞痛。

4. **降胆固醇**：绿豆含球蛋白、多糖。其水醇提取物连续口服可降低高胆固醇血症的血清胆固醇，能促进体内胆固醇在肝脏分解成胆酸，加速胆汁中胆盐分泌，降低小肠对胆固醇的吸收。

5. **保护肾脏**：绿豆含丰富的胰蛋白酶抑制剂，可保护肝脏，减少蛋白分解，减少氮质血症，从而保护肾脏。

芝麻有什么养生保健功效？

1. **滋补强壮**：芝麻中铁含量非常丰富，比猪肝的含铁量多 1 倍，比鸡蛋黄多 6 倍，是天然食品中少有的高铁食物。芝麻所含亚麻油酸有调节神经系统的功能。芝麻尚含丰富的抗衰老物质——维生素 E。

2. **降胆固醇**：芝麻含防病抗老物质，能有效降低胆固醇，阻止动脉硬化，防止心脑血管病。

3. **降低血糖**：芝麻提取物可降低血糖。

4. **乌发美容**：白芝麻多用于榨取油脂食用；黑芝麻补益肝肾作用好，尤能乌须黑发，常食补血。

5. **止血**：芝麻油是一种促凝血药，用治血小板减少性紫癜、出血性体质有效。

韭菜有什么养生保健功效？

1. **补肾壮阴**：韭菜性温、味辛，补肾起阳（以韭子更为突出），中医将其作为治疗肾阳虚衰所致的性欲低下、阳痿、遗精、早泄等的常用药物之一。

2. **润肠通便**：韭菜含大量膳食纤维。纤维素不易被人体消化吸收，能增强胃肠蠕动，增加排便，治疗便秘，预防肠癌。

3. **益肝健胃**：韭菜含挥发性精油、硫化物等特殊成分，散发出一种独特的辛香气味，有助于疏调肝气，增食欲，增强消化功能。

4. **抗癌**：韭菜含大量维生素、膳食纤维，用治食管癌、胃癌或肠胃溃疡、慢性胃炎等，对预防肠癌亦有积极作用。韭菜里所含挥发性酶能激活巨噬细胞，预防肿瘤细胞转移、肿瘤复发。

5. **抑菌**：韭菜对烧伤后绿脓杆菌感染有良好的抑制作用，对痢疾杆菌、伤寒杆菌、大肠变形杆菌、金黄色葡萄球菌亦有抑制作用。

6. **防治肥胖症**：韭菜通便，能减少肠道脂性物质的吸收，从而促使减肥。

7. **防治心脑血管病**：韭菜对高血脂、冠心病患者有好处，其中除纤维素发挥作用外，挥发性精油、含硫化合物更具降血脂的作用。

芹菜有什么养生保健功效？

1. **平肝降压**：芹菜含酸性降压成分，有明显降压作用，主要通过主动脉弓化学感受器调节所致；血管灌流可使血管扩张；用主动脉弓灌流法能对抗烟碱、山梗茶碱诱发的升压反应，并可诱发降压。芹菜膳食纤维有明显降压利尿作用，还能降低血中胆固醇浓度。

2. **养血补虚，美容洁面**：芹菜含铁量较高，能补充妇女经血的损失，食之能避免皮肤苍白、干燥、面色无华，且可使目光有神，头发黑亮。

3. **改善生理，提高免疫力**：常食芹菜可促进激素分泌，改善生理不调和更年期障碍，更可保持肌肤弹力。多吃芹菜还可增强抗病能力。

4. **镇静安神，抗惊厥**：从芹菜籽中分离出的一种碱性成分有镇静中枢、抗惊厥、安定的作用；芹菜苷或芹菜素口服能对抗可卡因诱发的兴奋，有利于安定情绪，消除烦躁。

5. **防治糖尿病**：旱芹可抑制蛋白糖化，消除糖尿病者体内自由基，并有助于治疗糖尿病视网膜病变等。

6. **利尿消肿**：芹菜含利尿有效成分，可消除体内水钠潴留。芹菜水煎剂可治乳糜尿。凡淋浊、泌尿系感染、前列腺炎者宜食。

7. **防治肿瘤**：芹菜是高纤维食物，它经肠内消化作用产生木质素或肠内脂，这类物质是一种抗氧化剂，高浓度时可抑制肠内细菌产生的致癌物质。它还可减少粪便在肠内的运转时间，减少致癌物与结肠黏膜的接触，从而预防结肠癌。

8. **清肠去脂**：芹菜富含水分、纤维，并含能使脂肪加速分解、消失的化学物质，故为减肥的最佳食品。

茄子有什么养生保健功效？

1. **保护心血管**：茄子含丰富维生素P，尤以紫茄子含量较高。它可增强人体细胞间的粘着力，增强毛细血管的韧性、弹性，降低毛细血管的脆性、渗透性，防止毛细血管破裂、硬化，提高毛细血管对疾病的抵抗力，保持细胞、毛细血管壁的正常渗透性，从而保护心血管。

2. **降胆固醇**：茄子可以降低胆固醇。

3. **防治胃癌**：茄子所含龙葵碱对肿瘤细胞增生的抑制率非常高，还能抑制消化系统肿瘤的增殖，对防治胃癌有效。

4. **挽留青春**：茄子内糖类含量比番茄多1倍，矿物质多3倍左右。茄子所含维生素E可防止出血，常吃茄子可控制血中胆固醇含量，挽留青春，延缓衰老。

菠菜有什么养生保健功效？

1. **添营养，增健康**：菠菜含丰富维生素A，维生素C，维生素E，及钙、磷、铁、芸香苷、辅酶Q10等营养成分，能供给人体多种营养物质。

2. **促进新陈代谢**：菠菜中含氟——生齐酚、6-羟甲基蝶啶二酮、微量元素，能促进人体新陈代谢，增强身体健康。

3. **滑肠助消**：菠菜含大量植物膳食纤维，可促进肠道蠕动，利于排便，且能促进胰腺分泌，助消化而可滑肠。

4. **保护视力**：菠菜中胡萝卜素高于一般蔬菜的含量，它在人体内转变成维生素A，常食之能防止夜盲症，保护视力。

5. **润肤美容**：菠菜提取物具有促进培养细胞增殖的作用，既抗衰老，又增青春活力。将菠菜捣烂取汁，常用来洗脸，可清洁皮肤毛孔，减少皱纹、色素斑，保持皮肤光洁。

黄花菜有什么养生保健功效？

1. **补虚养血**：黄花菜煎炒熟食可养血补虚；与肉炖食可补虚下奶；治贫血、胎动不安；情志不舒，烦热少寐者常食可清热除烦，令人安睡。

2. **健脑抗衰**：黄花菜含丰富卵磷脂，即磷脂是机体许多细胞（特别是大脑细胞）的组成成分，对增强、改善大脑功能有重要作用，且能清除动脉内沉积物，对注意力不集中、记忆力减退、脑动脉阻塞等有特殊疗效，故称“健脑菜”。

3. **降低胆固醇**：黄花菜能显著降低血清胆固醇含量，对防治高血压颇有疗效。

4. **防治肿瘤**：黄花菜所含有效成分能抑制肿瘤细胞的生长，丰富的膳食纤维能促进大便的排泄，故可作为防治肠道癌、瘤的食品。

丝瓜有什么养生保健功效？

1. **清热化痰**：丝瓜鲜嫩爽口，甘凉滑润，可用于治疗风热病，身热口渴，心烦不安，咽喉肿痛，咳嗽痰喘等。

2. **凉血止血，解毒消肿**：热迫血行所致便血、痔血、血淋、崩漏，热毒蕴结之疮疡肿毒，皆可以丝瓜调治。

3. **健脑美容**：丝瓜中维生素B等含量较高，有利于小儿大脑发育及中老年人保持大脑健康。

4. **抗维生素C缺乏症**：丝瓜中维生素C含量较高，用于防治维生素C缺乏症。

5. **抑菌，抗病毒**：丝瓜对肺炎链球菌有抑制作用。其提取物对乙型脑炎病毒有抑制作用。

6. **抗过敏**：在丝瓜组织培养液中还提取到一种具抗过敏活性的物质泻根醇酸，其有很强的抗过敏作用。

胡萝卜有什么养生保健功效？

1. **增强免疫机能**：胡萝卜含有丰富的胡萝卜素。它可转变成维生素A，有助于增强机体免疫机能、对传染病的抵抗力，防治呼吸道感染，调节新陈代谢。

2. **益肝明目**：胡萝卜含大量胡萝卜素，这种胡萝卜素的分子结构相当于2个分子的维生素A。这种分子结构进入机体后在肝脏、小肠黏膜内经酶作用，其中50%变成维生素A。胡萝卜有补肝作用，可维持皮肤、眼正常生理功能，并能治疗夜盲症。

3. **利膈宽肠**：胡萝卜所含挥发油可增强消化、杀菌功能。胡萝卜所含植物纤维吸水性强，在肠道中体积易膨胀，可加强肠道蠕动，从而利膈宽肠，通便防癌。

4. **促进发育**：维生素A是骨骼正常生长发育的必需物质，有助于细胞增殖、生长，是机体生长要素，有利于牙齿、骨骼发育，对促进婴幼儿生长发育具重要意义。

5. **降脂降压**：胡萝卜所含槲皮素、山柰酚等能增加冠状动脉血液流量，降低血脂，促进肾上腺素合成，还可降低血压、保护心脏。

6. **抗癌防癌**：维生素A在预防上皮细胞癌变过程中具重要作用。其含较多维生素B_2，叶酸。叶酸有抗癌作用，所含木质素可提高机体抗癌免疫力。

7. **驱汞**：胡萝卜所含大量果胶物质可与汞结合，加速人体内汞离子排出，降低血液中汞离子浓度，从而排除人体内有害汞成分，可作为常接触汞者的保健食品。

豆腐有什么养生保健功效？

1. **补充营养**：豆腐所含蛋白质其营养成分很丰富，具有人体所必需的8种氨基酸，且消化吸收率相当高。豆腐中赖氨酸含量高，对儿童发育和增强记忆力有显著作用。

2. **保护肝脏**：豆腐含半胱氨酸，能加速酒精在身体中的代谢，减少酒精对肝脏的毒害，故适宜饮酒时食。

3. **降胆固醇**：豆腐内含血黏酶烯成分可凝固血液，并含阻碍胶朊酶作用的物质，豆腐只含蛋白质几乎没有胆固醇，对高血压等心脑血管病有防治作用。

4. **预防老年痴呆**：豆腐中卵磷脂可增加体内乙酰胆碱量，预防老年痴呆。

黄瓜有什么养生保健功效？

1. **减肥强体，降血脂，降胆固醇**：黄瓜所含丙醇二酸可抑制糖类转变为脂肪。故多吃黄瓜可减肥、预防冠心病、扩张血管、减慢心率、降血压。黄瓜中细嫩纤维素能促进胃肠蠕动，促进人体肠道内腐败物质排泄，降低胆固醇，强身健体。

2. **健脑安神**：黄瓜含维生素B_1，对改善大脑、神经系统功能有利，能安神定志，治疗失眠。

3. **降血糖**：黄瓜所含葡萄苷、果糖等不参与通常的糖代谢，故糖尿病患者常食黄瓜，血糖非但不会升高，甚至会降低。

4. **抗衰美容**：黄瓜含丰富维生素E，可延年益寿、抗衰老、美容。黄瓜中黄瓜酶有很强的生物活性，能有效促进机体新陈代谢，用黄瓜捣汁涂擦皮肤，可润肤、舒展皱纹。

5. **抗癌**：黄瓜所含维生素C具提高人体免疫功能的作用且毒性较低，有较为理想的抗癌效果。

冬瓜有什么养生保健功效？

1. **补充营养**：冬瓜含许多维生素、蛋白质、矿物质，常食可增加营养，提高免疫力。

2. **清热解暑**：冬瓜清热生津，解暑除烦；瓜瓤略带甜味，生熟两食，滋润多液，清热利尿，解暑痱疖子，最宜夏日食。

3. **减肥美容**：冬瓜不含脂肪，热能很低，含有对人体新陈代谢具有独特作用的葫芦巴碱，此外还有丰富的丙醇二酸，它能阻止糖类转化为脂肪，有效抑制体内脂肪堆积。

4. **利尿消肿**：冬瓜的维生素C和钾盐含量高而钠盐含量较低，可消肿而不伤正气，乃常见的利尿消肿的食疗食物。

竹笋有什么养生保健功效?

1. **增强免疫力**：竹笋的植物蛋白质、维生素、微量元素含量均很高，蛋白质中有十余种氨基酸，可增强机体免疫功能，提高防病抗病能力。

2. **开胃健脾**：竹笋含有氮物质，形成了竹笋独有的清香；还可增加胃液、消化酸分泌。

3. **通肠排便**：竹笋所含植物纤维可增加肠道水分的贮留量，促进胃肠蠕动，降低肠内压力，减少粪便黏度，使粪便变软利于排出，用治便秘。

4. **防癌抗癌**：竹笋含抗癌的多糖类，并含镁丰富，纤维素含量较高，其所含维生素A是抗癌、抗衰老、抗日照皮肤损伤的活性剂。

山药有什么养生保健功效?

1. **补虚肥健**：山药所含淀粉酶能促进蛋白质、淀粉分解，使食物易于消化吸收，使人“肥健”，故有滋补、减肥的功效。

2. **健脾益胃**：山药含淀粉酶、多酚氧化酶等，有利于脾胃消化吸收功能；能调节肠管的节律性活动，刺激小肠运动，促进肠道内容物排空。

3. **滋肾益精**：山药含多种营养素，可强健机体，滋肾益精，增强人体免疫功能。

4. **降低血糖**：山药所含黏液质蛋白（多糖）能水解为有营养的蛋白质、碳水化合物，可降低血糖；淀粉酶有水解淀粉作用，故山药能滋补机体，助消化，调节血糖代谢。

5. **抗衰延年**：山药含大量黏液蛋白、维生素、微量元素，能有效阻止血脂在血管壁沉淀，预防心脑血管病，而益志安神，延年益寿。

6. **益肺止咳**：山药含皂苷、黏液质，润滑滋润，可益肺气，养肺阴。

魔芋有什么养生保健功效?

1. **解毒消肿**：魔芋含有一种黏液蛋白，被人体吸收后能产生免疫球蛋白，可提高机体的抵抗力。

2. **充饥减肥**：魔芋是低热食品，其葡萄甘露聚糖为黏性最大的食物纤维，吸水膨胀可增大数十倍，能延缓胃排空，食后有饱腹感，使进食量下降，收到良好的减肥效果。

3. **润肠通便**：魔芋中的纤维素能促进胃肠蠕动，润肠通便，使人的排泄量增加，防治便秘。

鸡蛋有什么养生保健功效?

1. **补充营养**：鸡蛋的蛋白质含人体所需的所有必需氨基酸，而脂肪含量甚少，也只含0.4%的游离葡萄糖，故被认为是优良的完全蛋白质。鸡蛋蛋白质中主要为婴幼儿成长所需的卵白蛋白、卵球蛋白，与人体蛋白质组成相近，吸收率高。婴幼儿、青少年成长特别需要的物质在鸡蛋中均含有。老人少量常食鸡蛋不但能增加营养，还有助于延缓衰老。

2. **降低血脂**：蛋黄的卵磷脂含量十分丰富，为一种强化乳剂，能使胆固醇、脂肪颗粒变小，并保持悬浮状态而有利于脂类透过血管壁，为组织所利用，使血脂大量减少。

3. **消炎止痛**：鸡蛋清所含溶菌酶是一种能分解黏多糖的多肽酶，具有抗菌、抗病毒、止血、消肿、加快组织恢复功能等作用。

4. **治疗灼伤**：鸡蛋清有收敛作用，能降低毛细血管的通透性，涂在伤处10个小时左右可形成局部痂膜，既可减少体液的外渗流失，防止继发性休克，又可防止空气中不洁物质的污染和外来刺激，对局部起保护作用并减轻局部疼痛。

鸡肉有什么养生保健功效?

1. **补充营养**：鸡肉营养非常丰富，且具有高蛋白、低脂肪的特点，中医将其列为补虚生血、温中暖肝的重要的药食两用物。

2. **补益养血**：鸡肉温补脾胃，益气养血，特别是老母鸡的补益之功能更高，老母鸡肉多，钙质多，用小火熬汤，最适宜贫血者、孕妇、产妇、消化力弱者补养。

3. **防治心脑血管病**：鸡肉含丰富蛋白质，其脂肪由不饱和脂肪酸组成，故为老年人、心脑血管病患者较好的蛋白质食品。

鸭肉有什么养生保健功效?

1. **提高免疫力**：鸭肉含有多种营养成分，可补充营养，提高机体免疫力。

2. **润养五脏**：鸭肉味甘性凉，滋而不腻，补而不燥，可以清退“虚劳之热”，还能滋养“五脏之阴”。

鹅肉有什么养生保健功效?

1. **补充营养**：鹅肉含有丰富的特质成分，可以为人体补充营养。

2. **解热润体**：鹅肉性平，微凉，可以清退体内燥热，光滑肌肤。

鸽肉有什么养生保健功效?

1. **补肝益肾**：鸽肉是高蛋白低脂肪食品，其补益作用以白鸽肉最佳，白鸽肉味咸性平，能补肝肾、精气之不足。

2. **养护头发：**鸽肉对毛发脱落、中年秃顶、头发变白等有一定的疗效。

3. **挽留青春：**鸽肉有延缓细胞代谢的特殊物质，可防止细胞衰老，对延长青春有一定作用。

4. **其他功效：**鸽的肝脏贮有最佳的胆素，可帮助人体很好地利用胆固醇，防止动脉硬化；由于鸽肉含丰富的维生素 B_3，可治男子阴囊湿疹瘙痒；常吃鸽肉能治疗神经衰弱，增强记忆力。

雀肉有什么养生保健功效？

1. **提高免疫力：**雀肉中蛋白质含量丰富，此外还含有脂肪，钙、磷、铁等无机盐以及多种维生素，可为人体提供营养，增强免疫力。

2. **补肾壮阳：**雀肉甘温，有壮阳之效，对性功能低下或障碍者有效。

猪肉有什么养生保健功效？

1. **补充营养：**肉类食品是为人类提供动物脂肪、蛋白质的主要来源，为人体正常生理代谢、增强机体免疫力重要的物质基础，所含蛋白质、脂肪、碳水化合物、无机盐、维生素俱备，且这些营养物质（主要是蛋白质、脂肪、碳水化合物）的化学成分与人体组织的化学组成相近，尤其是必需氨基酸的组成接近人体的组成，人体对其吸收率、利用率均高。

2. **补充微量元素、维生素：**猪肉是磷、铁的丰富来源，肉中结合的铁易被人体吸收，还含有其他微量元素如铜、铬、钴、硒、硅、锌、锰、氟等，特别是在某些内脏中含量较多。

3. **养生保健：**肉类食物可以滋补气血，丰濡肌肤，除向人体提供必需能量物质外，还能对人体疾病产生养生保健治疗作用，适用于体虚、精神疲乏、面黄肌瘦者。

猪肝有什么养生保健功效？

1. **增智助育：**猪肝的蛋白质、卵磷脂、微量元素含量均十分丰富，有利于儿童的智力发育、身体发育。

2. **补肝明目：**中医有“以脏补脏，以脏治脏”之说，因此肝病者宜食猪肝。猪肝含丰富维生素 A，常吃猪肝可不断补充视黄醛、视蛋白在代谢中的消耗，逐渐消除眼科病症，维护视力。

3. **抗肿瘤：**猪肝具多种抗癌物质（例如维生素 C、硒等），且含具较强抑癌能力和抗疲劳的特殊物质。

4. **防贫血：**猪肝含丰富铁、磷，它们是造血的必需原料，可防治贫血。

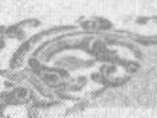

猪肾有什么养生保健功效？

1. **补充营养**：猪肾的蛋白质、脂肪、碳水化合物等含量十分丰富，可以为人体补充必要的营养。

2. **补肾强腰**：用于防治肾虚腰痛，身面水肿，遗精，盗汗，老年性耳聋，猪肾汤也是治疗老年人久泻的较理想食品。

猪皮有什么养生保健功效？

1. **提高免疫力**：猪皮的蛋白质、脂肪、碳水化合物含量均十分丰富，可补充营养，提高机体免疫力。

2. **美肤延寿**：猪皮的蛋白质主要是胶原蛋白（占85%）、弹性蛋白，可延缓机体衰老。常食猪肤，不但有利于皮肤健美，还能延缓人体衰老。

3. **养血止血**：猪皮胶的成分与阿胶（驴皮胶）相似，具有养血止血的作用。

兔肉有什么养生保健功效？

1. **补充营养**：兔肉的蛋白质十分丰富，此外还含有多种其他营养元素，可为人体供应丰富的营养。

2. **保护血管**：兔肉具有“四高二低”的特点，即高蛋白质、高铁、高钙、高卵磷脂和低脂肪、低胆固醇，有保护血管、防止动脉硬化的作用。

3. **美容美体**：兔肉富含蛋白质、麦芽糖、葡萄糖等，脂肪含量远低于猪、牛、羊肉，故可当做美容食物进食。

桂鱼有什么养生保健功效？

1. **杀灭病菌**：桂鱼性平，味甘，能抵抗或杀灭结核杆菌，有助于肺结核病的痊愈。

2. **防治心脑血管病**：桂鱼的脂肪成分为不饱和脂肪酸，具有降低胆固醇的妙用。

黑鱼有什么养生保健功效？

补充营养：黑鱼的蛋白质中含有人体所需的各种氨基酸，并含少量脂肪和人体不可缺少的钙、磷、铁、硒和多种维生素，且胆固醇含量低。所以，黑鱼是一种营养价值较高的保健食物。

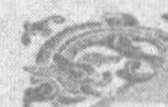

鲢鱼有什么养生保健功效？

1. **温中益气**：鲢鱼含有多种营养物质，可以温中益气。

2. **润肤美容**：常吃鲢鱼可以润泽皮肤，健身美容。

鲤鱼有什么养生保健功效？

1. **健胃利水**：鲤鱼性平味甘，含有多种营养元素，可以健胃利水。

2. **催乳安胎**：孕产妇常食鲤鱼有催乳安胎之效。

鲫鱼有什么养生保健功效？

补充营养：鲫鱼蛋白质、钙、磷、维生素 A 的含量均很丰富，而脂肪含量则很低，可以为人体补充多种营养。

带鱼有什么养生保健功效？

1. **降胆固醇**：带鱼含不饱和脂肪酸较多，而且脂肪酸碳链较长，这就形成多个不饱和键，这些多双键的不饱和酸具有降低胆固醇作用。

2. **滋补身体**：带鱼蛋白质含量十分丰富，且为优质蛋白，还含有人体必需的微量元素钙、磷、铁、碘以及多种维生素，实为老人、儿童、孕产妇的理想滋补食品。

泥鳅有什么养生保健功效？

1. **补充营养**：泥鳅营养丰富，维生素 B_1 的含量比鲫鱼、黄鱼、虾类高 4 倍左右，维生素 A，维生素 C 的含量也较其他鱼类高风味独特，肉质细嫩松软，且易消化吸收。

2. **保护血管**：泥鳅所含脂肪成分较低，胆固醇更少，属高蛋白低脂肪食品，且含一种类似甘碳戊烯酸的不饱和脂肪酸，有利于人体抗血管衰老，对防治心血管病有一定功效。

黄鳝有什么养生保健功效？

防治糖尿病：从鳝鱼中可提取出一种“黄鳝鱼素”，从该鱼素中再分离出“黄鳝鱼素 A”和“黄鳝鱼素 B”。这两种物质具有显著的降血糖以及恢复正常的生理机能的作用。

虾有什么养生保健功效？

1. **补充营养**：虾肉及虾皮含有多种营养成分，有益肾、补精、通乳等功效。

2. **滋补身体**：虾味甘性温，凡是久病体虚、气短乏力、不思饮食、面黄肌瘦的人，都可用它作为滋补食物。

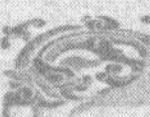

葱有什么养生保健功效?

1. **补充营养，提高免疫力：**葱所含多种矿物质、维生素，可促进胎儿组织器官发育，供给孕妇大量热能，还可诱导产生干扰素，增强机体免疫力。

2. **解热，祛痰：**葱的挥发油能刺激身体汗腺分泌，发汗散热；葱油刺激上呼吸道，使黏痰易于咯出，故有祛痰作用。

3. **增食欲，促消化：**葱所含的苹果酸、磷酸糖等物质可兴奋神经系统，刺激血液循环，促使发汗，还可刺激机体消化液分泌，健脾开胃，增强食欲。

4. **抗菌，抗病毒：**葱所含大蒜素、蒜辣素等挥发成分具较强抵御细菌、病毒、病原体的作用，并能杀灭阴道滴虫。

5. **抵抗衰老：**生葱含有大量特殊的微量元素硒，可以防止人体细胞老化，延缓衰老。

生姜有什么养生保健功效?

1. **健胃止呕，促进消化：**姜的挥发油（姜辣素）首先刺激舌头上的味觉神经，使其先感到辣味，而后又刺激胃肠黏膜上的感受器，通过神经反射促使胃肠道充血，消化道蠕动增强，消化液分泌旺盛，又能刺激小肠，增强肠壁蠕动，促使肠吸收能力加强。

2. **调味：**生姜辛辣芳香，入鸡、鸭、鱼、虾等菜中，可起到避腥、开胃的作用，从而使菜肴味道更加鲜美。

3. **发汗散寒：**生姜所含姜辣素可兴奋大脑皮质、血管运动中枢及延髓呼吸中枢，对心脏亦有直接兴奋作用，能使心脏加快跳动、血管扩张、血液流动加快，使全身产生温热感；同时，流到皮肤的血液增多，促使身上汗毛孔张开，从汗毛孔渗出来的汗也增多。

4. **抑菌杀虫：**生姜水浸剂外用具有明显的抑制皮肤真菌黄色毛癣菌、杀灭阴道滴虫功能，可治各种痈肿疮毒。

5. **抗衰老：**生姜可抑制体内过氧化脂肪质的产生，起到抗衰老作用。

大蒜有什么养生保健功效?

1. **降血脂，抗动脉硬化：**大蒜中的有效成分脂肪油能明显降低高血脂者的血脂，具有抗动脉粥样硬化功能，可防治心脑血管病。

2. **消炎抑菌解毒：**大蒜挥发油所含蒜素、大蒜辣素等具广谱抗菌、抗原虫作用的物质，有明显的消炎灭菌作用，对细菌和真菌有明显抑制、杀灭作用，从而被誉为“土里长出的青霉素”。

3. **降压降糖：**大蒜所含的配糖体可降低血压，能使血清纤维蛋白活性明显增加，从而影响肝糖原合成，降低血糖水平，增加血浆胰岛素水平，减少患者胰岛素用量。

4. **防治肿瘤**：大蒜素及其同系物能激活巨噬细胞的吞噬能力，增强人体免疫功能，有效抑制肿瘤细胞活性，使之不能正常生长代谢，最终导致肿瘤细胞死亡。

辣椒有什么养生保健功效?

1. **健脾开胃**：辣椒含辣椒碱，辣椒及其制成的调味品的强烈香辣味能增加唾液和胃液的分泌及增强淀粉酶活性，刺激味觉感受器，反射性加快肠道蠕动，促进食欲，改善消化，增强体力。

2. **解热镇痛**：辣椒辛温，能通过发汗而降低体温，并能缓解肌肉疼痛，具较强的解热镇痛作用。

3. **降脂减肥**：辣椒所含辣椒素能促进脂肪的新陈代谢，防止体内脂肪积存，从而达到减肥瘦身的效果。

4. **抗菌杀虫**：辣椒碱对蜡样芽孢杆菌、枯草杆菌有明显的抑制作用，辣椒煎剂可杀灭臭虫。

5. **防治肿瘤**：辣椒中的有效成分辣椒素是抗氧化物质，可使体内 DMN 化学物质突变作用消失，抑制有关细胞新陈代谢，从而终结细胞组织的癌变过程，降低肿瘤细胞的发生率。

胡椒有什么养生保健功效?

1. **祛风散寒**：胡椒内服作用与辣椒相似，可作为驱风、健胃剂，但刺激性较小。

2. **降胆固醇**：胡椒能显著抑制血小板激活因子（PAF）诱发的血小板凝集，改善脑皮质灌流量与脑电活动，明显改善缺血再灌时的脑循环，明显降低血清胆固醇。

3. **抗菌，杀蛔虫、绦虫，抗癫痫**：胡椒的提取物可以抗细菌，杀寄生虫。胡椒碱及其衍生物是新型抗癫痫药，有明显抗惊厥作用。

芫荽有什么养生保健功效?

1. **和胃调中**：芫荽有特殊芳香气味，可辛香升散，开胃醒脾，调和中焦，祛风解毒，促进周身血液循环、胃肠蠕动。

2. **清热透疹**：芫荽能促进外周血液循环，促使麻疹及风疹透发。其辛温香窜，能外达四肢腠理，散风寒，透疹毒。其提取液能显著发汗清热透疹，其特殊香味能刺激汗腺分泌，促使机体发汗透疹。

味精有什么养生保健功效?

1. **增鲜开胃，加强营养**：味精具有浓烈的肉鲜味，能增加各种菜肴的鲜味，增进食欲，提高人体对其他各种食物的吸收，促进营养物的摄入，对人体有一定的滋补作用。

2. **解毒醒脑**：味精所含谷氨酸可与血氨结合成无毒的谷氨酰氨，使血氨降低，解除组织代谢过程中所产生的氨的毒性作用，又能参与脑内蛋白质代谢、糖代谢，促进氧化过程，改善中枢神经系统功能。

醋有什么养生保健功效？

1. **促进食欲**：醋作为调料，可以刺激神经中枢，促使消化液、胃酸增多，具增食欲、助消化、提高对食物中钙、磷、铁、维生素等吸收利用率的功效。

2. **润肠利便**：便秘者每日酌情喝醋沸水（沸水中滴进数滴醋）少许，可缓解大便困难。

3. **强肾利水**：醋能增强肾功能，并且有一定的利尿作用。浮肿者长期饮少许醋沸水，有很好的消肿作用。

4. **防晕车晕船**：出发前喝适量醋沸水，可减轻乘车乘船的眩晕感。醋能抑制和降低人体内过氧化脂质的形成，促进物质代谢，调节血液的酸碱平衡等作用。

5. **杀菌解毒**：醋对葡萄球菌、大肠杆菌、痢疾杆菌、嗜盐菌等都有很强的杀伤作用。拌凉菜时浇上些醋，不仅能杀菌，还可软化蔬菜的纤维，有助于消化。

盐有什么养生保健功效？

1. **促进消化**：盐是构成胃液的基本成分，能激活胃蛋白酶原，使之转化为胃蛋白酶分解蛋白质，还能直接使蛋白质变性而有利于消化吸收。

2. **抑菌解毒**：盐有较强的抑菌作用，外用泡水洗涤伤口可清热解毒、消炎杀菌，可作为早期清热解毒的外用药物来冲洗伤口。

3. **维持平衡**：食盐是人体钠、氯的主要来源。它既能维持细胞外液渗透压，亦可维持体内酸碱平衡，保持神经、骨骼肌的兴奋性。

蜂蜜有什么养生保健功效？

1. **补充营养**：蜂蜜中多种酶类含量高，能帮助人体消化吸收和一系列物质代谢；所含葡萄糖、果糖混合物可不经消化作用而直接被人体所吸收利用，促进生长发育。

2. **改善心肌功能**：蜂蜜能增加冠状动脉血量、血红蛋白，营养心肌，改善心肌代谢过程，从而改善其功能。

3. **强身健脑**：蜂蜜能促进机体新陈代谢，增强抗病能力。可治神经衰弱、肝炎。

4. **杀死细菌**：蜂蜜能杀死伤寒杆菌、副伤寒杆菌、肠炎杆菌、痢疾杆菌等细菌，降低疾病的罹患率。

5. **促使伤口愈合**：用蜂蜜治疗溃疡或烫伤能减少渗出液，减轻疼痛，控制感染，促进伤处早些愈合。

茶叶有什么养生保健功效？

1. **兴奋神经：**茶中咖啡因能兴奋高级神经中枢，使精神振作，思想高度活跃并且可以缓解疲劳（但过量可诱发失眠、心悸、头痛等）。

2. **保护心脏：**茶中咖啡因、茶碱均可促进人体血液循环，增加心搏，增强心室收缩，扩张冠状动脉血管，直接扩张末梢血管，增强毛细血管抵抗力。

3. **去腻助消：**茶中芳香族化合物能溶解脂肪，入胃后可促进胃液分泌，有助消化。食油腻或奶制品过多会感到胃部饱满、口中黏腻，饮茶可顿觉脘腹舒畅、口中清爽。

4. **抗抑病菌：**茶叶可抑制病菌，如痢疾杆菌、沙门氏菌、金黄色葡萄球菌、白喉杆菌、乙型溶血性链球菌、绿脓杆菌等。其中绿茶、花茶的抗菌效果尤为明显。

5. **强肾护肝：**茶能抑制肾小管的再吸收而有利尿作用，能增强肾脏、肝脏功能。

6. **解烟毒：**烟草含尼古丁，茶叶可解慢性尼古丁中毒，长期吸烟者宜常饮茶。

7. **防治肿瘤：**茶可保护造血机能，提高白细胞数量，对人体各部位的肿瘤细胞都有销蚀、破坏作用。

白酒有什么养生保健功效？

1. **引行药势，增强药效：**服用中药时，借助酒的辛温行散、活血行气之性，可以增强药力，便于药力迅速到达全身经脉。药物中性沉降者得之则升，呆滞者得之则行。

2. **兴奋中枢神经系统：**酒中乙醇对中枢神经系统的兴奋作用与麻醉药相似，中等剂量对心功能无影响。

3. **调味解毒：**烹调时酌加此酒可除腥秽，味香气浓，增加口感。

4. **降温杀菌：**在皮肤上局部涂擦乙醇，能加速体热的挥发，是常用的物理降温剂。乙醇含量为70%的液体能使细胞原浆脱水并发生沉淀，故杀菌作用较强。

食物的毒性禁忌

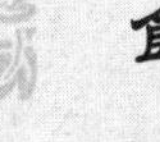

糯米有哪些毒性和禁忌？

1. 发热，湿热痰火，咳嗽痰黄，黄疸，脾滞腹胀者忌食。

2. 糖尿病患者忌多食。

3. 忌常吃炒菜或炸食后所剩的油炒饭，因炒菜后所剩的油含味精、食盐、酱油等，再加热时可发生焦化而产生致癌物亚硝酸胺；炸食所剩的油极易生成多种形式的有毒聚合物，这些物质摄入人体后可导致肝脏损伤、肝功能改变、生长发育缓慢，甚至生育功能障碍。

4. 治消化性溃疡时用量忌太大，以免黏滞难化反伤胃。婴幼儿、老年人、病后脾胃虚弱、消化力弱者忌食。

5. 忌食冷自来水所煮的饭，因冷自来水含大量氯气，它在煮饭过程中会破坏粮食中的维生素 B_1；若用烧沸的水煮饭，则氯气可随水气蒸发而避免维生素损失。

玉米有哪些毒性和禁忌？

1. 玉米变质后不能食用，因玉米受潮霉坏变质会产生黄曲霉素，易患癌症。

2. 忌单独长期食。玉米所含维生素 PP 为结合型，普通食用方法不易分解，很难被人体所吸收和利用。若不加处理，长期以玉米为主食者易患癞皮病（即维生素 PP 缺乏病，典型表现为皮炎、腹泻、痴呆等）而在煮玉米时适加苏打食即可避免。

3. 脾胃虚弱者忌食，否则易致腹泻。阴虚火旺型干燥综合征、糖尿病、更年期综合征患者忌食爆玉米花，否则易助火伤阴。

高粱有哪些毒性和禁忌？

1. 忌与瓠子、冬葵、附子同食。

2. 糖尿病、便秘者慎用。小儿不宜多食。

3. 忌加碱煮食。因食物中的维生素 B_1 在酸性环境中稳定，在碱性环境中易破坏。煮食时放碱，就会使食物所含的维生素 B_1 遭到 70%以上的破坏。禁生嚼高粱苗，因其有毒。

4. 忌常食加热后放置的高粱米饭或煮剩的高粱米饭。煮饭时，当温度达到糊化温度时淀粉分子就会熟化，刚熟化后松软可口适合食用。若置空气中缓慢冷却，已经糊化的淀粉分子会自动组合成不易再糊化的结构（淀粉的老化），会降低营养价值。

粳米有哪些毒性和禁忌？

1. 糖尿病者不宜多食。忌与苍耳、马肉同食。

2. 忌牛奶与米汤掺和喂养婴儿，可导致发音迟缓，体弱多病。

3. 禁放盐煮食，因粳米所含维生素 B_1、C 在碱性环境中不稳定，易被破坏。忌做泡饭食。咀嚼、舌搅、唾液掺和是消化的首步，若做泡饭食，第一步消化未完全发挥作用，泡饭水又可冲淡胃液，使胃的消化功能减弱，食之过久可导致消化不良。

4. 不宜将粳米淘洗次数过多，这样会导致谷皮与谷膜内的维生素、无机盐损失，降低粳米的营养。

粟米有哪些毒性和禁忌?

1. 粟米忌淘洗次数过多或用力搓洗。粟米外层的营养比内层多得多，淘洗或用力搓洗会导致外层的营养大量损失。

2. 忌与杏仁同食。胃寒者忌食。

3. 忌食蒸锅水熬的米粥。由于蒸锅水的水分蒸发过多，硝酸盐、亚硝酸盐的浓度会提高，另外硝酸盐还可还原成亚硝酸盐。食入亚硝酸盐可使血压下降，甚至导致虚脱，还可使血红蛋白变成变性血红蛋白，而变性血红蛋白不能与氧结合，这样会造成缺氧。

黑米有哪些毒性和禁忌?

1. 热燥者忌食用黑米。

2. 大便泄泻者及有龋齿者忌服。

3. 消化不良的人忌食未煮烂的黑米。病后消化能力弱的人忌食黑米。

黄豆有哪些毒性和禁忌?

1. 忌过量食用。黄豆较难消化，食用时要用高温煮烂，过多会妨碍消化，导致腹胀。煮食整粒黄豆时很难消化，常有“完谷不化”现象。

2. 忌食用未煮熟的黄豆。生黄豆含胰蛋白酶抑制素皂角素，刺激胃肠道后可诱发恶心、呕吐、腹泻，还能抑制胰蛋白酶的消化作用，使黄豆中蛋白质难于消化分解成人体可吸收的各种氨基酸，只有长时间加热才可被破坏。另有一种红细胞凝集素，也需长时间加热才能破坏。不宜多食炒熟的黄豆。

3. 血尿酸过高而致痛风者忌多吃豆类食品。

4. 忌煮食时加碱，否则会加速破坏黄豆中的维生素。

5. 服氨茶碱等茶碱类药时忌食。黄豆属高蛋白食品，而高蛋白食品会降低茶碱类药的疗效。

6. 服红霉素、灭滴灵、甲氰咪胍时忌食。黄豆中的钙离子能延缓或减少该类药物的吸收，降低药物疗效。

7. 服四环素类药物时忌食。因黄豆中的钙（黄豆含钙量大）能与药物结合成一种牢固的络合物，破坏食物中的营养，降低药物的杀菌作用。

8. 服左旋多巴时忌食。黄豆等高蛋白食品能影响左旋多巴（防治肝昏迷，促中枢神经递质形成药）的吸收。

绿豆有哪些毒性和禁忌?

1. 脾胃虚寒，阴虚者慎服。

2. 药用忌去皮。绿豆清热之力在皮上，解毒之功在肉，但用于解毒时忌去皮。老人、病后体虚者忌多食。绿豆甘寒，养阴清热。热病后气阴两伤，适量食用有益于康复；多食则伤阳伐气，反影响健康。

3. 服铁剂时忌食。食物中的磷（绿豆含丰富的磷）能与铁剂结合形成不溶性的高合体，降低铁剂的吸收。

4. 不能与榧子壳、鲤鱼同食。

5. 煮食时忌加碱，否则会破坏绿豆所含维生素等物质，降低营养价值。

6. 服四环素类药物时忌食。因钙能与四环素类药物形成不溶性络合物，既影响药物灭菌作用，又会破坏食物的营养。

7. 若要加强其防暑作用，则宜将绿豆加水煮沸后稍沸，以汤仍带碧绿者效果更好，煮太久则失其寒凉之性。

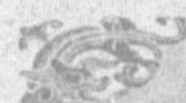

赤小豆有哪些毒性和禁忌？

1. 蛇伤者忌食。

2. 形瘦体虚，久病者忌食。

3. 忌加碱煮食。煮食时加碱虽能使赤小豆变软，但其中的钙、磷易与铁剂结合形成不溶性高合体，降低铁剂的吸收。

4. 阴虚津伤，内热火旺，津血枯燥消瘦，尿多者忌食。赤小豆性善下行，通利水道，过剂可渗利伤津。

5. 服硫酸亚铁时忌食，因赤小豆中的钙、磷易与铁剂结合形成不溶性高合体，降低铁剂的吸收。

6. 服四环素类药物、红霉素、灭滴灵、甲氰咪胍时忌食，因赤小豆的含钙量较高。

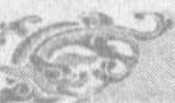

扁豆有哪些毒性和禁忌？

1. 寒热病者忌食用。

2. 食积者忌食。食积者应健胃消食忌补脾，而白扁豆性温热补脾，能加重食积胀满之症。

3. 脾虚有滞者禁食。扁豆健脾而有壅滞之弊，湿郁中焦兼有气机郁滞者忌单独使用，应适当配伍理气之品，或以扁豆花代之。

4. 忌切碎食。扁豆角较脆，宜用手拉断食，若用刀切食，则刀中含有的铁元素将会破坏食物中的维生素 C。

5. 忌食、半生半熟食。未煮熟的扁豆含抗胰蛋白酶因子、植物血细胞凝集素、溶血性皂素等。抗胰蛋白酶因子能影响人体对蛋白质的消化吸收；植物血凝素有凝血的作用；溶血性皂素对消化道黏膜有着强烈刺激作用，不但能诱发局部充血、肿胀及出血性炎症，还可破坏血液中的细胞，诱发溶血性疾病。生食或炒不透食后3小时可导致头痛、头昏、恶心、呕吐、腹泻、腹痛等中毒现象。所以必须食熟透的扁豆。

6. 油炸扁豆。经油炸，扁豆所含的维生素等营养成分会被严重破坏。服潴钾排钠类利尿药（安体舒通等）时禁食，因该类药物与含钾量高的食物相克，影响疗效。

蚕豆有哪些毒性和禁忌？

1. 有蚕豆病家族史和溶血病家族史者忌食。有些先天生化缺陷的人（体内缺乏6一磷酸葡萄糖）即有蚕豆病者，食蚕豆特别是食生蚕豆或吸入蚕豆花粉后会发生急性溶血性贫血——蚕豆黄病，可突然出现发热、胃寒、面色苍白、软弱乏力、头昏头痛、全身酸痛（特别是腰痛）、胃肠功能紊乱、呕吐、恶心、厌食等症状，数小时内出现黄疸、贫血，尿色深黄或至酱红色（血红蛋白尿），甚至出现休克，心、肾功能衰竭而危及生命，所以蚕豆必须煮在熟后再食。一旦发生蚕豆病应及时送医院救治。

2. 脾胃虚寒者忌食。蚕豆性壅滞，服过量易致食积腹胀。

3. 儿童慎食。蚕豆含0.5%的巢菜碱苷，摄入过量可抑制机体的自然生长。

4. 对蚕豆过敏者忌食。蚕豆含较多的蛋白质，部分人食后可产生过敏反应，出现发热、心慌及肠胃不适等症状。

5. 服优降宁、痢利灵时忌食，否则可能会诱发血压升高，甚至导致高血压危象、脑出血。

黑豆有哪些毒性和禁忌？

1. 脾虚腹胀、肠滑泄泻、消化不良、慢性胃肠者慎食。

2. 生黑豆中含血球凝素，可使血液异常凝固，严重者可引起血管的阻塞，加热可破坏血球凝素，因此，黑豆及其制品须经充分加热煮熟后食用。

3. 黑豆中含有大量的嘌呤碱，嘌呤碱能加重肝、肾的中间代谢负担，因此肝、肾器官有疾患时，宜少用或不食用黑豆。

4. 脾虚腹胀便溏者勿食。忌与铁制厨具接触，忌与鲤鱼同食。

花生有哪些毒性和禁忌？

1. 服花生油治病时，若服后有呕吐现象，则应停止。

2. 寒湿停滞及腹泻者忌服，炒制多食则动火，发霉者勿食。

3. 脾弱便溏者，因为花生中含有丰富的油脂，有缓泻作用。肠炎、痢疾、消化不良等脾弱者忌食用花生。

4. 高血脂症病人，因花生中含脂肪较高，高血脂症病人食用后，会使血液中的脂肪升高，而血脂升高，往往又是动脉硬化、高血压、冠心病等的重要因素之一。

5. 跌打淤肿病人，因花生中含有一种促凝血因子，跌打损伤、血脉淤滞者食花生过多，会出现血液不散，加重淤肿。

6. 胆囊切除的病人，因花生中含有的脂肪需要胆汁去帮助消化，胆囊切除后，胆汁不能贮存，就会增加肝脏分泌胆汁的负担，时间长了，将会直接损伤肝脏功能。

芝麻有哪些毒性和禁忌？

1. 皮肤疮毒、湿疹、瘙养、牙痛者忌服。

2. 脾胃虚弱，腹泻便溏，慢性肠炎者勿服。芝麻油润多脂、润燥滑肠。

3. 食燥热，素体热者，食后易引起牙疼、口疮、出血等症，慎用。

葵花子有哪些毒性和禁忌？

1. 炒后忌多食，脾胃虚弱者忌服。

2. 多味葵花子忌多食。

3. 育龄青年忌多食。葵花子的蛋白质部分含抑制睾丸成分，能诱发睾丸萎缩，影响正常生育功能。

4. 嗑瓜子时，唾液会因粘附在瓜子壳上被吐出而损失。唾液过多流失，会导致口腔溃疡、牙龈炎、龋齿、消化不良等病，而且还使味觉迟钝，食欲减退。唾液有助于清除口腔内的食物残渣，减少细菌繁殖和发酵的机会，并能保护口腔黏膜，糖尿病患者一旦发生口腔溃疡，则很难痊愈，所以，吃葵花子时，最好用手剥壳，切记不能一次吃得太多。

韭菜有哪些毒性和禁忌？

1. 肺结核病人忌多吃韭菜。

2. 消化不良及腹泻者忌多吃韭菜。

3. 胃虚有热及胃溃疡者忌多吃韭菜。

4. 韭菜宜现做现吃，忌久放。如果存放过久，其中大量的硝酸盐会转变成亚硝酸盐，会引起毒性反应。

5. 疮疖、疔肿、疟疾、目疾患者，均应忌食。

旱芹有哪些毒性和禁忌？

1. 由于芹菜性凉质滑，所以脾胃虚寒者都忌多食。

2. 久泻而且肠滑者忌多食旱芹。

3. 旱芹含有少量的呋喃香豆素，易引起皮炎，若受霉菌感染，则含量快速升高。经常大量接触者，手臂及指间往往发生疱疹性皮炎，但并未构成公害，只需产区菜农注意即可。

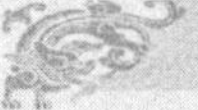

苦菜有哪些毒性和禁忌？

1. 苦菜性寒，脾胃虚寒者忌食；忌与蜂蜜同食。

2. 苦菜味虽苦，但苦度适中，苦里回甘。然苦寒之品，脾胃虚弱、消化不良者，忌食用。

3. 其干品入药，一般只需文火轻煮，忌久煎，以免破坏其有效成分。

菠菜有哪些毒性和禁忌？

1. 多食会导致起疮。体虚便秘者忌多食。

2. 菠菜所含草酸与钙盐能结合成草酸钙结晶，使肾炎患者的尿色混浊，盐类结晶增多，故肾炎与肾结石患者忌食用。

3. 菠菜所含的铁和钙虽较多，但人体吸收率并不高，因其含草酸较多，易与蔬菜中的钙结合成草酸钙而影响钙的吸收，故宜在开水中略焯后再与含钙较高的菜（例如豆腐等）合烹。

茼蒿有哪些毒性和禁忌？

1. 茼蒿属于辛香滑利类蔬菜，胃虚泄泻者禁用。

2. 茼蒿久存会使其水分大量丢失，失去原本高营养。

香菜有哪些毒性和禁忌？

患有胃溃疡者忌多食，且脚软、脚气、金疮口臭、狐臭患者忌食。

油菜有哪些毒性和禁忌？

1. 麻疹后、疮疥、产后、目疾及有慢性病患者忌食用。

2. 油菜忌久存，否则营养成分易失，还会受细菌作用而产生亚硝酸盐，食之过多往往会引起中毒。

3. 因其性偏寒，凡脾胃虚寒、消化不良者不宜多食。麻疹后、疮疥、目疾、狐臭患者忌食之。

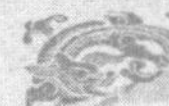

白菜有哪些毒性和禁忌？

1. 大白菜性偏寒凉，气虚胃寒腹痛，大便溏泄，寒痢者忌多食。

2. 大白菜固然药蔬兼备，但用以清热时，若煎汤则忌过久；用以养胃利肠时，则需炒熟或煮食。

3. 大白菜一旦霉烂，易在细菌作用下产生有毒亚硝酸盐，食后渗入胃肠血液，对健康有害，故腐烂的大白菜应忌食。

小白菜有哪些毒性和禁忌？

1. 小白菜性偏寒，凡脾胃虚寒，大便溏泄者忌多食。

2. 霉烂小白菜忌食，食后可引起中毒，出现头晕、头痛、恶心、呕吐、心跳加快、全身皮肤及黏膜青紫，甚至昏迷等。

圆白菜有哪些毒性和禁忌？

1. 圆白菜含粗纤维量多，且质硬，故腹腔和胸外科手术后，胃肠溃疡及其出血特别严重者及脾胃虚寒腹泻、肝病及小儿脾弱者忌食用。

2. 烹调圆白菜时，烧煮和加盐时间不宜过长，以防丧失和破坏防癌抗癌的营养成分。

苋菜有哪些毒性和禁忌？

1. 苋菜性寒凉，阴盛阳虚体质、慢性腹泻、脾弱便溏者不宜服用。

2. 苋菜忌与甲鱼和龟肉同食。

芋头有哪些毒性和禁忌？

1. 生芋头汁易引起局部皮肤过敏，可用姜汁擦拭以解之。

2. 芋头生食有小毒，麻舌，故食时必须熟透；熟的芋头也不可多食，多食会致滞气困脾。

3. 食滞胃痛及肠胃湿热者忌食。

番薯有哪些毒性和禁忌？

1. 多食番薯易壅气、烧心、吐酸水、腹胀和排气，故中满者忌多食。

2. 烂番薯（黑斑番薯）可使人中毒，禁食用。

山药有哪些毒性和禁忌？

1. 鲜品多用于虚劳咳嗽及消渴病，炒熟时用治脾胃、肾气亏虚。

2. 便秘腹胀者和有实邪者忌服用。

萝卜有哪些毒性和禁忌？

1. 服人参、地黄时，忌食萝卜，以免影响药力。

2. 萝卜性偏寒凉而利肠，脾胃虚寒而弱，大便溏薄者忌多食、生食。

3. 脾胃虚寒，吃而不化者忌食。

胡萝卜有哪些毒性和禁忌？

1. 多食或过食胡萝卜，会引起黄皮病，全身皮肤黄染，这与胡萝卜素有关，停食2～3个月后会自行消退。病人忌生食胡萝卜，胡萝卜所含维生素A为脂溶性物质，凉拌生食不利于吸收。

2. 胡萝卜素易被酸性物质破坏，故胡萝卜忌与醋同炒。

马铃薯有哪些毒性和禁忌？

1. 脾胃虚寒易腹泻者忌多食。

2. 由于马铃薯的芽与块茎皮中均含龙葵碱（红皮者含龙葵碱比黄皮者多），过量食用能破坏血红细胞，引起恶心、呕吐、头晕、腹泻，严重者可导致脑充血、脑水肿及胃肠黏膜发炎、眼结膜炎，甚至死亡，所以马铃薯发芽后不宜食用，防止多食中毒。

3. 马铃薯忌长时间存放，否则会产生大量的龙葵素。

莲藕有哪些毒性和禁忌？

1. 藕性寒，生吃清脆爽口，但碍脾胃，故脾胃消化功能低下、大便溏泻者忌生食。

2. 藕作药治病时，中满痞胀及大便燥结者，忌服莲子；服用莲须时，忌食地黄、葱、蒜，小便不利者忌服；

3. 上焦邪盛或体虚者，不可服用莲叶，且畏茯苓、桐油。

竹笋有哪些毒性和禁忌？

1. 竹笋的粗纤维素含量多而难以消化，故不适宜小孩和脾虚患者；其中难溶性草酸钙多，亦不利于尿路结石患者。另外，因其含生物碱，鲜品食时有涩味，若在烹调时适当加食醋或与酸菜同炒，或在沸水中略煮一下，则可去掉涩味并使其味道更鲜美。

2. 食用竹笋对健康有一定的益处，但因竹笋是寒凉之品，脾虚便溏及消化道溃疡者忌食。

3. 竹笋中含有较多的草酸钙，患肾炎、泌尿系结石的病人忌食用。

4. 因儿童处于生长期，如果缺钙，会造成骨骼畸形，而竹笋中的草酸易与钙结合形成难溶性的草酸钙，从而妨碍人体对钙的吸收利用，因此，儿童忌多吃竹笋。

荸荠有哪些毒性和禁忌？

1. 荸荠性寒滑，且不易消化，食之过量会令人腹胀，故小儿及消化力弱者忌多食。

2. 脾肾虚寒而无热者忌多食；血虚者慎服。

3. 荸荠最好煮熟食，生吃应用开水先略烫，以防感染姜片虫病。

洋葱有哪些毒性和禁忌？

1. 洋葱的香辣味对眼睛有刺激作用，多食易目糊和发病。

2. 洋葱辛温，热病患者及热病后忌进食。

大蒜有哪些毒性和禁忌？

1. 阴虚火旺、肺胃有热、血虚目疾、狐臭患者，应忌食。

2. 慢性胃炎溃疡者忌食用。

3. 大蒜外用能引起灼痛、发泡，故忌久敷。

4. 腹泻者，忌吃大蒜，因蒜辣素会刺激肠壁，使之越加充血、水肿，从而加剧腹泻。

冬瓜有哪些毒性和禁忌？

冬瓜性偏凉，脾胃虚寒者，久病者或阳虚肢冷者忌食。

黄瓜有哪些毒性和禁忌？

1. 黄瓜性寒凉，胃寒者多食易腹痛泄泻；老年慢性支气管炎患者发作期忌食。

2. 黄瓜虽益处多，但脾胃虚寒或腹痛吐泻者则忌多吃。

南瓜有哪些毒性和禁忌？

1. 南瓜性偏壅滞，故忌多食，否则易生湿发黄，令人腹胀。

2. 患有气滞中满湿阻者忌服。

3. 时病疳症，疸痢胀满，脚气痞闷，产后痧痘，皆忌之。

4. 胃部热炽盛者忌多食。

丝瓜有哪些毒性和禁忌？

1. 丝瓜性寒滑，多服能滑肠致泻，脾虚便溏者忌食；且不可生食。

2. 粤丝瓜全植物有杀昆虫作用，果实含氢氰酸，对鱼毒性很大。

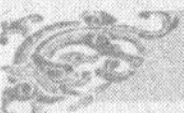

苦瓜有哪些毒性和禁忌？

因苦瓜性寒，脾胃虚寒者慎用，否则令人吐泻腹痛。

番茄有哪些毒性和禁忌？

1. 青番茄中含有龙葵毒素，吃后嘴中会有苦涩感，严重者会出现口干、嘴发麻、恶心、呕吐、腹泻等中毒症状。故应慎食用青番茄。

2. 番茄性寒，因此对便溏泄泻患者可使病情加重的后果，故忌多食。

3. 忌空腹吃番茄，因为番茄中的一些化学物质易与胃酸作用生成不易溶解的硬块。空腹时胃酸多，易形成硬块堵塞胃内物的排出，会引起胃扩张，发生腹胀、腹痛等症状。

茄子有哪些毒性和禁忌？

1. 因为茄子性属寒滑，体质虚冷、脾胃虚寒、慢性肠滑腹泻及肺寒者忌食用。

2. 茄子忌与螃蟹同食，因为两者皆属寒性，同食会引起肠胃不适，严重者还会导致腹泻。

辣椒有哪些毒性和禁忌？

1. 辣椒有少许的毒素，会对皮肤有轻微刺激。

2. 辣椒属辛温动热，有较强的刺激性，多食易使人内火旺盛，大剂量口服可产生口干、咳嗽、咽痛、胃黏膜充血、肠蠕动增剧、腹泻呕吐、便秘等，导致腹部不适，故阴虚火旺热盛，咳嗽，各种出血症候，口舌生疮，疖痈，目赤肿痛者，以及口腔炎、咽喉炎、胃溃疡、大便干结、肺结核、高血压、结膜炎、痔疮、肛裂患者和职业演员、教师等均应忌食。

香菇有哪些毒性和禁忌？

1. 痧痘后、产后、病后忌用野生香菇，其与毒蕈易混淆，误食后会中毒，严重者还可致死亡。

2. 香菇属“发性食物”，脾胃寒湿气滞者忌食用。

金针菇有哪些毒性和禁忌？

金针菇属寒性，平素脾胃虚寒、腹泻便溏者忌多食。

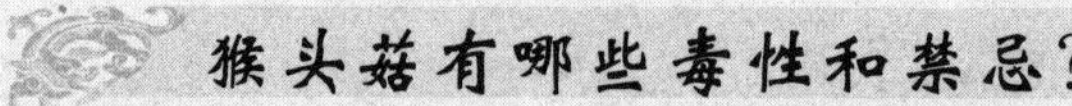

猴头菇有哪些毒性和禁忌？

发霉变质的猴头菇有毒，忌食用，以免中毒。

蘑菇有哪些毒性和禁忌？

野生蘑菇要注意是否有毒，若不慎中毒，则可用生绿豆和水研浓汁服，以缓解其毒性，并尽快送医院救治。

黑木耳有哪些毒性和禁忌？

1. 新鲜木耳中含有一种叫卟啉的光感物质。它进入身体后，会导致皮肤对光敏感性大大增加，因而容易发生日光性皮炎、皮疹等疾病，如果食用过多，会引起呼吸道黏膜过敏而发生呼吸困难。这类毒素不溶于水，因此新鲜木耳经过水洗、水浸泡并不会降低其毒性。故忌食新鲜木耳。但是当木耳经日晒成为干制品时，其中卟啉类毒物即可自行分解。

2. 虚寒，大便稀溏不实者忌食用。

银耳有哪些毒性和禁忌？

1. 银耳中含的一种腺苷的衍生物有阻止血小板凝集的效能，故对于有咯血的支气管扩张、胃及十二指肠溃疡并出血及血小板减少症等病史者应慎食。

2. 食用银耳时，选择黄白色、朵大、光泽肉厚者为佳。其作用缓慢，久服才有效。变质银耳不可食用，以防中毒。

四季豆有哪些毒性和禁忌？

1. 四季豆含植物血球凝集素，能凝集人的血细胞，忌生吃四季豆，故食用前应充分加热至熟透，以免引起恶心、呕吐、腹痛和泄泻，甚至出现溶血等中毒症状。

2. 其所含的胰蛋白酶抑制物会影响人体对蛋白质的消化，忌多食。

豌豆有哪些毒性和禁忌？

豌豆属发物食物，如若多食会引起腹胀，故忌长期大量的食用。

豇豆有哪些毒性和禁忌？

如若多食用豇豆会性滞，故气滞便结者忌食用，以免发生腹胀之类的疾病。

紫菜有哪些毒性和禁忌？

1. 蓝紫色的蓝色藻、双鞭甲藻等可分泌环状多肽、岩藻毒素等有毒物质，使紫菜的色泽变为蓝紫色，紫菜变成蓝紫色的毒素对热稳定，即使烧煮也不会分解，无法解毒。因此一旦紫菜变成蓝紫色，就可能是被有毒物质污染了，故忌食用。

2. 胃寒阳虚者也不宜多食，尤其是素体脾虚者，多食可引起腹胀。

石花菜有哪些毒性和禁忌？

1. 石花菜即北乌头。它是一种剧毒的中草药。在误食 10～30 分钟就会出现中毒症状，可对神经系统造成损害，严重者可因呼吸肌痉挛而窒息死亡，因此一定要仔细辨识。

2. 患有脾胃虚寒者及孕妇忌食用。

苜蓿有哪些毒性和禁忌？

1. 苜蓿中含有天然的有毒成分，称为刀豆氨基酸，属有毒碱性氨基酸，故忌食用。食用前须将其放入净水中洗净，去除有可能残留下的毒性物质。

2. 过敏体质，尿路结石及大便溏薄者忌食用。忌多烧。

薄荷有哪些毒性和禁忌？

1. 薄荷忌久煎，体虚自汗者忌食用。

2. 薄荷属凉性植物，故肝阳偏亢、阴虚发热、血虚眩晕者忌食用。

蜂斗菜有哪些毒性和禁忌？

因蜂斗菜属辛凉植物，故脾胃虚寒、脘部冷痛、大便稀溏者忌食用。

藿香有哪些毒性和禁忌？

因藿香性味属辛温，易消耗且伤阴液，故阴虚火旺，胃弱欲呕，胃热作呕，中焦火盛热极，温病热病者忌多食。

桔梗有哪些毒性和禁忌？

患有阴虚长久咳嗽及气逆、咳血者忌食用。

蕨菜有哪些毒性和禁忌？

1. 蕨菜属性味寒凉植类，脾胃虚寒者忌食用。

2. 蕨菜含硫胺酶等对人体的整个造血系统有伤害，能抑制红细胞的生成，抑制红细胞对铁的摄取，减少白细胞和血小板数目，并含致癌物质。故忌多食。

荠菜有哪些毒性和禁忌？

患有炎症的病人在服用红霉素、土霉素、甲硝唑（灭滴灵）等抗生素时，忌与荠菜、花生米、核桃仁一起服用，这些食品中含有丰富的钙、铁、磷等元素，会降低药效。

歪头菜有哪些毒性和禁忌？

1. 歪头菜属豆科植物，忌多食，吃前须经净水洗净。

2. 因歪头菜性滑，故大便溏泄者忌食用。

夏枯草有哪些毒性和禁忌？

1. 夏枯草忌水制，因其所含大量钾盐，易溶於水，而这类成分与其降压利尿作用，有一定的关系，若经水泡洗后，对其降压利尿作用会明显降低。

2. 体质虚弱发寒者忌多食。

3. 夏枯草易受潮，闷热后易发霉变黑，故须确实晒干并存放于干燥处。

仙人掌有哪些毒性和禁忌？

1. 野生仙人掌一般都含有一定量的毒素和麻醉剂，经常食用会导致神经麻痹。故忌食野生仙人掌。

2. 仙人掌本刺内含有微量毒汁，人体被刺伤后会引起皮肤红肿疼痛、瘙痒等过敏性症状，导致全身难受，心神不定。处理仙人掌时须带手套，以免伤刺到皮肤。

3. 体质虚寒的病人忌食用。

鱼腥草有哪些毒性和禁忌？

1. 因鱼腥草性微寒，故脾胃虚寒者忌食用。

2. 鱼腥草如做汤忌久煎，须后入锅；虚寒证及疔疮肿疡属阴寒，无红肿热痛者忌服食。

马齿苋有哪些毒性和禁忌？

1. 马齿苋属寒凉之品，脾胃虚寒，肠滑腹泻者忌食用。

2. 脾虚便秘者及孕妇忌食用；忌与鳖甲、胡椒、蕨粉同食。

罗勒有哪些毒性和禁忌？

因为罗勒是一种具有微毒的蔬菜，所以食用时一定要谨慎，尤其是孕妇要避免吃罗勒，以免造成流产。

款冬有哪些毒性和禁忌？

款冬久服会导致肝癌，因此服用款冬时一定要慎用，忌长期大量地服用，以免患上不治之症。

蒲公英有哪些毒性和禁忌？

脾虚便溏者忌服。

委陵菜有哪些毒性和禁忌？

慢性腹泻伴体虚者慎用。

猪毛菜有哪些毒性和禁忌？

猪毛菜忌煮豆腐，以免形成不易吸收的草酸钙，在体内形成尿结石。

酢浆草有哪些毒性和禁忌？

脾胃虚寒、胃酸过多者忌食。

水芹有哪些毒性和禁忌？

我国东北、华北和西北产毒芹，有剧毒，不能食用，亦不具药用价值。区别在于，水芹的茎和叶柄都有锐棱，而毒芹的茎和叶柄是圆筒形，中空有细沟，食用前一定要认真辨别。

水蓼有哪些毒性和禁忌？

1. 水蓼一次食用量忌过大，食用过多的话会引起心痛。
2. 如果和生鱼在一起吃，会令人脱气，阴核疼痛。
3. 妇女来月经的时候，忌食水蓼，否则会血淋带下。

水葫芦有哪些毒性和禁忌？

水葫芦这种水生植物带有的细菌很多，故忌生食，否则很容易就会感染细菌导致害病。

小根蒜有哪些毒性和禁忌？

1. 虚弱者忌服。
2. 发热病人忌多吃。
3. 属于滑利的食品，因此没有阻滞的症状忌食用。

豆槐有哪些毒性和禁忌？

1. 脾胃虚寒者忌服。
2. 凡是脾胃虚寒的便血以及其他属寒症的出血忌食用豆槐。

葛有哪些毒性和禁忌？

1. 妇女妊娠忌服用葛。
2. 葛性凉，容易引起呕吐，故忌多服，否则会损伤胃气。胃寒者尤其应当慎用。
3. 葛性凉，夏日表虚汗多的人尤其忌服用葛。

榆钱有哪些毒性和禁忌？

胃溃疡、十二指肠溃疡患者慎食。

荇菜有哪些毒性和禁忌？

1. 肾虚寒者尤应忌之。
2. 孕妇忌用。

灰菜有哪些毒性和禁忌？

大量食用灰菜后，会发生过敏现象，即日光性皮炎或皮肤痒感。

麦冬有哪些毒性和禁忌？

1. 虚寒泄泻、湿浊中阻、风寒或寒痰咳的人忌食吃麦冬。
2. 胃寒而多湿痰者忌食麦冬。
3. 忌与鲫鱼同吃。

番薯叶有哪些毒性和禁忌？

1. 肠胃积滞者，忌多服。

2. 糖尿病和肾脏病患者忌多吃。因为番薯的淀粉质含量很高，而淀粉质经消化后会转化为葡萄糖，对糖尿病人不利。同理，番薯的高钾成分也不利于肾脏病患者，所以食用一定要有所节制。

龙芽草有哪些毒性和禁忌？

气血虚、胃气弱及孕妇慎服。

冬虫夏草有哪些毒性和禁忌？

1. 经临床的长期使用，没有发现冬虫夏草有明显的毒副作用。但是有三类人群忌食用虫草：第一类是少年儿童。虫草并非完全像宣传的那样老少皆宜。因它具有与雄性激素相似的作用，少年儿童服用可能导致早熟，故儿童忌服用。第二类是患有各类实症的人群：所谓“实症”主要是由于邪气亢盛，正气虚衰，邪正之间剧烈抗争而导致的一系列病理变化。多见于外感的早、中期；现一般认为高热、狂躁、声高气粗、腹痛拒按、二便不通、脉实有力等，均属于“邪气盛则实”的临床表现。患有“实证”的人食用虫草后不但不能达到治疗、保健的目的，而且会导致心烦、恶心、口角溢血等不良反应。第三类是阴虚火旺者：忌单独使用虫草，以防加重病情。

2. 另外如果你血热，则禁止服用虫草，还需远离人参，因为有时人参可以使药力倍增，同时毒性也倍增。炖鸡时忌将虫草和人参放在一起同炖。

芡实有哪些毒性和禁忌？

1. 芡实兼除湿作用，具有收敛固涩作用，可以治疗各种滑脱症候的药物，称为收敛药。又叫收涩药。具有敛汗，止泻，固精，缩小便，止带，止血，止嗽等作用。凡属外感实邪未解或泻痢、咳嗽初起时不宜早用，以免留邪。

2. 使用时需要注意：

(1) 须与相应的补益药配伍同用，以标本兼顾。

(2) 气虚自汗，阴虚盗汗，分别配伍补气药，补阴药。

(3) 脾肾虚弱，久泻久痢，配伍补益脾肾药。

(4) 肾虚遗精，尿频，配伍补肾药。

(5) 肺肾亏虚，久咳虚喘，配伍补肺益肾纳气药。

(6) 冲任不固，崩漏下血，配伍补肝肾，固冲任药。

(7) 外感邪实，内有湿滞郁热者忌用。

何首乌有哪些毒性和禁忌？

1. 忌猪血羊血，忌铁、萝卜、葱、蒜等。

2. 因性味苦涩，可通便，故痰湿或大便溏泄等忌食用。

薇菜有哪些毒性和禁忌？

脾胃虚寒者忌多食。

小黄花菜有哪些毒性和禁忌？

1. 近年来国内资料有因吃鲜黄花菜引起中毒的报道，食后半小时至四小时左右出现中毒现象，轻者恶心、呕吐，重者有腹疼、腹胀、腹泻等。因此，不宜食用鲜黄花菜和腐烂变质的，也不要单纯炒食。

2. 患有皮肤瘙痒症者忌食。

紫苏有哪些毒性和禁忌？

因紫苏味辛、性温，故温热病及气弱表虚者忌服。

味甘性寒。有冷积人勿食。

笔管草有哪些毒性和禁忌？

气血虚弱的患者在服用的时候要慎重。

野韭菜有哪些毒性和禁忌？

阴虚火旺、疮疡目疾、消化不良者忌食。

莼菜有哪些毒性和禁忌？

1. 莼菜性寒而滑，忌多食、久食。多食易伤阳气、伤脾胃、发冷气、损毛发。所以脾胃虚寒的人忌多食。

2. 莼菜忌与醋同食。同食宜伤身。

3. 莼菜含有较多的单宁物质，与铁器相遇会变黑，所以忌用铁锅烹制。

鸭跖草有哪些毒性和禁忌？

1. 置通风干燥处，防霉。所以在贮存时一定要选择合适的贮存地点，忌贮存在潮湿的地方。

2. 脾胃虚弱者，服用鸭跖草的时忌大量服用，以免造成不必要的伤害。

茅根有哪些毒性和禁忌？

1. 在切制时，忌用水泡，防止钾盐丢失。

2. 脾胃虚寒，尿多不渴者忌用。
3. 贮存时要存放于干燥处，忌放在潮湿之处。

芦豆苗有哪些毒性和禁忌？

因为芦豆苗味甘，性微寒，所以肠胃虚弱者忌多吃。否则会给身体造成一定危害。

酸模叶蓼有哪些毒性和禁忌？

水红花子为蓼科植物荭蓼、酸模叶蓼或柳叶蓼的果实，性味咸寒。凡血分无淤滞及脾胃虚寒者忌服。

落葵有哪些毒性和禁忌？

脾胃虚弱者及孕妇忌食用。

蒌蒿有哪些毒性和禁忌？

蒌蒿性温，多食易生内热，故忌过量服用；阴虚火旺，口干舌燥者慎服。

茵陈蒿有哪些毒性和禁忌？

脾胃虚寒者忌过量食用；萎黄、虚黄，非因湿热引起的发黄者禁用。

香椿有哪些毒性和禁忌？

香椿忌多食，多吃令人神昏、血气微、壅气动风。有宿疾者勿食。

构杞菜有哪些毒性和禁忌？

1. 阳虚畏寒者忌用。
2. 鹅肠忌与枸杞菜一起做菜食用，否则会出现肠胀、胃出血等症状。

山莴苣有哪些毒性和禁忌？

凡开头如参、无芦头或芦头较长，断面中央无髓或可见数层同心环，闻之没有人参特殊香气，口尝有后遗症气、或有粘滑、麻辣感者，均为伪品。

播娘蒿有哪些毒性和禁忌？

1. 播娘蒿味辛、苦，性寒，因此虚寒、胃部冷痛、便溏者忌用。
2. 葶苈为十字花科植物播娘蒿（南葶苈子）的干燥种子。肺虚喘咳、脾虚肿满者忌服。因长久服用的话会使人变得虚弱。

3. 不利于脾胃虚弱及真阴不足之人服用，否则会给人体带来一定程度的危害。

慈姑有哪些毒性和禁忌？

1. 慈姑中含有胰蛋白酶抑制素，可抑制胰蛋白酶的分泌，因此不能过多食用慈姑，以免影响食物的消化和吸收，甚至产生胃腹胀满的感觉。

2. 慈菇不宜多食，多食则发肠风痔漏，崩中带下，使人干呕、损牙齿、失颜色、皮肉干燥等。

3. 孕妇，便秘者不宜多吃。

地耳有哪些毒性和禁忌？

1. 地耳性寒，忌多吃，多吃对身体不利。

2. 地耳性寒，脾胃虚寒、大便不实者忌食。

3. 地耳具有清热解毒、滋阴降火的功效，在平时食用，都是有益于人体的，但在月经期忌食，否则容易造成痛经，月经不调等症状。

鹅肠菜有哪些毒性和禁忌？

1. 脾胃虚寒者慎食。

2. 孕妇忌食用。

裙带菜有哪些毒性和禁忌？

1.《食疗本草》记载：裙带菜具有下气作用，故忌惮长期服用，若长期服用的话容易使人变得消瘦。

2.《品汇精要》记载：妇女妊娠时忌服用。

3. 平素脾胃虚寒，腹泻便溏的人忌服用裙带菜。

芒果有哪些毒性和禁忌？

1. 选购芒果时，长形的较甜，圆形的较香，果皮油润的味道最为鲜美。

2. 芒果性带湿毒，皮肤病或肿瘤患者忌食；芒果含糖分高，故糖尿病患者忌食；肾炎患者应少食。

3. 忌与大蒜、胡椒、辣椒等辛辣食物同食，饱餐后不宜食用，皮肤过敏体质者应慎食。

梨有哪些毒性和禁忌？

1. 饭后吃梨能促进胃酸分泌，帮助消化，增进食欲。

2. 梨的热量和脂肪低，适于喜甜又想减肥者食用。

3. 多吃伤脾胃，脾胃虚寒、慢性腹泻者忌食用；外伤、产后、小儿出痘后尤忌。

苹果有哪些毒性和禁忌？

1. 食用苹果过量有损心、肾，患有心肌梗塞、肾炎、糖尿病的人及痛经者忌食。

2. 饭后忌吃苹果，不但不会助消化，反而会造成胀气和便秘。故吃苹果宜在饭后2小时或饭前1小时。

3. 平时有胃寒觉堵者忌食生冷苹果。

橘有哪些毒性和禁忌？

1. 橘子忌多食，成人日食不超过3个，儿童则不宜超过2个。

2. 橘子味酸，容易聚痰，故风寒咳嗽及有痰饮者忌食用。

3. 肠胃功能欠佳者，吃太多橘子容易发生胃病。

4. 橘子忌与萝卜、动物肝脏等同食。

5. 在服用西药维生素K、磺胺类药物、女体舒通、氨苯喋啶和补钾药物时，均应忌食橘子。

葡萄有哪些毒性和禁忌？

1. 葡萄糖多性温，多食会引起内热、便秘或腹泻、烦闷不安等副作用，故应节食；

2. 糖尿病患者忌食。

枇杷有哪些毒性和禁忌？

1. 肺痿咳嗽、胸闷多疾以及劳作吐血之人宜食，坏血病患者食用亦佳。

2. 糖尿病患者忌食。

3. 脾虚、腹泻者忌食。

4. 枇杷仁含氢氰酸，有毒，故忌食枇杷仁。

5. 忌食未成熟的枇杷。

石榴有哪些毒性和禁忌？

1. 石榴忌多食，多食伤肺生痰，损坏牙齿，加重龋齿疼痛，使齿变黑。

2. 石榴性温涩，泻痢初起及有实火实邪者忌食。

3. 小儿多食石榴，易发热痰鸣，并会加重急性支气管炎、咳喘痰多等病情。

4. 适宜发热病人、口干舌燥者食用。

5. 适宜患有慢性腹泻，大便溏薄，肠滑久痢、白带清稀频多之人食用。

6. 暑热口干，酒醉烦渴者宜食。

7. 口臭之人和扁桃体炎者宜食。

8. 糖尿病患者忌食。

9. 急性盆腔炎、尿道炎及感冒患者也忌食石榴。

10. 肺病患者忌食。

菠萝有哪些毒性和禁忌？

1. 由于菠萝蛋白酶能溶解纤维蛋白和酪蛋白，故胃溃疡患者、肾病患者和血液凝血机能不全的人，忌多吃菠萝。

2. 一些对菠萝过敏的人，食用菠萝后会得“菠萝病”。用盐水浸泡菠萝，使菠萝蛋白酶的活性被破坏，就可避免这种病的发生。

3. 没有经过处理的生菠萝，因含一种甙类而有刺激性，会使口腔发痒，但对健康无害。

4. 菠萝汁中的生物甙及菠萝蛋白酶会刺激口腔黏膜，引起发痒、发麻等不适，有些人吃后会出现腹痛、腹泻、恶心、呕吐、头晕、头痛、皮肤发麻等反应，严重者会出现呼吸困难、休克，甚至因昏迷而死亡。因此，食用菠萝时，要将菠萝皮削去，切成小块在盐水中浸泡10分钟左右再吃。

5. 有胃寒、寒咳、虚咳者，忌生食或生饮菠萝汁，可煎煮后食用。有皮肤湿疹、疮疖者忌食。

甜橙有哪些毒性和禁忌？

1. 橙子中含有较多鞣质，能与铁结合，妨碍铁的吸收和利用，因此，贫血病人忌多吃。

2. 忌食皮厚或底部发霉的橙子。

3. 甜橙性偏凉，体寒者忌多食。

4. 糖尿病人忌食。

5. 饭前或空腹忌食用，因为橙子中的有机酸会刺激胃黏膜，对胃不利。

6. 橙子味美，却不可多吃，多食易伤肝气。

桃子有哪些毒性和禁忌？

1. 桃仁虽有破血行淤、滑肠通便之功效，但桃仁含有挥发油和大量脂肪油，泻多补少，所以便溏、咯血及孕妇应忌食。

2. 过量服用桃仁，会导致中毒。

3. 桃虽好吃，但多食令人生热上火。凡内热偏盛，易生疮疖的人忌多食，但食果脯则无此弊。

4. 糖尿病患者慎食。

5. 胃肠功能不良者及老人、小孩忌多食。

6. 忌与甲鱼同食，忌食烂桃、生桃。

杏有哪些毒性和禁忌？

1. 杏的酸液会腐蚀牙齿的珐琅质，吃完杏最好漱口。儿童忌多食。

2. 产妇、幼儿、病人（尤其糖尿病患者）忌吃杏或杏制品。

3. 杏虽好吃，却忌多吃，多吃易伤身。

柿子有哪些毒性和禁忌？

1. 食用蛋白质丰富的螃蟹后，忌马上吃柿子，以防出现结石，造成消化道梗阻；忌同红薯、海产品同食。

2. 产后胃寒者忌食。

3. 柿子因含糖量过高，多吃对牙齿、口腔等不利，并且会影响食欲。

4. 柿子含有大量的鞣酸、树胶和果胶，鞣酸在胃内经胃酸的作用，会沉淀凝结成块，留在胃中，形成“胃柿结石”。“胃柿结石”会愈结愈牢，不易粉碎，会引起胃黏膜充血、水肿、糜烂、溃疡，严重者可引起胃穿孔。故忌与酸性食物同食。

5. 柿子中还含有大量的单宁，具有较强的收敛性，这就是吃柿子时感到口涩、舌麻的原因。单宁物质到了肠里，会刺激肠壁收缩，造成肠液分泌减少，消化吸收功能降低。因此柿子吃多了会引起大便干燥。

6. 柿子未成熟时，鞣酸主要存在于柿肉中，而成熟后鞣酸则集中于柿皮中，所以柿子皮不宜吃。

香蕉有哪些毒性和禁忌？

1. 因香蕉性寒，故脾胃虚寒、胃疼腹泻、食欲减退者均忌食。

2. 患关节炎、肌肉疼痛、肾炎、心力衰竭和水肿的人，亦忌吃香蕉。

3. 空腹时忌大量吃香蕉，因为香蕉含有大量的镁，可造成体液中镁与钙的比值改变，使血中的镁大幅度增加，对心血管系统产生抑制作用，引起明显的麻木、嗜睡乏力等症状。

4. 需做尿液中吲哚或儿茶酚胺检测时，忌食香蕉。

5. 风寒感冒咳嗽者忌食。

6. 女子月经来潮期间及有痛经者忌食。

草莓有哪些毒性和禁忌？

1. 草莓是寒凉之物，忌多食。

2. 草莓中含有的草酸钙较多，由草酸钙引起的尿路结石病人忌多食。

金橘有哪些毒性和禁忌？

1. 脾弱气虚之人忌多食。
2. 糖尿病患者忌食。
3. 口舌碎痛，齿龈肿痛者忌食。

柚有哪些毒性和禁忌？

1. 酒醉、口臭或乘车船昏眩呕吐，慢慢嚼服柚肉可以缓解症状。
2. 大便干燥多食柚子，能收到理想的疗效。
3. 柚子有滑肠之效，故腹部寒冷、常患腹泻者少食。

杨桃有哪些毒性和禁忌？

1. 杨桃解内脏积热，清燥润肠通大便，肺、胃热者最宜食用。
2. 肺弱、胃寒、易患腹泻者以及肾脏病患者，皆不宜多吃杨桃。
3. 糖尿病患者忌食。

柑有哪些毒性和禁忌？

1. 柑性凉，脾胃虚寒、便溏腹泻者忌食。
2. 食柑过多会导致机体功能紊乱。
3. 霉橘烂柑莫入口。霉变之物多因绿霉菌感染，营养成分受损害后，产生亚硝酸盐等有害物质，食后易中毒。
4. 糖尿病患者忌食。
5. 风寒为病，久病痰寒者忌食。

西瓜有哪些毒性和禁忌？

1. 全身浮肿、排尿功能障碍、中满湿盛者，应忌食西瓜。
2. 西瓜忌过量食用，否则身体摄入水分过多，就会冲淡胃液而引起消化不良或肠道抵抗力下降。尤其是肾功能不完全者，切记不可多吃西瓜，以保健康。
3. 应该注意的是，对患暑热、身体虚弱或久咳痰多的人，忌食用冰镇西瓜。
4. 西瓜性寒，婴幼儿忌多食，因为孩子正处在发育阶段，抵抗力差。
5. 感冒初期患者，胃寒大便稀溏、口腔溃疡者，糖尿病患者等忌多食西瓜。
6. 小便量多以及平常有慢性肠炎、胃炎及十二指肠溃疡等属于虚冷体质的人均不宜多吃。

7. 西瓜变质后忌吃，否则容易引起胃肠病而下痢。

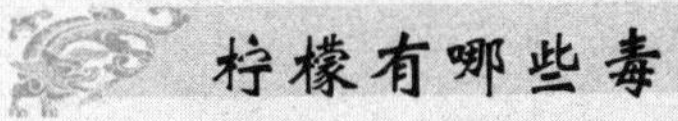

柠檬有哪些毒性和禁忌？

1. 柠檬味酸，易伤筋损齿，忌过食。
2. 胃溃疡、十二指肠溃疡或胃酸过多者忌食。
3. 糖尿病人忌食。

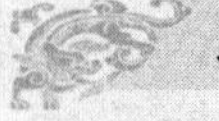

甘蔗有哪些毒性和禁忌？

1. 忌食发霉变质的甘蔗。
2. 甘蔗虽好，却不宜多食久食，否则助湿生热。
3. 甘蔗性寒，易伤脾胃，故脾胃虚寒、大便溏泻者忌多食。
4. 风热性病患者饮蔗汁最好。
5. 糖尿病患者忌食。

李子有哪些毒性和禁忌？

1. 李子忌与獐肉、雀肉、鸭蛋一同食用。

2. 李子忌多食，多食易助湿生痰、伤牙齿、损脾胃，脾胃虚弱者忌食；它含有氢氰酸，多食甚至会引起中毒。

3. 味道苦涩或入水漂浮不沉的李子有毒，忌食用。

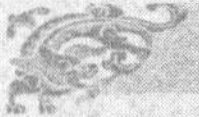

菱有哪些毒性和禁忌？

1. 脾胃虚弱之人及糖尿病患者忌食生菱。
2. 姜片虫的幼虫常寄生在菱表面，生食须洗干净。

番石榴有哪些毒性和禁忌？

1. 番石榴虽味美，却不宜多食，否则会容易引起便秘。
2. 内火盛、便秘者忌食。

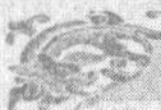

菠萝蜜有哪些毒性和禁忌？

1. 糖尿病患者忌食。
2. 对菠萝蜜过敏者慎食。

杨梅有哪些毒性和禁忌？

1. 胃酸过多、胃溃疡患者忌吃杨梅。

2. 杨梅忌多食，否则会损齿伤筋，令人发热、生疮、生痰。
3. 糖尿病患者应忌食杨梅。
4. 阴虚、血热、火旺者忌食。
5. 杨梅忌与生葱同食。

猕猴桃有哪些毒性和禁忌？

1. 虚寒者和孕妇最忌食。
2. 脾胃虚寒、腹泻便溏者忌食。
3. 糖尿病患者忌食。
4. 因猕猴桃性寒滑泻，故先兆流产及月经过多者忌食。

甜瓜有哪些毒性和禁忌？

1. 甜瓜性寒，脾胃虚寒、腹泻便溏者忌食。
2. 有糖尿病或脚气病的人忌食。

无花果有哪些毒性和禁忌？

1. 脾胃虚寒、腹泻便溏者忌生食。
2. 脑血管病、脂肪肝、正常血钾性周期性麻痹、糖尿病等患者忌食。

薜荔果有哪些毒性和禁忌？

1. 乳汁不下、腰痛者宜常食。
2. 血证及孕妇忌食。

番木瓜有哪些毒性和禁忌？

1. 木瓜对子宫有收缩作用，故孕妇慎食。
2. 体质虚弱及脾胃虚寒的人，宜食用未经冷藏的木瓜。
3. 小便刺痛者忌食。

椰子有哪些毒性和禁忌？

1. 糖尿病患者忌食。
2. 体热内盛者忌常食。

沙果有哪些毒性和禁忌？

1. 糖尿病患者忌食。

2. 体热内盛、痛风、便秘者忌食。

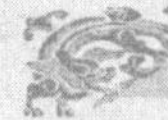

乌梅有哪些毒性和禁忌？

1. 妇女月经期间及产妇忌食。

2. 胃酸过多者慎用。

3. 梅对牙齿不好，故忌多食。

4. 梅具有较强的酸敛性，内有湿热积滞者不宜食用。

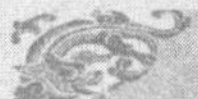

樱桃有哪些毒性和禁忌？

1. 樱桃性热，忌多吃。

2. 缺铁者宜食樱桃。

3. 大便干燥、口臭、鼻衄以及患热证者忌食，糖尿病人应忌食。

海棠有哪些毒性和禁忌？

海棠味酸，故胃酸过多者忌食。

荔枝有哪些毒性和禁忌？

1. 荔枝对乙型肝炎病毒表面抗原有抑制作用，该病患者宜食。

2. 过食荔枝会得“荔枝病”（即低血糖症），并且易发热；老年人过食荔枝会加重便秘。

3. 阴虚火旺者忌食。

大枣有哪些毒性和禁忌？

1. 大枣可配毒药，一方面，其性甘温，有补脾和胃，益气养血之功；另一方面，可以缓解毒药剧烈之性，减少毒药对胃肠道的刺激。大枣虽可与毒药为伍，但有时却不能与食物相伴。古人认为：“大枣与鱼同食，令人腰腹作痛。”

2. 腐烂的大枣在微生物的作用下会产生果酸和果醇，人吃了会出现头晕、视力障碍等中毒反应，重者会危及生命，所以忌食发霉或腐烂的大枣。

3. 凡有湿痰、积滞、齿病、虫病者均不宜食大枣，小儿疳病，痰热病患者亦不宜食。

4. 龋齿疼痛者忌食用。

白果有哪些毒性和禁忌？

1. 白果有微毒，忌多食；

2.5岁以下小儿忌食。

龙眼有哪些毒性和禁忌?

1. 虚火偏旺，风寒感冒，消化不良者忌食。
2. 孕妇在进补时，切勿滥食龙眼。
3. 患有腹泻、胃胀腹泻、内热旺盛者，忌食用。
4. 龙眼过食易引起气滞、腹胀、食欲减退等症状，尤其虚火内热者不宜多食。

栗子有哪些毒性和禁忌?

1. 糖尿病人忌食。
2. 栗子生食不易消化，熟食又易滞气，故忌一次多食。
3. 脾胃虚弱消化不良或患有风湿病的人忌食。
4. 发霉栗子会引起中毒，故栗子略有变质时忌食用。

桑葚有哪些毒性和禁忌?

1. 桑葚含有溶血性过敏物质及透明质酸，过食易引发溶血性肠炎。

2. 未成年人不宜多吃桑葚，因为它含有较多的胰蛋白抑制物——鞣酸，会影响人体对铁、钙、锌等物质的吸收。

3. 脾虚便溏者忌食桑葚。
4. 桑葚含糖量高，糖尿病人忌食。
5. 忌食未成熟的桑葚。
6. 熬桑葚膏时忌用铁器。

枸杞子有哪些毒性和禁忌?

1. 有酒味的枸杞已经变质，忌食。
2. 忌和过多药性温热的补品如龙眼、红参、大枣等同食。

金樱子有哪些毒性和禁忌?

凡感冒发烧、糖尿病患者，或有实水邪热者忌食，便秘或大便干燥者亦忌。

山楂有哪些毒性和禁忌?

1. 胃溃疡者忌多吃，因山楂中含酸量大，会伤胃黏膜，加重病情。
2. 血脂过低者忌多吃，因山楂具有降血脂作用，会使血脂更低。
3. 山楂有破血散淤作用，易导致流产，故孕妇忌多食。

4. 儿童脾胃虚弱，多吃会导致消化不良，引起消瘦，也忌多食。

5. 山楂能抵消人参的补气作用，所以忌同食。

6. 山楂不可用铁锅熬煮，因果酸可溶解铁锅中的铁垢，会生成低铁化合物，吃后会引起中毒。

核桃有哪些毒性和禁忌？

1. 核桃油多，多食会影响脾胃消化；便溏、腹泻、痰热咳喘、阴虚火旺者忌食。

2. 鼻衄、肺脓疡、支气管扩张和咯血者同样忌食。

3. 忌与野鸡肉同食。

松子有哪些毒性和禁忌？

1. 滑精及患湿痰患者忌食。

2. 胆功能不全者慎食。

茶有哪些毒性和禁忌？

1. 临睡前忌喝浓茶以免引起失眠；

2. 常喝浓茶会影响牙齿的洁白；

3. 吃安眠药及含铁的补血药时，忌用茶水送服，以免影响药效；

4. 饮茶宜清淡，忌浓忌多；

5. 茶具要经常清洁；

6. 用矿泉水泡茶最好，忌用开水泡茶；

7. 茶以热饮为宜；

8. 胃寒者忌饮绿茶，更不能饮冷茶水。

醋有哪些毒性和禁忌？

1. 醋虽好，但切不可多食，又必须对症下药，否则“伤人肌脏”，既伤筋骨，又伤脾胃；

2. 脾胃有病，胃酸过多的胃、十二指肠溃疡，忌多食醋；

3. 风寒咳嗽、外感疟痢初起皆忌醋；

4. 骨伤者醋外敷切不可过久；

5. 佝偻病儿忌用醋，以免诸骨变形软弱；

6. 服茯苓丹参者忌醋，服乳汁及乳养之儿忌食醋。

酒有哪些毒性和禁忌？

1. 急性中毒：轻者不过兴奋及呕吐，不需特殊治疗。重者陷入昏睡状态，应洗胃或注射咖啡因，也可用麻黄碱、苯丙胺等，并注意保温。

2. 慢性中毒：嗜酒成癖者对乙醇产生耐受性，饮量渐大，但有一定限度，一般只超过正常 3～4 倍，这是吗啡不能比拟的。

3. 因饮酒后皮肤有温暖感而将酒视为御寒药，实属不当。因寒冷时皮肤血管收缩属保护性反射，饮酒后抑制了血!

药物的毒性和禁忌

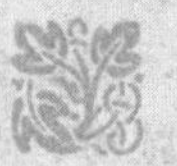

风寒感冒颗粒有哪些毒性和禁忌?

1. 本方辛温发散，用于外感风寒证。风热感冒及寒郁化热明显者忌用。

2. 服药期间忌烟酒及辛辣、生冷、油腻食物。

3. 因方中含麻黄，故高血压、心脏病者应慎用。因麻黄会导致心率加快，血压会在短时间内快速上升，使高血压、心脏病者出现各种不适，甚至加重患者病情。另外麻黄发汗力较强，故表虚自汗及阴虚盗汗、由于肾不纳气喘咳者均应忌用。另外麻黄辛温发散，有碍胎气，故孕妇应慎用。

4. 小儿、年老体弱者应在医师指导下服用。

5. 对本方过敏者禁用，过敏体质者慎用。

6. 本方含有防风，其性味辛甘，血虚痉急或头痛不因风邪者忌服。

感冒清热颗粒有哪些毒性和禁忌?

1. 本方外散表寒，内清里热，为外感风寒或兼内有郁热之感冒而设。风热感冒者慎用。

2. 服药期间忌食辛辣、油腻之物。

3. 与环孢素 A 同用，可能引起环孢素 A 血药浓度升高，因此可能给人体带来一些不良反应，故忌与环孢素 A 同用。

4. 本方含有柴胡，其性味苦，微寒。肝阳上亢、肝风内动、阴虚火旺及气机上逆者忌用或慎用。

5. 本方含有防风，其性味辛甘，血虚痉急或头痛不因风邪者忌服。

6. 本方含有白芷，其性味辛温，阴虚血热者忌服。

7. 本方含有苦杏仁，因其性味苦，微温，有小毒。因此内服忌过量，以免中毒。

8. 本方含有葛根，因其性味甘平、大寒，容易引起呕吐，所以胃寒者应当慎重服用。忌多服，以免损伤胃气。

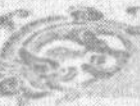

风热感冒颗粒有哪些毒性和禁忌？

1. 本方清热解毒，辛凉解表，风寒外感者慎用。

2. 服药期间忌食辛辣、油腻食品。

3. 本方含六神曲，性味甘辛，温。故脾阴虚、胃火盛者忌用；会导致落胎，孕妇忌食。

4. 本方含有苦杏仁，因其性味苦，微温，有小毒。因此内服忌过量，以免中毒。

5. 本方含有板蓝根，因其具有清火解毒、凉血止血的功效，所以身体虚弱而无实火热毒者忌服。

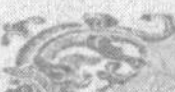

抗感颗粒（口服液）有哪些毒性和禁忌？

1. 本方清热解毒，风寒外感者慎用。

2. 孕妇慎用。

3. 服药期间忌食辛辣、油腻食品。

4. 本方含有赤芍，其性味酸、苦、凉，血虚者慎服。

5. 本方含有牛蒡子，因其能滑肠，所以气虚便溏者忌用。

双黄连口服液有哪些毒性和禁忌？

1. 本方辛凉解表，清热解毒，风寒感冒者不宜用；本方苦寒，易伤胃气，脾胃虚寒者慎服。

2. 服药期间忌服滋补性中药，饮食宜清淡，忌食辛辣厚味。

3. 由于糖浆含糖量在75%以上，故糖尿病患者忌服用，有化脓性皮肤感染的患者也应慎用。

维C银翘片有哪些毒性和禁忌？

1. 本方辛凉解表，清热解毒，风寒感冒者慎服。

2. 孕妇慎用。

3. 饮食宜清淡，服药期间忌服滋补性中药，忌烟酒及辛辣、生冷、油腻食物。

4. 本方含有牛蒡子，因其能滑肠，故气虚便溏者忌用。

感冒止咳颗粒有哪些毒性和禁忌？

1. 本方清热解表，止咳化痰，外感风寒者慎用。

2. 服药期间饮食宜清淡，忌食辛辣油腻食品，以免助火生痰。

3. 由于糖浆含糖量在75%以上，故糖尿病患者忌服用，有化脓性皮肤感染者也应慎用。

4. 本方含有柴胡，其性味苦，微寒。肝阳上亢，肝风内动，阴虚火旺及气机上逆者忌用或慎用。

5. 本方含有苦杏仁，因其性味苦，微温，有小毒。因此内服忌过量，以免中毒。

6. 本方含有葛根，因其性味甘平、大寒，容易引起呕吐，故胃寒者应慎服。以免损伤胃气。

柴连口服液有哪些毒性和禁忌？

1. 本方辛温发表，风热感冒者慎用。

2. 方中含麻黄，高血压、冠心病患者应慎用或遵医嘱。因麻黄会导致心率加快，血压会在短时间内快速上升，使高血压、心脏病者出现各种不适，甚至会加重患者病情。另外麻黄发汗力较强，故表虚自汗及阴虚盗汗，喘咳由于肾不纳气者均应忌用。另外麻黄辛温发散，有碍胎气，孕妇慎用。

3. 服药期间忌吃辛辣、油腻的食物。

4. 本方含有柴胡，其性味苦，微寒。肝阳上亢，肝风内动，阴虚火旺及气机上逆者忌用或慎用。

藿香正气水有哪些毒性和禁忌？

1. 本方辛温解表，热邪导致的霍乱、感冒忌服，阴虚火旺者忌服。

2. 孕妇忌服。

3. 饮食宜清淡，服药期间忌服滋补性中药。

4. 本方含有茯苓，虚寒精滑或气虚下陷者忌服。

5. 本方含有半夏，生微寒，熟温，有毒。一切血证及阴虚燥咳、津伤口渴者忌服。

6. 本方含有大枣，其性味甘温，凡有湿痰、积滞，齿病、虫病者，均不相宜。

7. 本方含有白芷，其性味辛温，阴虚血热者忌服。

参苏丸有哪些毒性和禁忌？

1. 本方益气解表，疏风散寒，风热感冒者忌服用。

2. 孕妇慎用。

3. 服药期间忌服滋补性中药，忌烟、酒及辛辣、生冷、油腻食物。

4. 本方含有茯苓，虚寒精滑或气虚下陷者忌服。

5. 本方含有半夏，其性味微寒，熟温，有毒。一切血证及阴虚燥咳、津伤口渴者忌服。

6. 本方含有大枣，其性味甘温，凡有湿痰、积滞、齿病、虫病者，均不相宜。

7. 本方含有葛根，因其性味甘平、大寒，容易引起呕吐，所以胃寒者应当慎服。也不可多服，以免损伤胃气。

当归龙荟丸有哪些毒性和禁忌？

1. 冷积便秘，阴虚阳亢之眩晕者慎用。

2. 本方苦寒，故素体脾虚、年迈体弱者慎用。

3. 服药期间饮食宜清淡，忌食辛辣、油腻之物，以免动火助邪。

4. 本方含有大黄，苦寒，易伤胃气，脾胃虚弱者慎用；另有活血祛淤作用，妇女怀孕、月经期、哺乳期应忌用。

5. 本方含有黄连，其性味大苦大寒，过服久服易伤脾胃，脾胃虚寒者忌用。苦燥伤津，阴虚津伤者慎用。

清泻丸有哪些毒性和禁忌？

1. 阴虚肠燥便秘者忌用。

2. 本方内含朱砂，朱砂味甘，性微寒；有毒，忌大量服用，忌少量久服，以防慢性汞中毒；肝、肾功能不正常者尤宜慎用。

3. 服药期间饮食宜清淡，忌食辛辣油、香燥之物，以免助湿生热。

4. 本方含有大黄，苦寒，易伤胃气，脾胃虚弱者慎用；另有活血祛淤作用，妇女怀孕、月经期、哺乳期忌用。另外本方含有枳实，因其属于通经去淤、行气破血以及产热滑利的药物，故孕妇慎用。

控涎丸有哪些毒性和禁忌？

1. 本方药性多苦寒，主要用于痰涎水饮，故虚寒证忌服。

2. 本方含甘遂、大戟，有泻水逐饮作用，有碍胎气，孕妇慎用。体质虚弱者忌用。

3. 服药期间饮食宜清淡，忌食生冷、辛辣燥热之品。

4. 本方药力猛，易伤正气，应中病即止，忌久服，体弱年迈者慎用。

肾衰宁胶囊有哪些毒性和禁忌？

1. 肝肾阴虚，脾肾阳虚，阴阳两虞所致水肿、肾劳者忌服用。

2. 本方含通腑泄浊，活血化淤之品大黄，苦寒，易伤胃气，脾胃虚弱者慎用；另有活血祛淤作用，妇女怀孕、月经期、哺乳期应忌用。

3. 服药期间饮食宜清淡、低盐，忌烟酒及辛辣油腻食品，以免助湿生热。服药期间宜配合优质低蛋白饮食．若出现营养不良时，可适当制定合理营养方案，并注意补充水溶性维生素、矿物质及微量元素。

4．本方含通腑之品，服药后每日大便次数在2～3次为宜，超过4次以上者慎用。本方含活血化淤之品，有出血症状者忌用。

5．本方含有茯苓，虚寒精滑或气虚下陷者忌服。

6．本方含有半夏，性微寒，熟温，有毒。一切血证及阴虚燥咳、津伤口渴者忌服。

7．本方含有黄连，性大苦大寒，忌过服久服，以免伤及脾胃，脾胃虚寒者忌服。苦燥伤津，阴虚津伤者慎用。

逍遥丸有哪些毒性和禁忌？

1．凡肝肾阴虚所致的胁肋胀痛，咽干口燥，舌红少津者慎用。

2．忌辛辣生冷食物，饮食宜清淡。

3．过敏体质慎用。

4．糖尿病患者及有高血压、心脏病、肝病、肾病等慢性病严重者应在医师指导下服用。

5．儿童、孕妇、哺乳期妇女、月经量多及年老体弱者应在医师指导下服用。

6．本方含有茯苓，虚寒精滑或气虚下陷者忌服。

7．本方含有白芍，性味苦酸，凉，虚寒腹痛泄泻者慎服。

8．本方含有柴胡，其性味苦，微寒。肝阳上亢，肝风内动，阴虚火旺及气机上逆者忌用。

乙肝灵丸有哪些毒性和禁忌？

1．单纯毒热证或肝郁脾虚证所致胁痛者忌使用。

2．本方含有大黄，苦寒，易伤胃气，脾胃虚弱者慎用；另有活血祛淤作用，妇女怀孕、月经期、哺乳期忌用。

3．服药期间饮食宜清淡，忌食辛辣油腻之品，忌烟酒。

4．单独服用本方治疗乙型肝炎时，应注意检查乙型肝炎病毒指标、肝功能及B超等。忌在检查之前就自作主张服用本方。

5．本方含有白芍，性味苦酸，凉，虚寒腹痛泄泻者慎服。

6．本方含有柴胡，其性味苦，微寒。肝阳上亢，肝风内动，阴虚火旺及气机上逆者忌用或慎用。

牛黄上清胶囊有哪些毒性和禁忌？

1．阴虚火旺所致的头痛眩晕，牙痛咽痛等症忌用。

2. 本方寒凉，故易伤胃气，老人、儿童、素体脾胃虚弱者慎服。

3. 服药期间饮食宜清淡，忌食辛辣油腻食物，以免助热生湿，加重病情。

4. 注意保持口腔的清洁卫生，经常漱口，以减少邪毒滞留机会。严忌口腔不洁。

5. 本方含有冰片、大黄，因大黄有活血祛淤作用，冰片芳香走窜，有碍胎气，孕妇慎用。

6. 本方含有黄连，其性味大苦大寒，过服久服易伤脾胃，故脾胃虚寒者忌用。苦燥伤津，阴虚津伤者慎用。

7. 本方含有白芷，其性味辛温，阴虚血热者忌服。

8. 本方含有川芎，其性味苦辛，阴虚火旺，上盛下虚及气弱之人忌服。

9. 本方含有赤芍，其性味酸、苦，凉，血虚者慎服。

牛黄解毒胶囊有哪些毒性和禁忌？

1. 阴虚热盛所致口疮、牙痛、喉痹者忌服。

2. 本方含有冰片、大黄，因大黄有活血祛淤作用，冰片芳香走窜，有碍胎气，孕妇忌用。

3. 本方苦寒泄降，脾胃虚弱者慎用。

4. 因方中含有雄黄，雄黄辛温，属于剧毒物质。故忌过量、久服。

5. 本方含有石膏，因其性味辛甘，寒，故脾胃虚寒及血虚、阴虚发热者忌服。

清开灵胶囊有哪些毒性和禁忌？

1. 久病体虚便溏者慎用。

2. 忌辛辣刺激性食物。

3. 孕妇禁用。

4. 本方含有板蓝根，因其具有清火解毒、凉血止血的功效，故身体虚弱而无实火热毒者忌服。

5. 本方含有水牛角，因其性寒，所以非实热之证者忌服用。

解热清肺糖浆有哪些毒性和禁忌？

1. 本方清热解毒，风寒感冒者慎用.

2. 服药期间饮食宜清淡，忌食辛辣油腻之品，以免助火生痰。

3. 由于糖浆含糖量在75%以上，故糖尿病患者忌服用，有化脓性皮肤感染的患者也应慎用。清肺止咳糖浆忌在饭前服用，因糖可促进消化液分泌，使胃饱胀而影响食欲。由于部分中成药依靠糖浆覆盖在咽部黏膜表面来缓解咳嗽，而水会稀释药液，减弱止咳作用，故服后忌马上喝水。

三九胃泰胶囊有哪些毒性和禁忌？

1. 虚寒性胃痛及寒凝血淤胃痛者忌用。
2. 忌食油腻生冷难消化食物。
3. 小儿、年老体弱者应在医师指导下服用。
4. 对本方过敏者禁用，过敏体质者慎用。
5. 孕妇慎用。
6. 本方含有茯苓，虚寒精滑或气虚下陷者忌服，否则会对身体健康不利。
7. 本方含有白芍，性味苦酸，凉，虚寒腹痛泄泻者慎服。

六合定中丸有哪些毒性和禁忌？

1. 湿热泄泻、实热积滞胃痛者忌服。
2. 饮食宜清淡，忌酒及辛辣、生冷、油腻食物。
3. 忌在服药期间服用滋补性中药。
4. 有高血压、心脏病、肝病、糖尿病、肾病等慢性病严重者应在医师指导下服用。
5. 儿童、哺乳期妇女、年老体弱者应在医师指导下服用。
6. 对本方过敏者禁用，过敏体质者慎用。
7. 本方含有茯苓，虚寒精滑或气虚下陷者忌服。
8. 本方含六神曲，性味甘辛，温。脾阴虚，胃火盛者忌用；会导致落胎、孕妇忌食。
9. 本方含有木瓜、其性味酸温，忌多食，否则会损害牙齿。另外下部腰膝无力，由于精血虚、真阴不足者忌服用。伤食脾胃未虚、积滞多者，忌服用。

清暑益气丸有哪些毒性和禁忌？

1. 本方含有六神曲，性味甘辛，温。脾阴虚，胃火盛者忌服用；会导致落胎、孕妇忌食。
2. 服药期间饮食宜清淡，忌食辛辣油腻之品。
3. 服本方时忌服用藜芦、五灵脂、皂荚或其制剂；忌喝茶和吃萝卜，以免影响药效。
4. 高血压、心脏病、肝病、糖尿病、肾病等慢性病严重者应在医师指导下服用。
5. 应严格按照用法用量服用，婴幼儿、年老体虚患者应在医师指导下服用。
6. 对本方过敏者禁用，过敏体质者慎用。
7. 本方含有葛根，因其性味甘平、大寒，容易引起呕吐，所以胃寒者应当慎重服用。忌多服，以免损伤胃气。

上清丸有哪些毒性和禁忌？

1. 本方清热散风，解毒通便，用于风热火盛证。若虚火上炎者慎用。
2. 服药期间饮食宜清淡。忌食辛辣油腻食物。以免助热生痰。忌烟、酒。
3. 心脏病、肝病、糖尿病、肾病等慢性病患者应在医师指导下服用。
4. 小儿、年老体弱及脾胃虚寒者慎用，若需使用，必须在医师指导下使用。
5. 对本方过敏者禁用，过敏体质者慎用。
6. 本方含有大黄，有活血祛淤作用，有碍胎气，故孕妇应慎用。
7. 本方含有防风，其性味辛甘，血虚痉急或头痛不因风邪者忌服。
8. 本方含有白芷，其性味辛温，阴虚血热者忌服。
9. 本方含有川芎，其性味苦辛，阴虚火旺，上盛下虚及气弱之人忌服。

天麻头痛片有哪些毒性和禁忌？

1. 肝火上炎所致的头痛、头晕者慎用。
2. 方中含有辛香走窜之品，有碍胎气，故孕妇忌服。
3. 方中含乳香，乳香味辛热、微毒，脾胃虚弱者慎服。
4. 服药期间饮食宜用清淡易消化食品，忌食辛辣、油腻食品，以免助热生湿。
5. 本方含有白芷，其性味辛温，阴虚血热者忌服。
6. 本方含有川芎，其性味苦辛，阴虚火旺，上盛下虚及气弱之人忌服。

牛黄降压丸有哪些毒性和禁忌？

1. 气血不足所致的头晕目眩、失眠患者忌用。
2. 本方过于苦寒芳香，如所含冰片芳香走窜，有碍胎气，故孕妇慎服。
3. 服药期间忌寒凉、油腻食品。
4. 体弱便溏者忌服。
5. 本方含有白芍，性味苦酸，凉，虚寒腹痛泄泻者慎服。
6. 本方含有川芎，其性味苦辛，阴虚火旺，上盛下虚及气弱之人忌服。
7. 本方含有羚羊角，因其性味咸寒，所以肝经无热者忌服用。
8. 本方含有郁金，因其具有行气化淤，清心解郁的功效，所以阴虚失血及无气滞血淤者忌服。
9. 本方含有水牛角浓缩粉，因水牛角性寒，所以非实热之证者忌服用。

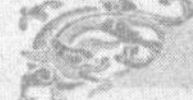

清肝降压胶囊有哪些毒性和禁忌？

1. 气血不足之眩晕者忌服用。

2. 服药期间饮食宜进清淡易消化之品，忌食辛辣油腻。

3. 孕妇慎用。

4. 本方含有葛根，因其性味甘平、大寒，容易引起呕吐，故胃寒者应当慎重服用。忌多服，以免损伤胃气。

5. 本方含有夏枯草，因其性味苦辛，寒，故脾胃虚弱者慎服。

6. 本方含有远志，因其性味苦辛、微温，故有胃炎及胃溃疡者慎用。

癫痫宁片有哪些毒性和禁忌？

1. 虚证患者慎用。

2. 一般在癫痫未发作时即给予药物治疗，对于发作频繁者，应按照癫痫的处理原则，可配合抗癫痫药治疗。如出现严重的癫痫发作或癫痫持续状态，应及时送往医院或采取应急措施，避免延误病情。

3. 对于已经服用抗癫痫西药的患者，不可突然停药而改服中成药，以避免诱发癫痫持续状态，应在加服中药有效后根据具体病情在专科医生指导下调整用药。

4. 本方含攻逐之品，会影响到胎气，孕妇禁用。

5. 本方所含千金子有毒，忌过服、久服。

6. 忌食辣酒、羊肉及刺激性食物。

7. 本方含有钩藤，其性味甘凉，最能盗气，体质虚弱者勿服，无火者勿服。

龙胆泻肝丸有哪些毒性和禁忌？

1. 本方清肝胆实火，若脾胃虚寒者忌用。

2. 方中含有活血、利湿之品，有碍胎气，孕妇慎用。

3. 服药期间饮食宜用清淡易消化之品，忌食辛辣油腻之品，以免助热生湿。忌烟、酒。

4. 本方苦寒，易伤正气，体弱年迈者慎服，即使体质壮实者，也当中病即止，忌过服、久服。

5. 原发性高血压产生剧烈头痛，服药后头痛不见减轻，伴有呕吐、神志不清，瞳仁不等高血压危象者，应立即停药并采取相应急救措施。

6. 用本方治疗急性结膜炎时，可配合使用外滴眼药；治疗化脓性中耳炎时，服药期间最好配合清洗耳道；治疗阴道炎时，亦可使用清洗剂冲洗阴道，以增强疗效。

7. 不宜在服药期间同时服用滋补性中药。

8. 有高血压、心脏病、肝病、糖尿病、肾病等慢性病严重者应在医师指导下服用。

9. 儿童、哺乳期妇女、年老体弱及脾虚便溏者应在医师指导下服用。

10. 对本方过敏者禁用，过敏体质者慎用。

11. 本方含有柴胡，其性味苦，微寒。肝阳上亢，肝风内动，阴虚火旺及气机上逆者忌用或慎用。

护肝片有哪些毒性和禁忌?

1. 本方药性苦寒，脾胃虚寒者慎用，寒湿阴黄者忌用，淤血停滞、肝阴不足所致胁痛者忌用。

2. 服药期间饮食宜清淡，忌食辛辣油腻之品并戒酒。

3. 使用本方降低血清谷丙转氨酶时，一般以一个月为一疗程，最多三个月。在转氨酶指标正常或下降的同时应伴有全身症状好转，但易反跳，停药时应剂量递减，不宜骤停。

4. 血清谷丙转氨酶下降并不代表肝细胞损伤有实质性的全面好转，应同时测定，即天冬氨酸氨基转移酶（AST）的活力。并观察全身症状是否好转，必要时还应检查黄疸及肝硬化指标，以免延误病情。

5. 本方含有柴胡，其性味苦，微寒。肝阳上亢，肝风内动，阴虚火旺及气机上逆者忌用。

6. 本方含有板蓝根，因其具有清火解毒、凉血止血的功效，故身体虚弱而无实火热毒者忌服。

利胆排石颗粒有哪些毒性和禁忌?

1. 本方苦寒通便，脾虚便溏者忌用，寒湿型黄疸者忌用。

2. 单纯淤血停滞、肝阴不足所致胁痛者忌应用。

3. 本方含有大黄，苦寒，易伤胃气，脾胃虚弱者慎用；另有活血祛淤作用，妇女怀孕、月经期、哺乳期忌用。

4. 服药期间饮食宜清淡，忌食辛辣油腻之品，并戒酒。

5. 服药后若发热加重，腹痛加剧或黄疸加深者应及时请外科治疗。

6. 本方含有郁金，因其具有行气化淤，清心解郁的功效，所以阴虚失血及无气滞血淤者忌服。

消炎利胆片有哪些毒性和禁忌?

1. 本方药性苦寒，脾胃虚寒者慎用。

2. 服药期间饮食宜清淡，忌食辛辣油腻之品，并戒酒。

3. 本方所含苦木有一定毒性，孕妇慎用。

4. 用于治疗急性胆囊炎感染时，应密切观察病情变化，若发热、黄疸、上腹痛等症加重时，应及时请外科处理。

5. 本方所含苦木有一定毒性，忌过量，久服。否则可能偶见药疹、过敏性休克

及全身抽搐、剧烈咳嗽等。

清淋颗粒有哪些毒性和禁忌？

1. 淋证属于肝郁气滞或脾肾两虚，膀胱气化不行者忌使用。

2. 肝郁气滞，脾虚气陷，肾阳衰惫，肾阴亏耗所致癃闭忌服用。

3. 方中含苦寒通利之大黄，有碍胎气，故孕妇忌用。

4. 本方为苦寒之剂，易伤正气，体质虚弱者及老年人应慎用。

5. 服药期间饮食宜清淡，忌烟酒及辛辣油腻食品，以免助湿生热。

6. 本方含有木通，其性味苦凉，内无湿热、津亏、气弱、精滑、溲频及孕妇忌服。

7. 本方含有车前子，其性味甘寒，凡内伤劳倦，阳气下陷，肾虚精滑及内无湿热者，慎服。

肾舒颗粒有哪些毒性和禁忌？

1. 本方为膀胱湿热所致热淋而设，若肝郁气滞，脾肾亏虚，膀胱气化不行所致淋证忌使用。

2. 本方药性苦寒，易伤正气，忌过服、久服。

3. 宜多饮水，避免憋尿和劳累；治疗期间宜节制房事。

4. 服药期间，忌进食辛辣、油腻和煎炸类食物，以免助湿生热。

5. 本方含利尿通淋，活血通经药物，宜动胎气，故孕妇忌服。

6. 本方含有茯苓，虚寒精滑或气虚下陷者忌服。

肠康片有哪些毒性和禁忌？

1. 本方为湿热泻痢所设，若属虚寒泻痢者忌用。

2. 服药期间宜食清淡食物，忌食辛辣、生冷、油腻食物。

3. 本方易伤胃气，忌过服、久服。

4. 严重脱水者，则应采取相应的治疗措施。忌对脱水不加治疗，以免带来严重后果。

5. 忌在服药期间同时服用滋补性中药。

6. 有高血压、心脏病、糖尿病、肝病、肾病等慢性病严重者应在医师指导下服用。

7. 本方含盐酸小檗碱。应严格按用法用量服用，儿童、年老体弱者要在医师指导下服用。

8. 对本方过敏者禁用，过敏体质者慎用。

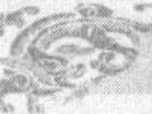

泻痢消胶囊有哪些毒性和禁忌？

1. 本方含有白芍，性味苦酸，凉，寒湿及虚寒下痢、泄泻者慎用。

2. 本方宜动胎气，故孕妇忌用。

3. 服药期间宜选清淡饮食，忌食生冷油腻、辛辣刺激性食物。

4. 本方含有茯苓，虚寒精滑或气虚下陷者忌服。

5. 本方含有黄连，其性味大苦大寒，过服久服易伤脾胃，脾胃虚寒者忌用。苦燥伤津，阴虚津伤者慎用。

肠胃适胶囊有哪些毒性和禁忌？

1. 本方为湿热泻痢而设，若属脾胃虚寒腹泻，慢性虚寒性泻痢者忌用。

2. 服药期间饮食宜清淡，忌食辛辣油腻之品。

3. 本方苦寒，易伤胃气，忌过用、久用。

4. 严重脱水者，则应采取相应的治疗措施。严忌对脱水不加诊治。

5. 本方含有黄连，其性味大苦大寒，过服久服易伤脾胃，脾胃虚寒者忌用。苦燥伤津，阴虚津伤者慎用。

6. 本方含有葛根，因其性味甘平、大寒，容易引起呕吐，故胃寒者应当慎重服用。

肾炎康复片有哪些毒性和禁忌？

1. 急性肾炎所致的水肿忌服用。

2. 本方含活血祛淤，利湿通窍之品，有碍胎气，故孕妇忌用。

3. 服药期间饮食宜清淡、低盐，忌烟酒及辛辣油腻食品，以免助湿生热。

4. 本方含有山药，有收涩的作用，故大便燥结者不宜食用；另有实邪者忌食山药。

前列舒乐颗粒有哪些毒性和禁忌？

1. 膀胱湿热，肝郁气滞所致的淋证者忌使用。

2. 肝郁气滞，脾虚气陷所致癃闭者忌使用。

3. 服药期间，忌食辛辣、生冷、油腻食物及饮酒。

通脉降脂片有哪些毒性和禁忌？

1. 痰热淤阻者慎用。

2. 本方含活血药物，容易导致流产，故孕妇慎用。

3. 饮食宜清淡、低糖、低盐、低脂。忌食过饱。忌食辛辣、油腻之品。

4. 本方含有川芎，其性味苦辛，阴虚火旺，上盛下虚及气弱之人忌服。

5. 本方含有三七，因其具有活血化淤的功效，所以血虚或血热出血者禁用。另对三七过敏者禁用。

血脂康胶囊有哪些毒性和禁忌?

1. 治疗期间，饮食宜清淡，少食油腻食物。

2. 孕期及哺乳期妇女忌用。

3. 有出血倾向者禁用。

4. 合并服用抗凝血药物的患者应适当调整抗凝血药物的剂量，否则会给自身带不必要的来伤害。

舒筋丸有哪些毒性和禁忌?

1. 本方性味辛温，实热证者忌用。

2. 本方含有毒及破血之品，宜动胎气，故孕妇禁用。

3. 本方含乳香、没药，乳香味辛热、微毒，没药味苦平，脾胃虚弱者慎用；儿童、老弱者慎服。

4. 本方含马钱子，有大毒，过量使用可引起肢体颤抖、惊厥、呼吸困难、甚至昏迷，故忌过服、久服，如出现中毒症状时，应立即停药并采取相应急救措施。

5. 高血压、心脏病、肝肾功能不全、癫痫、破伤风、甲亢病人忌用。

6. 另外本方含，有麻黄，其发汗力较强，故表虚自汗及阴虚盗汗，喘咳由于肾不纳气者均应忌用。

7. 本方含有桂枝，其性味辛温助热，易伤阴动血，凡温热病及阴虚阳盛、血热妄行、孕妇胎热等均忌用。

8. 本方含有防风，其性味辛甘，血虚痉急或头痛不因风邪者忌服。

9. 本方含有木瓜、其性味酸温，忌多食，否则会损害牙齿。另下部腰膝无力，由于精血虚、真阴不足者忌服用。伤食脾胃未虚、积滞多者，忌服用。

伸筋活络丸有哪些毒性和禁忌?

1. 本方性属温燥，素体阴虚及血燥者慎用，湿痹化热者忌用。

2. 本方含有毒及活血之品，孕妇忌服。

3. 本方含川乌、草乌有毒，应在医生指导下使用，不可过量服用。

4. 本方含马钱子，有大毒，过量使用可引起肢体颤抖、惊厥、呼吸困难、甚至昏迷，故忌过服、久服，如出现中毒症状时，应立即停药并采取相应急救措施。

5. 高血压、动脉硬化、肝肾功能不全、癫痫、破伤风、甲亢病人忌用。

6. 本方含有木瓜、其性味酸温，忌多食，否则会损害牙齿。另下部腰膝无力，由于精血虚、真阴不足者忌服用。伤食脾胃未虚、积滞多者，忌服用。

伤湿止痛膏有哪些毒性和禁忌？

1. 凡对橡胶膏过敏或皮肤糜烂、破裂者忌贴用。

2. 使用中如皮肤发痒或变红，应立即取下。

3. 本方含马钱子，有大毒；乳香有微毒；冰片芳香走窜，有碍胎气，故孕妇忌用。

4. 本方含有干姜，其性味辛、热。阴虚内热、血热妄行者禁服。

5. 本方含有丁香，其性味辛温，热病及阴虚内热者忌服。

6. 本方含有防风，其性味辛甘，血虚痉急或头痛不因风邪者忌服。

7. 本方含有白芷，其性味辛温，阴虚血热者忌服。

8. 本方中含有骨碎补，其具有补肾、活血、止血的功用，阴虚及无淤血者慎服。

湿热痹颗粒有哪些毒性和禁忌？

1. 本方清热利湿，寒湿痹阻及脾胃虚寒者忌用。

2. 方中含有活血，渗利之品，有碍胎气，孕妇慎用。

3. 服药期间，宜食用清淡易消化之品，忌食辛辣油腻之品，以免助热生湿。应忌酒。

4. 本方含有防风，其性味辛甘，血虚痉急或头痛不因风邪者忌服。

5. 本方含有地龙，因其具有清热、镇痉、利尿、解毒的功用，所以阳气虚损、脾胃虚弱、肾虚喘促、血虚不能濡养筋脉者忌服用。

风湿马钱片有哪些毒性和禁忌？

1. 本方为风湿闭阻，淤血阻络痹病所设，若属风湿热痹者慎用。

2. 本方含有毒药材马钱子及活血药，孕妇忌用。

3. 儿童、老弱者慎服。

4. 本方含乳香、没药，乳香带微毒，没药性味苦平，脾胃虚弱者慎用。

5. 本方含马钱子，有大毒，过量使用可引起肢体颤抖、惊厥、呼吸困难、甚至昏迷，故忌过服、久服，如出现中毒症状时，应立即停药并采取相应急救措施。

6. 高血压、心脏病、肝肾功能不全、癫痫、破伤风、甲亢病人忌用。因方中含麻黄，而麻黄可导致心率加快，血压会在短时间内快速上升，使病人出现各种不适，甚至加重患者病情。另外麻黄发汗力较强，故表虚自汗及阴虚盗汗，喘咳由于肾不纳气者均应忌用。

通络开痹片有哪些毒性和禁忌？

1. 本方以风湿淤阻，风湿痹病为宜，若属风湿热痹者慎用。

2. 本方含有毒药材马钱子及活血通络之品，孕妇忌用。

3. 本方含马钱子，有大毒，过量使用可引起肢体颤抖、惊厥、呼吸困难、甚至昏迷，故忌过服、久服，高血压、心脏病、肝肾功能不全、癫痫、破伤风、甲亢病人忌用。如出现中毒症状时，应立即停药并采取相应急救措施。

4. 本方含有防风，其性味辛甘，血虚痉急或头痛不因风邪者忌服。

5. 本方含有木瓜、其性味酸温，忌多食，否则会损害牙齿。另下部腰膝无力，由于精血虚、真阴不足者忌服用。伤食脾胃未虚、积滞多者，忌服用。

健步强身丸有哪些毒性和禁忌？

1. 本方性偏温燥，若痿证、痹病因湿热阻络实证者慎用。

2. 本方有活血通络之品，如白芍便有活血通络的作用，有碍胎气，故孕妇忌用。

3. 服药期间，忌食生冷食品。

4. 本方含有茯苓，虚寒精滑或气虚下陷者忌服。

5. 本方含有白芍，性味苦酸，凉，虚寒腹痛泄泻者慎服。

6. 本方含附子，有小毒，过量易致心血管毒性作用，忌长期使用。

7. 本方含有防风，其性味辛甘，血虚痉急或头痛不因风邪者忌服。

8. 本方含有木瓜、其性味酸温，忌多食，否则会损害牙齿。另下部腰膝无力，由于精血虚、真阴不足者忌服用。伤食脾胃未虚、积滞多者，忌服用。

9. 本方含有知母，因其性味苦、甘、寒，所以脾胃虚寒，大便溏泻者禁服。

10. 本方含有枸杞子，其性味甘平，外邪实热，脾虚有湿及泄泻者忌服。

橘红化痰片有哪些毒性和禁忌？

1. 外感咳喘忌用。

2. 服药期间忌食辛辣、油腻食物。

3. 本方含罂粟壳，罂粟壳性味酸、涩，平；有毒。易成瘾，忌过量、久服。

4. 儿童禁用。

5. 本方含有苦杏仁，其性味苦，微温，有小毒，因此内服忌过量，以免中毒。

养阴清肺膏有哪些毒性和禁忌？

1. 本方甘寒滋阴，若脾虚便溏，痰多湿盛的咳嗽慎服。

2. 儿童、孕妇、哺乳期妇女、年老体弱者应在医师指导下服用。

3. 服药期间忌食辛辣、生冷、油腻食物。忌烟、酒。

4. 由于糖浆含糖量在75%以上，故糖尿病患者忌服用，有化脓性皮肤感染者也应慎用。

5. 糖尿病患及有高血压、心脏病、肝病、肾病等慢性病严重者应在医师指导下服用。

6. 对本方过敏者禁用，过敏体质者慎用。

7. 本方含有白芍，性味苦酸，凉，虚寒腹痛泄泻者慎服。

痰饮丸有哪些毒性和禁忌？

1. 感冒发热，肺热咳嗽，潮热咯血，阴虚阳亢者忌用。

2. 孕妇忌服。

3. 服药期间忌服生冷辛辣油腻之品。

4. 心脏病、高血压患者慎用。

5. 本方含有干姜，其性味辛，热。阴虚内热、血热妄行者禁服。

6. 本方含附子，有小毒，过量易致心血管毒性作用，忌长期使用。

清肺化痰丸有哪些毒性和禁忌？

1. 本方为肺内郁热而设，风寒咳嗽者慎用。

2. 本方含温燥、降气、耗气之味，故孕妇忌用。

3. 方中含麻黄，故高血压、心脏病者慎用。因为麻黄可使心率加快，血压会在短时间内快速上升，使高血压、心脏病者出现各种不适，甚至加重患者病情。另外麻黄发汗力较强，故表虚自汗及阴虚盗汗，喘咳由于肾不纳气者均应忌用。

4. 服药期间饮食宜清淡，忌辛辣厚味食物，忌烟酒。

5. 本方含有茯苓，虚寒精滑或气虚下陷者忌服。

6. 本方含有半夏，生微寒，熟温，有毒。一切血证及阴虚燥咳、津伤口渴者忌服。

7. 本方含有苦杏仁，因其性味苦，微温；有小毒。因此内服忌过量，以免中毒。

止嗽化痰颗粒有哪些毒性和禁忌？

1. 本方清肺止嗽，化痰定喘，用于痰热阻肺证，寒痰稀白者忌服。

2. 本方含有大黄，苦寒，易伤胃气，脾胃虚弱者慎用；另有活血祛淤作用，妇女怀孕、月经期、哺乳期应忌用。

3. 服药期间饮食宜清淡，忌食辛辣燥热之品，忌烟酒。

4. 本方含罂粟壳，罂粟壳性味酸、涩，平；有毒。易成瘾，忌过量、久服。儿童禁用。

5. 本方含马兜铃，该药材含马兜铃酸，马兜铃酸可引起肾脏损害等不良反应。儿童及老年人慎用，孕妇、婴幼儿及肾功能不全者禁用。

6. 本方含有石膏，因其性味辛甘，寒，所以脾胃虚寒及血虚、阴虚发热者忌服。

7. 本方含有苦杏仁，因其性味苦，微温；有小毒。忌以免中毒。

8. 本方含有百部，因其性味甘苦，微温，所以热嗽，水亏火炎者禁用。

9. 本方含有知母，因其性味苦、甘、寒，故脾胃虚寒，大便溏泻者禁服。

10. 本方含有天冬，因其性味甘、苦、寒，故虚寒泄泻及外感风寒致嗽者，皆忌服。

祛痰止咳颗粒有哪些毒性和禁忌？

1. 本方主要用于脾胃虚弱，痰饮内停所致的咳嗽、喘证，故外感咳嗽、阴虚久咳者忌服；肾虚作喘者慎服。

2. 孕妇慎用。

3. 服药期间饮食宜清淡，忌食生冷、辛辣燥热之品. 忌烟酒。

4. 本方中的芫花、甘遂有毒，且药力猛，易伤正气，应中病即止，忌过量、久服；体弱年迈者忌使用。

雪梨止咳糖浆有哪些毒性和禁忌？

1. 本方为燥痰阻肺而设，痰湿阻肺慎用。

2. 服药期间饮食宜清淡，忌食辛辣刺激之品。

3. 由于糖浆含糖量在75%以上，故糖尿病患者忌服用，有化脓性皮肤感染者也应慎用。

4. 止咳糖浆忌在饭前服用，因糖可促进消化液分泌，使胃饱胀而影响食欲。由于部分中成药依靠糖浆覆盖在咽部黏膜表面来缓解咳嗽，而水会稀释药液，减弱止咳作用，故服后忌马上喝水。

5. 本方含有苦杏仁，因其性味苦，微温；有小毒。因此内服不宜过量，以免中毒。

润肺止嗽丸有哪些毒性和禁忌？

1. 外感咳嗽者禁用。

2. 服药期间忌烟酒，忌食辛辣油腻食物。

3. 支气管扩张、肺脓疡、肺心病、肺结核患者应在医师指导下服用。

4. 对本方过敏者禁用，过敏体质者慎用。

5. 本方含有苦杏仁，因其性味苦，微温；有小毒。因此内服忌过量，以免中毒。

6. 本方含有知母，因其性味苦、甘、寒，所以脾胃虚寒，大便溏泻者禁服。

7. 本方含有酸枣仁，其性味甘平，凡有实邪郁火及患有滑泄症者慎服。

8. 本方含有天冬，因其性味甘、苦、寒，故虚寒泄泻及外感风寒致嗽者，皆忌服。

咳喘宁口服液有哪些毒性和禁忌？

1. 本方为清化痰热之品，对于寒痰咳喘及正虚邪患者忌用。

2. 本方含罂粟壳，罂粟壳性味酸、涩、平、有毒。易成瘾，忌过量、久服。

3. 儿童禁用。

4. 方中含麻黄，高血压、心脏病者慎用。因麻黄可导致心率加快，血压会在短时间内快速上升，使高血压、心脏病者出现各种不适，甚至加重患者病情。另外麻黄发汗力较强，故表虚自汗及阴虚盗汗，喘咳由于肾不纳气者均应忌用。孕妇慎用。

5. 本方含有石膏，因其性味辛甘，寒，故脾胃虚寒及血虚、阴虚发热者忌服。

6. 本方含有苦杏仁，因其性味苦，微温；有小毒。故内服忌过量，以免中毒。

7. 本方含有百部，因其性味甘苦，微温，所以热嗽，水亏火炎者禁用。

人参保肺丸有哪些毒性和禁忌？

1. 外感咳嗽慎用。

2. 方中含麻黄，高血压、心脏病者慎用。因麻黄可导致心率加快，血压会在短时间内快速上升，使高血压、心脏病者出现各种不适，甚至加重患者病情。另麻黄发汗力较强，故表虚自汗及阴虚盗汗，喘咳由于肾不纳气者均应忌用。

3. 本方含罂粟壳，罂粟壳性味酸、涩、平，有毒，易成瘾，忌过量、久服。

4. 儿童禁用。

5. 本方不可整丸吞服。

6. 本方含有石膏，因其性味辛甘，寒，所以脾胃虚寒及血虚、阴虚发热者忌服。

7. 本方含有苦杏仁，因其性味苦，微温；有小毒。故内服忌过量，以免中毒。

8. 本方含有枳实，因其属于通经去淤、行气、破血以及产热、滑利的药物，所以孕妇慎用。

七味都气丸有哪些毒性和禁忌？

1. 外感咳喘者忌服。

2. 服药期间宜选清淡易消化之品，忌食辛辣、油腻之品。

3. 本方含有山茱萸，凡命门火炽，强阳不痿，素有湿热，小便淋涩者忌服。

4. 本方含有山药，有收涩的作用，故大便燥结者忌食用；另外有实邪者忌食山药。

5. 本方含有茯苓，虚寒精滑或气虚下陷者忌服。

开胸顺气丸有哪些毒性和禁忌？

1. 本方消积化滞，脾胃虚弱者慎用。

2. 忌食生冷油腻难消化食物。

3. 本方有泻下药和破血破气药（如牵牛子），孕妇忌用。

4. 本方含有莪术，其性味辛、苦，温，月经过多者忌用。气血两虚，脾胃薄弱无积滞者慎服。

5. 本方含有猪牙皂，有毒，忌过服、久服，咯血、吐血患者禁用。

胃力片有哪些毒性和禁忌？

1. 虚寒性胃痛．寒湿阻滞胁痛，冷积便秘者慎用。

2. 本方含有大黄，苦寒，易伤胃气，脾胃虚弱者慎用；另有活血祛淤作用，妇女怀孕、月经期、哺乳期应忌用。本方另含有枳实，因其属于通经去淤、行气、破血以及产热、滑利的药物，故孕妇应慎用。

3. 服药期间忌食辛辣香燥之品，宜食清淡易消化之品。

山楂化滞丸有哪些毒性和禁忌？

1. 本方为停食腹泻而设，无饮食积滞者忌用。

2. 本方含六神曲，性味甘辛，温。脾阴虚，胃火盛者忌用；可导致落胎、故孕妇应忌用。

3. 建立良好的饮食习惯，忌暴饮暴食及偏食。

4. 服药期间宜食清淡易消化的食品，忌食生冷油腻及不易消化的食品。

醒脾开胃颗粒有哪些毒性和禁忌？

1. 建立良好饮食习惯，注意个人卫生，禁食不洁的食物。

2. 忌食生冷、油腻及不易消化食物。

3. 香橼味辛酸，性温，阴虚血燥及孕妇气虚者慎服。

4. 本方含有使君子，性温，味甘。服药时忌饮浓茶。

5. 本方含有白芍，性味苦酸，凉，虚寒腹痛泄泻者慎服。

胃炎宁颗粒有哪些毒性和禁忌？

1. 阴虚内热、湿热中阻所致胃痛、痞满者慎用。

2. 忌食生冷、油腻及不易消化食物。

3. 本方含有细辛，味辛温，气虚多汗，血虚头痛，阴虚咳嗽等忌服。忌长期过量服用。

4. 本方含有赤小豆，忌久服。因其性逐津液，久食令人憔悴消瘦。蛇咬者百日内忌服用赤小豆。

5. 本方含有乌梅，性味酸、涩，平。感冒发热，咳嗽多痰，胸膈痞闷之人忌食；菌痢、肠炎的初期忌食。妇女正常月经期以及怀孕和产前产后应忌食。有实邪者忌服。

虚寒胃痛胶囊有哪些毒性和禁忌?

1. 阴虚火旺胃痛者忌用。

2. 忌食生冷、油腻、不易消化及刺激性食物，宜食清淡易消化之品，戒烟酒。

3. 本方含有白芍，性味苦酸，凉，虚寒腹痛泄泻者慎服。

4. 本方含有干姜，其性味辛，热。阴虚内热、血热妄行者禁服。

5. 本方含有桂枝，其性味辛温助热，易伤阴动血，凡温热病及阴虚阳盛、血热妄行、孕妇胎热等均忌用。

6. 本方含有大枣，其性味甘温，凡有湿痰、积滞，齿病、虫病者，均应忌服。

十香丸有哪些毒性和禁忌?

1. 湿热内侵，淤血阻滞，气虚下陷所致的疝气忌服用。

2. 服药期间忌食生冷、油腻、刺激食物。

3. 猪牙皂有毒，忌过服、久服，孕妇及咯血、吐血患者禁用。

4. 本方含有沉香，其性味辛苦，温，故阴亏火旺，气虚下陷者慎服。

5. 本方含有丁香，其性味辛温，热病及阴虚内热者忌服。

舒肝止痛丸有哪些毒性和禁忌?

1. 肝阴不足、淤血停滞所致胁痛及脾胃虚寒，呕吐泛酸者忌服用。

2. 服药期间宜食用清淡易消化之品，忌食辛辣油腻食品。

3. 服药期间注意调节情志，忌气恼劳碌，应戒酒。

4. 本方含有半夏，性微寒，熟温，有毒。一切血证及阴虚燥咳、津伤口渴者忌服。

5. 本方含有白芍，性味苦酸，凉，虚寒腹痛泄泻者慎服。

6. 本方含有柴胡，其性味苦，微寒。肝阳上亢，肝风内动，阴虚火旺及气机上逆者忌用或慎用。

7. 本方含有川芎，其性味苦辛，阴虚火旺，上盛下虚及气弱之人忌服。

8. 本方含有赤芍，其性味酸、苦，凉，血虚者慎服。

9. 本方含有郁金，因其具有行气化淤，清心解郁的功效，所以阴虚失血及无气滞血淤者忌服。

10. 本方含有川楝子，其性味寒苦，有小毒。脾胃虚寒者忌服。

舒肝和胃丸有哪些毒性和禁忌?

1. 肝胃郁火所致胃痛、胁痛者忌服。

2. 妇女月经期、妊娠期、哺乳期慎用。

3. 用药期间忌忧思恼怒、食油腻食物。

4. 本方含有白芍，性味苦酸，凉，虚寒腹痛泄泻者慎服。

5. 本方含有柴胡，其性味苦，微寒。肝阳上亢，肝风内动，阴虚火旺及气机上逆者忌用。

6. 本方含有郁金，因其具有行气化淤，清心解郁的功效，所以阴虚失血及无气滞血淤者忌服。

调胃舒肝丸有哪些毒性和禁忌?

1. 脾胃阴虚者慎用；肝胃火郁所致胃痛、痞满者慎用。

2. 本方含活血化淤药，如片姜黄便具有破血行气、通经止痛的功效，所以孕妇忌用。

3. 饮食宜清淡，忌食辛辣刺激及油腻食物。

4. 本方含有柴胡，其性味苦，微寒。肝阳上亢，肝风内动，阴虚火旺及气机上逆者忌用。

5. 本方含有郁金，因其具有行气化淤，清心解郁的功效，所以阴虚失血及无气滞血淤者忌服。

气滞胃痛颗粒有哪些毒性和禁忌?

1. 肝胃郁火、胃阴不足所致胃痛者慎用。

2. 本方含活血行气之品，孕妇慎用。

3. 忌食辛辣油炸食物。

4. 服药期间忌气怒，宜保持心情舒畅. 以免加重病情。

5. 本方含有白芍，性味苦酸，凉，虚寒腹痛泄泻者慎服。

6. 本方含有柴胡，其性味苦，微寒。肝阳上亢，肝风内动，阴虚火旺及气机上逆者忌用。

沉香化气丸有哪些毒性和禁忌?

1. 方中多为行气破血之品，故气虚体弱者慎用。口干、舌红少津、大便干之脾胃阴虚患者忌用。

2. 方中含六神曲，性味甘辛，温。脾阴虚，胃火盛者忌用；能落胎、孕妇忌食，哺乳期妇女慎用。

3. 服药期间忌食生冷油腻、不易消化及刺激性食物，宜食清淡易消化之品，应戒烟酒。

4. 服药期间忌气怒，宜保持心情舒畅，以免加重病情。

5. 本方含有莪术，其性味辛苦，温，月经过多者忌用。气血两虚，脾胃薄弱无积滞者慎服。

6. 本方含有沉香，其性味辛苦，温，故阴亏火旺，气虚下陷者慎服。

肝脾康胶囊有哪些毒性和禁忌？

1. 血虚肝旺所致胁痛忌服用。

2. 方中含有活血、行气、破气之品，有碍胎气，故孕妇禁用。

3. 服药期间饮食宜用清淡易消化之品，禁食生冷油腻，应忌酒。

4. 忌气怒忧郁，保持乐观豁达心态。

5. 本方含有茯苓，虚寒精滑或气虚下陷者忌服。

6. 本方含有白芍，性味苦酸，凉，虚寒腹痛泄泻者慎服。

7. 本方含有柴胡，其性味苦，微寒。肝阳上亢，肝风内动，阴虚火旺及气机上逆者忌用或慎用。

8. 本方含有郁金，因其具有行气化淤、清心解郁的功效，所以阴虚失血及无气滞血淤者忌服。

9. 本方含有三七，因其具有活血化淤的功效，所以血虚或血热出血者禁用。另对三七过敏者禁用。

10. 本方含有水蛭，因其具有破淤消肿的功效，所以非淤滞实症患者忌用。

11. 本方含有板蓝根，因其具有清火解毒、凉血止血的功效，故身体虚弱而无实火热毒者忌服。

冠脉宁片有哪些毒性和禁忌？

1. 脾胃虚弱者，年老体衰者忌长期服用。

2. 有出血倾向或出血性疾病者慎用。

3. 本方含有活血化淤之药，如冰片芳香走窜，有碍胎气，故孕妇禁用。

4. 饮食宜清淡、低盐、低脂。食忌过饱、生冷、辛辣、油腻之品，忌烟酒、浓茶。

5. 在治疗期间，心绞痛持续发作，宜加用硝酸酯类药。如出现剧烈心绞痛、心肌梗死等，应及时救治。

6. 本方含乳香、没药，胃弱者慎服。

7. 本方含有郁金，因其具有行气化淤，清心解郁之功效，所以阴虚失血及无气滞血淤者忌服。

8. 本方含有葛根，因其性味甘平、大寒，容易引起呕吐，故胃寒者应当慎重服用。忌多服，以免损伤胃气。

清胰利胆颗粒有哪些毒性和禁忌?

1. 本方为肝胆郁热，气滞血淤胁痛、胃痛所设，若属阴血不足胁痛、胃痛者忌服用。

2. 本方含有大黄，苦寒，易伤胃气，脾胃虚弱者慎用；另有活血祛淤作用，妇女怀孕、月经期、哺乳期忌用。

3. 服药期间饮食宜清淡，忌食辛辣油腻之品，忌烟酒。

4. 本方含有柴胡，其性味苦，微寒。肝阳上亢，肝风内动，阴虚火旺及气机上逆者忌用。

5. 本方含有赤芍，其性味酸、苦，凉，血虚者慎服。

心脉通片有哪些毒性和禁忌?

1. 脾胃虚寒便溏者慎用。

2. 本方中含有牛膝等逐淤通经、引血下行的药材，故孕妇慎用，月经期及有出血倾向者禁用。

3. 饮食宜清淡、低盐、低脂。食忌过饱。忌食生冷、辛辣、油腻之品，忌烟酒、浓茶。

4. 保持心情舒畅。忌过度思虑、避免恼怒、抑郁等不良情绪。

5. 本方含有钩藤，其性味甘凉，最能盗气，体质虚弱者忌服。无火者忌服。

6. 本方含有三七，因其具有活血化淤的功效，所以血虚或血热出血者禁用。另对三七过敏者禁用。

7. 本方含有葛根，因其性味甘平、大寒，容易引起呕吐，所以胃寒者应当慎重服用。忌多服，以免损伤胃气。

8. 本方含有夏枯草，因其性味苦辛，寒，所以脾胃虚弱者慎服。

舒心降脂片有哪些毒性和禁忌?

1. 气虚血淤，阴虚血淤，寒凝血淤胸痛忌单用。

2. 湿热内蕴，肝胆湿热，肝肾阴虚之高血脂症者忌单用。

3. 本方含有活血化淤之药，孕妇禁用。

4. 饮食宜清淡、低盐、低脂。忌食过饱。忌食生冷、辛辣、油腻之品，忌烟酒、浓茶。

5. 在治疗期间，心绞痛持续发作，宜加用硝酸酯类药。如果出现剧烈心绞痛、心肌梗死等，应及时救治。

6. 本方含有赤芍，其性味酸、苦，凉，血虚者慎服。

7. 本方含有葛根，因其性味甘平、大寒，容易引起呕吐，所以胃寒者应慎服。忌多服，以免损伤胃气。

8. 本方含有薤白，因其多食发热，因此发热病人忌多食。并且薤白属于滑利之品，无滞勿用。

和络舒肝胶囊有哪些毒性和禁忌？

1. 方中含有三棱等破气活血药，又含有大黄，苦寒，易伤胃气，脾胃虚弱者慎用；另有活血祛淤作用，妇女怀孕、月经期、哺乳期应忌用。

2. 服药期间饮食宜清淡，忌食辛辣油腻之品并戒酒。

3. 本方适用于早期肝硬化，对于失代偿期肝硬化患者应结合具体情况加服止血剂或利尿剂，以防止出血或腹水等并发症。

4. 本方含有莪术，其性味辛、苦，温，月经过多者忌用。气血两虚，脾胃薄弱无积滞者慎服。

5. 本方含有白芍，性味苦酸，凉，虚寒腹痛泄泻者慎服。

6. 本方含有柴胡，其性味苦，微寒。肝阳上亢，肝风内动，阴虚火旺及气机上逆者忌用。

7. 本方含有木瓜、其性味酸温，忌多食，否则会损害牙齿。另下部腰膝无力，由于精血虚、真阴不足者忌服用。伤食脾胃未虚、积滞多者，忌服用。

8. 本方含有郁金，因其具有行气化淤，清心解郁的功效，所以阴虚失血及无气滞血淤者忌服。

9. 本方含有鳖甲，因其性味咸寒，所以虚而无热者忌用。

10. 本方含有海藻，因其性味咸寒，故胃寒，畏冷者慎食。

尿塞通片有哪些毒性和禁忌？

1. 本方用于湿热淤阻所致癃闭实证，若肺热气壅、肺失宣降，或肝郁气滞，肾元亏虚所致癃闭者忌用。

2. 对小便闭塞，点滴全无，已成尿闭者，或前列腺增生症导致尿路梗阻严重者，非本方所宜，当选择手术疗法。

3. 本方含有王不留行，具有活血通经、下乳消肿的效用，故孕妇忌用。

4. 忌食辛辣及酒类。

5. 本方含有白芷，其性味辛温，阴虚血热者忌服。

6. 本方含有赤芍，其性味酸、苦，凉，血虚者慎服。

7. 本方含有川楝子，其性味寒苦，有小毒。故脾胃虚寒者忌服。

血栓心脉宁胶囊有哪些毒性和禁忌？

1. 寒凝、阴虚血淤，胸痹心痛者忌单用。

2. 本方含有活血化淤之药，如冰片芳香走窜，有碍胎气，故孕妇慎用。经期妇女应慎用。

3. 久服伤及脾胃，以餐后服用为宜。

4. 饮食宜清淡、低盐、低脂。食勿过饱。忌食生冷、辛辣、油腻之品，忌烟酒、浓茶。

5. 保持心情舒畅。忌过度思虑、避免恼怒、抑郁等不良情绪。

6. 本方中蟾酥有强心作用，正在服用洋地黄类药物的患者慎用。

7. 在治疗期间，心绞痛持续发作，宜加用硝酸酯类药。如果出现剧烈心绞痛、心肌梗死等，应及时救治。

8. 本方含有川芎，其性味苦辛，阴虚火旺，上盛下虚及气弱之人忌服。

心可宁胶囊有哪些毒性和禁忌？

1. 本方活血化淤，如所含冰片芳香走窜，有碍胎气，孕妇慎用。出血性疾病及妇女月经期禁用。

2. 本方含蟾酥，辛温有毒，慎与洋地黄类药品同用。

3. 饮食宜清淡. 忌食油腻。

4. 在治疗期间，心绞痛持续发作，宜加用硝酸酯类药。若出现剧烈心绞痛，心肌梗死，应及时急诊救治。

5. 本方含有三七，因其具有活血化淤的功效，所以血虚或血热出血者禁用。另对三七过敏者禁用。

6. 本方含有水牛角浓缩粉，因水牛角性寒，故非实热之证者忌服用。

益心通脉颗粒有哪些毒性和禁忌？

1. 寒凝血淤胸痹心痛者忌服用。

2. 痰火扰心，心悸心烦者慎用。

3. 方中含有活血药，孕妇慎用。

4. 忌食辛辣、油腻之物。

5. 在治疗期间，如心绞痛持续发作，宜加用硝酸酯类药。若出现剧烈心绞痛，心肌梗死，或见气促、汗出、面色苍白者应及时送医急诊救治。

6. 本方含有川芎，其性味苦辛，阴虚火旺，上盛下虚及气弱之人忌服。

7. 本方含有郁金，因其具有行气化淤，清心解郁的功效，所以阴虚失血及无气滞血淤者忌服。

冠心生脉口服液有哪些毒性和禁忌？

1. 寒凝血淤之心悸、胸痹忌服用。

2. 服药期间如有口干苦，咽痛者，可加服少量清火药或停药数日。

3. 饮食宜清淡、低盐、低脂。食勿过饱。忌食生冷、油腻之品，忌烟酒、浓茶。

4. 保持心情舒畅。劳逸适度。忌过度思虑，避免恼怒，抑郁等不良情绪。

5. 在治疗期间，心绞痛持续发作，宜加用硝酸酯类药。若出现剧烈心绞痛，心肌梗死，或见有气促、汗出、面色苍白者。应及时送医急诊救治。

6. 本方含有赤芍，其性味酸、苦，凉，血虚者慎服。

7. 本方含有三七，因其具有活血化淤之功效，故血虚或血热出血者禁用。另对三七过敏者禁用。

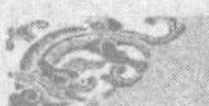

滋心阴口服液有哪些毒性和禁忌？

1. 阴寒凝滞或痰湿内阻证禁用。

2. 本方含有活血药物，孕妇慎用。

3. 本方含有赤芍，其性味酸、苦，凉，血虚者慎服。

4. 本方含有三七，因其具有活血化淤的功效，故血虚或血热出血者禁用。另对三七过敏者禁用。

益气止血颗粒有哪些毒性和禁忌？

1. 血热出血者忌用。

2. 服药期间饮食宜清淡，忌食辛辣油腻之品，以免化湿生热，加重病情。戒烟酒。

3. 出血量多者，应采取综合救治措施。

4. 本方含有茯苓，虚寒精滑或气虚下陷者忌服。

5. 本方含有防风，其性味辛甘，血虚痉急或头痛不因风邪者忌服。

胃舒宁颗粒有哪些毒性和禁忌？

1. 脾胃阴虚、肝胃火盛所致胃痛者慎用。

2. 服药期间饮食宜清淡，忌食辛辣油腻生冷食品，戒烟酒。

3. 对海螵蛸有过敏者禁用。

4. 保持心情舒畅，以免加重病情。

5. 本方含有白芍，性味苦酸，凉，虚寒腹痛泄泻者慎服。

开胃健脾丸有哪些毒性和禁忌?

1. 本方为健脾益气之品，湿热痞满，泄泻者忌使用。

2. 忌食生冷油腻不易消化食物。

3. 本方含有山药，有收涩的作用，故大便燥结者忌食用；另有实邪者忌食山药。

4. 本方含有茯苓，虚寒精滑或气虚下陷者忌服。

5. 本方含六神曲，性味甘辛，温。脾阴虚，胃火盛者忌用；能落胎、故孕妇忌食。

6. 本方含有黄连，其性味大苦大寒，过服久服易伤脾胃，脾胃虚寒者忌用。苦燥伤津，阴虚津伤者慎用。

养血益血生胶囊有哪些毒性和禁忌?

1. 阴虚火旺者慎用本方。

2. 感冒者慎用，以免表邪不解。

3. 服药期间饮食宜清淡，忌食辛辣、油腻不易消化食品。

4. 用于缺铁性贫血，可合用铁剂以增强疗效，并应结合病因治疗。

5. 再生障碍性贫血必要的采取综合治疗措施。

6. 本方含有大黄，苦寒，易伤胃气，脾胃虚弱者慎用；另有活血祛淤作用，故妇女怀孕、月经期、哺乳期应忌用。

7. 本方含有茯苓，虚寒精滑或气虚下陷者忌服。

8. 本方含有白芍，性味苦酸，凉，虚寒腹痛泄泻者慎服。

9. 本方含有大枣，其性味甘温，凡有湿痰、积滞，齿病、虫病者，均不相宜。

10. 本方含有知母，因其性味苦、甘、寒，所以脾胃虚寒，大便溏泻者禁服。

慢肝养阴胶囊有哪些毒性和禁忌?

1. 急性活动期肝炎或湿热毒盛者忌用。

2. 气滞血淤所致胁痛者忌使用。

3. 本方偏于滋补，治疗一个疗程后，应复查肝功能，若无好转或见舌苔黄厚腻、弦滑数应停药或请专科医师诊治。

4. 服药期间饮食宜清淡，忌食辛辣油腻之品，并戒酒。

5. 本方含有桂枝，其性味辛温助热，易伤阴动血，凡温热病及阴虚阳盛、血热妄行、孕妇胎热等均忌用。

6. 本方含有川楝子，其性味寒苦，有小毒。故脾胃虚寒者忌服。

7. 本方含有枸杞子，其性味甘平，外邪实热，脾虚有湿及泄泻者忌服。

阴虚胃痛颗粒有哪些毒性和禁忌？

1. 虚寒胃痛者忌用。

2. 服药期间饮食宜清淡，忌食生冷、辛辣、油腻之品，戒烟酒。

3. 本方含有白芍，性味苦酸，凉，虚寒腹痛泄泻者慎服。

4. 本方含有川楝子，其性味寒苦，有小毒。故脾胃虚寒者忌服。

消疲灵颗粒有哪些毒性和禁忌？

1. 本方为气血两虚证而设，体实有热者忌服。

2. 感冒者慎用，以免表邪不解。

3. 本方含有肉桂，孕妇慎服。

4. 服药期间宜饮食清淡易消化之品，忌食辛辣、油腻、生冷之品。忌喝茶和吃萝卜。

5. 用于治疗失眠时，睡前忌吸烟、喝酒、茶和咖啡。

6. 本方含有茯苓，虚寒精滑或气虚下陷者忌服。

7. 本方含有阿胶，因其性滋腻，有碍消化，所以胃弱便溏者慎用。

升血调元汤有哪些毒性和禁忌？

1. 实热证或身体壮实者忌用。

2. 感冒者慎用，以免表邪不解。

3. 服药期间忌食辛辣、油腻、生冷之品，宜食清淡易消化食物。

4. 本方中含有骨碎补，其具有补肾、活血、止血的功用，故阴虚及无淤血者应慎服。

益中生血片有哪些毒性和禁忌？

1. 感冒者慎用，以免表邪不解。

2. 本方含绿矾，故非缺铁性贫血者忌服用。

3. 孕妇慎用。

4. 禁用茶水送服；服药期间忌食辛辣、油腻、生冷之品。

5. 本方所含绿矾，多服易导致呕吐腹痛，另胃弱者慎服。

6. 用于缺铁性贫血，可合用铁剂以增强疗效，并结合病因治疗。

7. 本方含有山药，有收涩的作用，故大便燥结者忌食用；另有实邪者忌食山药。

8. 本方含有半夏，生微寒，熟温，有毒。一切血证及阴虚燥咳、津伤口渴者忌服。

9. 本方含有大枣，其性味甘温，凡有湿痰、积滞，齿病、虫病者，均不相宜。

参精止渴丸有哪些毒性和禁忌？

1. 属阴阳两虚消渴者慎用。

2. 本方含有大黄，苦寒，易伤胃气，脾胃虚弱者慎用；本方另有活血祛淤作用，故妇女怀孕、月经期、哺乳期应忌用。

3. 服药期间忌食肥甘、辛辣之品，控制饮食，注意合理的饮食结构；忌烟酒。

4. 避免长期精神紧张；适当进行体育活动。

5. 在治疗过程中，尤其是与西药降糖药联合用药时，要及时监测血糖，避免低血糖反应发生。

6. 注意早期防治各种并发症，如糖尿病脑病、糖尿病心病、糖尿病肾病等，以防止病情的恶化。

7. 本方含有茯苓，虚寒精滑或气虚下陷者忌服。

8. 本方含有黄连，其性味大苦大寒，过服久服易伤脾胃，故脾胃虚寒者忌用。苦燥伤津，阴虚津伤者慎用。

9. 本方含有葛根，因其性味甘平、大寒，容易引起呕吐，故胃寒者应当慎重服用。亦忌多服，以免损伤胃气。

糖尿灵片有哪些毒性和禁忌？

1. 属阴阳两虚消渴者慎用。

2. 忌食肥甘、辛辣之品，控制饮食，注意合理的饮食结构；忌烟酒。

3. 孕妇忌用。

4. 避免长期精神紧张；适当进行体育活动。

5. 对重症病例，应合用其他降糖药物治疗，以防病情加重。

6. 在治疗过程中，尤其是与西药降糖药联合用药时，要及时监测血糖，避免低血糖反应发生。

7. 注意早期防治各种并发症，如糖尿病脑病、糖尿病心病、糖尿病肾病等，以防止病情的恶化。

8. 本方含有葛根，因其性味甘平、大寒，容易引起呕吐，故胃寒者应当慎重服用。亦忌多服，以免损伤胃气。

心脑舒口服液有哪些毒性和禁忌？

1. 本方为气阴两虚证而设，体实者忌服。

2. 感冒者慎服，以免表邪不解。

3. 服药期间宜饮食清淡易消化之品。忌食辛辣、油腻、生冷之品。

4. 在治疗失眠时，睡前忌抽烟、勿喝酒、茶和咖啡。

补肾益脑片有哪些毒性和禁忌?

1. 本方为肾虚精亏、气血两虚证而设，体实及阴虚火旺者忌服。

2. 感冒者慎用，以免表邪不解。

3. 服药期间宜食易消化食品，忌食辛辣、油腻、生冷之品。

4. 本方含有朱砂，其主要成分为硫化汞，对肝肾功能有一定的损害，故忌多服、久服，应在医生指导下使用。

5. 用于治疗失眠的，睡前忌抽烟、勿喝酒、茶和咖啡。

6. 本方含有山药，有收涩的作用，故大便燥结者忌食用；另有实邪者忌食山药。

7. 本方含有茯苓，虚寒精滑或气虚下陷者忌服。

8. 本方含有川芎，其性味苦辛，阴虚火旺，上盛下虚及气弱之人忌服。

9. 本方含有酸枣仁，其性味甘平，凡有实邪郁火及患有滑泄症者慎服。

10. 本方含有远志，因其性味苦辛、微温，故有胃炎及胃溃疡者慎用。

11. 本方含有枸杞子，其性味甘平，外邪实热，脾虚有湿及泄泻者忌服。

安神补心丸有哪些毒性和禁忌?

1. 痰火扰心之失眠、心悸者忌单独使用本方。

2. 脾胃虚寒，素有痰湿者禁用。

3. 失眠患者睡前忌饮用浓茶、咖啡等饮品。

4. 保持心情舒畅。劳逸适度。忌过度思虑、恼怒、抑郁、惊恐等不良情绪。

安神补脑液有哪些毒性和禁忌?

1. 本方性温. 心火亢盛、痰热互扰、阴虚阳亢之不寐者忌用。

2. 睡前忌饮用咖啡、浓茶等饮品。

3. 保持心情舒畅。忌过度思虑、避免恼怒、抑郁等不良情绪。

4. 本方含有干姜，其性味辛，热。阴虚内热、血热妄行者禁服。

5. 本方含有大枣，其性味甘温，凡有湿痰、积滞，齿病、虫病者，均不相宜。

健脑安神片有哪些毒性和禁忌?

1. 热盛阳亢患者禁用。

2. 素有痰湿者慎用，脾胃虚弱者宜减量。

3. 失眠患者睡前忌饮用浓茶、咖啡等饮品。

4. 保持心情舒畅。劳逸适度。忌过度思虑，避免恼怒、抑郁等不良情绪。

5. 本方含有茯苓，虚寒精滑或气虚下陷者忌服。

6. 本方含有大枣，其性味甘温，凡有湿痰、积滞，齿病、虫病者，均不相宜。

7. 本方含有酸枣仁，其性味甘平，凡有实邪郁火及患有滑泄症者慎服。

8. 本方含有远志，因其性味苦辛、微温，故有胃炎及胃溃疡者慎用。

9. 本方含有枸杞子，其性味甘平，外邪实热，脾虚有湿及泄泻者忌服。

滋肾宁神丸有哪些毒性和禁忌？

1. 本方为肝肾阴虚证而设，体实及阳虚者忌服。

2. 感冒者慎用，以免表邪不解。

3. 服药期间饮食宜清淡，忌食辛辣、油腻、生冷之品。

4. 用于治疗失眠时，睡前忌吸烟、喝酒、茶和咖啡。

5. 本方含有山药，有收涩的作用，故大便燥结者忌食用；另有实邪者忌食山药。

6. 本方含有茯苓，虚寒精滑或气虚下陷者忌服。

7. 本方含有白芍，性味苦酸，凉，虚寒腹痛泄泻者慎服。

8. 本方含有酸枣仁，其性味甘平，凡有实邪郁火及患有滑泄症者慎服。

鼻炎片有哪些毒性和禁忌？

1. 本方清热解毒，宣肺通窍。为治疗风热蕴肺所致伤风鼻塞、鼻窒、鼻鼽的中成药。若肺脾气虚或气滞血淤者慎用。

2. 服药期间，应戒烟酒，忌辛辣，以免生热助湿，加重病情。

3. 本方含苍耳子，忌过量、长期服用。

4. 本方含有扑尔敏，易引起嗜睡，用药期间忌驾驶车辆、管理机械及高空作业等。

5. 方中含麻黄，高血压、心脏病者慎用。因麻黄可使心率加快，血压会在短时间内快速上升，使高血压、心脏病者出现各种不适，甚至加重患者病情。另麻黄发汗力较强，故表虚自汗及阴虚盗汗，喘咳由于肾不纳气者均应忌用。

小儿化毒胶囊有哪些毒性和禁忌？

1. 本方为肺胃火盛急喉痹所设。若属肺胃阴虚火旺慢喉痹者忌服用。

2. 本方主治心脾积热之口疮，若阴虚火旺，虚火上炎的口疮忌服用。

3. 本方含有大黄、黄连、牛黄苦寒泄热之品，脾胃虚弱、体质弱者慎服。

4. 本方含有雄黄，雄黄辛温，属于剧毒物质。忌过量久服。

5. 服药期间饮食宜清淡，忌食辛辣、油腻之品。

6. 本方含有冰片，芳香走窜，又含大黄，有活血祛淤作用，有碍胎气，故孕妇应慎用。

7. 本方含有赤芍，其性味酸、苦，凉，血虚者慎服。

健儿消食口服液有哪些毒性和禁忌？

1. 本方为健脾益胃，理气消食，实热积滞所设，若属胃阴不足者慎用。

2. 服药期间应调节饮食，纠正不良饮食习惯，养成有规律的生活习惯。

复方消食颗粒有哪些毒性和禁忌？

1. 本方健脾利湿，开胃导滞，为脾虚夹积厌食所设，若胃阴不足厌食患儿应忌用。

2. 服药期间应纠正不良饮食习惯，忌食生冷、肥腻食物。

健脾消食丸有哪些毒性和禁忌？

1. 本方健脾消食化滞，若脾胃虚弱无积滞者忌用。

2. 服药期间，宜食用清淡易消化食品，忌食用辛辣油腻难以消化的食品。

3. 本方含有枳实，因其属于通经去淤、行气、破血以及产热、滑利的药物，故孕妇慎用。

小儿清肺化痰口服液有哪些毒性和禁忌？

1. 本方适用于风热咳嗽，若属风寒咳嗽及痰湿咳嗽，气阴不足，肺虚久咳者忌服用。

2. 服药期间忌食生冷、辛辣、油腻食品。

3. 服药期间避免服用滋补性中成药。

4. 方中含麻黄，高血压、心脏病者慎用。因为麻黄可使心率加快，血压会在短时间内快速上升，使高血压、心脏病者出现各种不适，甚至加重患者病情。另麻黄发汗力较强，故表虚自汗及阴虚盗汗，喘咳由于肾不纳气者均应忌用。

5. 本方含有石膏，因其性味辛甘，寒，故脾胃虚寒及血虚、阴虚发热者忌服。

6. 本方含有苦杏仁，因其性味苦，微温；有小毒。因此内服忌过量，以免中毒。

通窍耳聋丸有哪些毒性和禁忌？

1. 本方清肝泻火，通窍润便，为治疗肝经热盛所致耳聋、耳疖的中成药。若阴虚火旺、脾胃虚寒者忌用。

2. 方中含有泻下药及苦寒泄降之品，有碍胎气，故孕妇应慎用。

3. 本方苦寒，易伤正气，体弱年迈及脾胃虚寒者慎服。

4. 服药期间饮食宜清淡，忌食辛辣油腻之品，以免助热生湿。

5. 本方含有柴胡，其性味苦，微寒。肝阳上亢，肝风内动，阴虚火旺及气机上逆者忌用或慎用。

妇女痛经丸有哪些毒性和禁忌？

1. 本方为活血通经之品，若兼气血亏虚，肝肾不足者忌单独使用。

2. 方中含有活血通经之品，有损胎气，孕妇忌用。

3. 本方行气活血，易耗气，气虚体弱者慎用。

4. 服药期间，忌食生冷食物，并宜调节情绪。

5. 患有感冒者停用。

6. 糖尿病患者慎用。

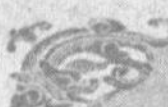

调经活血片有哪些毒性和禁忌？

1. 气血不足导致的月经不调、痛经忌服用。

2. 孕妇禁用。

3. 服药期间少食生冷食物。

4. 注意保持良好心志，避免情志刺激。加重病情。

5. 本方含有川芎，其性味苦辛，阴虚火旺，上盛下虚及气弱者忌服。

6. 本方含有赤芍，其性味酸、苦，凉，血虚者慎服。

妇科调经片有哪些毒性和禁忌？

1. 本方除养血药物外，尚含有理气活血药物，故单纯血虚所致月经不调者忌用。

2. 本方含有理气活血之品，有碍胎气，故孕妇慎用。

3. 脾胃虚弱者服药期间忌食油腻之品。

4. 感冒未愈者忌用。

5. 本方含有白芍，性味苦酸，凉，虚寒腹痛泄泻者慎服。

6. 本方含有大枣，其性味甘温，凡有湿痰、积滞，齿病、虫病者，均不相宜。

7. 本方含有川芎，其性味苦辛，阴虚火旺，上盛下虚及气弱者忌服。

8. 本方含有赤芍，其性味酸、苦，凉，血虚者慎服。

妇康宁片有哪些毒性和禁忌？

1. 本方含有活血通经药物，有损胎气，故孕妇忌用。

2. 服药期间忌食辛辣之品，以免助热伤阴。

3. 患有感冒者停用。

4. 糖尿病患者慎用。

5. 本方含有白芍，性味苦酸，凉，虚寒腹痛泄泻者慎服。

6. 本方含有三七，因其具有活血化淤的功效，故血虚或血热出血者禁用。另对三七过敏者禁用。

当归养血丸有哪些毒性和禁忌？

1. 淤血导致的月经不调，忌服用。

2. 服药期间少食辛辣刺激食物。

3. 本方含有白芍，性味苦酸，凉，虚寒腹痛泄泻者慎服。

4. 本方含有阿胶，因其性滋腻，有碍消化，故胃弱便溏者慎用。

乌鸡白凤丸有哪些毒性和禁忌？

1. 气滞血淤或血热实证引起的月经不调或崩漏，忌服使用。

2. 服药期间应忌食辛辣刺激食物。

3. 服药后出血不减，或带下量仍多，应请医生诊治。

4. 本方含有山药，有收涩的作用，故大便燥结者忌食用；另有实邪者忌食山药。

5. 本方含有茯苓，虚寒精滑或气虚下陷者忌服。

6. 本方含有白芍，性味苦酸，凉，虚寒腹痛泄泻者慎服。

7. 本方含有川芎，其性味苦辛，阴虚火旺，上盛下虚及气弱之人忌服。

8. 本方含有天冬，因其性味甘、苦、寒，所以虚寒泄泻及外感风寒致嗽者，忌服。

9. 本方含有鳖甲，因其性味咸寒，故虚而无热者忌用。

妇科回生丸有哪些毒性和禁忌？

1. 本方含有大量活血行气之品，故单纯气血不足所致月经失调、痛经者忌用。

2. 本方含有理气活血之品，有碍胎气，故孕妇忌用。

3. 寒凝血淤之月经不调、痛经故忌服用。

4. 本方含有山茱萸，凡命门火炽，强阳不痿，素有湿热，小便淋涩者忌服。

5. 本方含有茯苓，虚寒精滑或气虚下陷者忌服。

6. 本方含有白芍，性味苦酸，凉，虚寒腹痛泄泻者慎服。

7. 本方含有木瓜、其性味酸温，忌多食，否则会损害牙齿。另下部腰膝无力，由于精血虚、真阴不足者忌服用。伤食脾胃未虚、积滞多者，忌服用。

8. 本方含有川芎，其性味苦辛，阴虚火旺，上盛下虚及气弱者忌服。

养血调经膏有哪些毒性和禁忌？

1. 痛经属淤热者禁用。

2. 孕妇禁用。

3. 用药期间忌食生冷，避寒保温。

4. 本方含有茯苓，虚寒精滑或气虚下陷者忌服。

5. 本方含有白芍，性味苦酸，凉，虚寒腹痛泄泻者慎服。

6. 本方含有柴胡，其性味苦，微寒。肝阳上亢，肝风内动，阴虚火旺及气机上逆者忌用。

7. 本方含有川芎，其性味苦辛，阴虚火旺，上盛下虚及气弱者忌服。

妇科止血灵有哪些毒性和禁忌？

1. 本方为阴虚火旺崩漏、月经过多、经期延长所设，若属气不摄血者忌服用。

2. 服药期间饮食宜富有营养，忌食辛辣、油腻之品。

3. 外有表邪未解者忌用。

4. 方中有活血化淤，软坚散结之品，故孕妇慎用，或向医生咨询。

5. 本方含有山药，有收涩的作用，故大便燥结者忌服用；另有实邪者忌食山药。

6. 本方含有白芍，性味苦酸，凉，虚寒腹痛泄泻者慎服。

宫血宁胶囊有哪些毒性和禁忌？

1. 本方凉血止血，脾虚、肾虚、血淤证出血者忌用。

2. 饮食忌肥甘厚味及辛辣之品。

3. 妊娠期出血忌用。暴崩者慎用。

4. 胃肠道疾病、脾胃虚寒者慎用，或减少服量。

除湿白带丸有哪些毒性和禁忌？

1. 本方健脾益气，除湿止带，寒湿带下者慎用。

2. 孕妇忌用。

3. 饮食宜清淡，应忌辛辣及肥甘厚味之品。

4. 本方含有山药，有收涩的作用，故大便燥结者忌食用；另有实邪者忌食山药。

5. 本方含有白芍，性味苦酸，凉，虚寒腹痛泄泻者慎服。

6. 本方含有柴胡，其性味苦，微寒。肝阳上亢，肝风内动，阴虚火旺及气机上逆者忌用。

7. 本方含有车前子，其性味甘寒，凡内伤劳倦，阳气下陷，肾虚精滑及内无湿热者慎服。

妇科千金片有哪些毒性和禁忌？

1. 本方清热除湿，气滞血淤证、寒凝血淤证者忌用。
2. 孕妇忌用。
3. 饮食宜清淡，忌辛辣厚味之品。
4. 糖尿病患者慎用。

盆炎净颗粒有哪些毒性和禁忌？

1. 本方用于湿热阻滞，脾肾阳虚腹痛、带下量多者忌服用。
2. 体虚明显者忌单独使用。
3. 本方含活血渗利之品，孕妇忌服。
4. 忌服辛辣、生冷及厚味之品。
5. 本方含有川芎，其性味苦辛，阴虚火旺，上盛下虚及气弱之人忌服。
6. 本方含有赤芍，其性味酸、苦，凉，血虚者慎服。

妇炎平胶囊有哪些毒性和禁忌？

1. 本方用于湿热下注证，脾肾阳虚所致带下慎用。
2. 本方含有冰片，芳香走窜，有碍胎气，故孕妇慎用。
3. 月经期前至经净3天内停用，切忌内服。
4. 饮食宜清淡，忌食辛辣、厚味之品。
5. 本方含枯矾，因其酸涩，有毒，忌长服久服。阴虚胃弱，无湿热者忌服。

桂枝茯苓丸有哪些毒性和禁忌？

1. 本方活血、化淤，消肿，体弱、阴道出血量多者忌用。
2. 素有癥瘕，妊娠后漏下不止，胎动不安者，需经医师诊断认可后方可服用，以免误用伤胎。
3. 调和情志，保持心情舒畅。
4. 经期及经后3天停服。
5. 忌食生冷、肥腻、辛辣之品。
6. 本方含有茯苓，虚寒精滑或气虚下陷者忌服。
7. 本方含有白芍，性味苦酸，凉，虚寒腹痛泄泻者慎服。
8. 本方含有桂枝，其性味辛温助热，易伤阴动血，凡温热病及阴虚阳盛、血热妄行、孕妇胎热等均忌用。

更年宁心胶囊有哪些毒性和禁忌？

1. 本方滋阴清热，若脾肾阳虚者忌用。

2. 在服用本方期间，感受外邪者停用。

3. 服药期间饮食应禁辛辣之品，以免助热伤阴。

4. 本方含有茯苓，虚寒精滑或气虚下陷者忌服。

5. 本方含有白芍，性味苦酸，凉，虚寒腹痛泄泻者慎服。

6. 本方含有黄连，其性味大苦大寒，过服久服易伤脾胃，脾胃虚寒者忌用。苦燥伤津，阴虚津伤者慎用。

7. 本方含有阿胶，因其性滋腻，有碍消化，所以胃弱便溏者慎用。

跌打活血散有哪些毒性和禁忌？

1. 本方含有大黄，苦寒，易伤胃气，脾胃虚弱者慎用；另有活血祛淤作用，故妇女在怀孕、月经期、哺乳期应忌用。

2. 皮肤破伤处忌外敷。

3. 本方含有乳香、没药，饭后服用可减轻胃肠反应；脾胃虚弱者慎用。

4. 本方含有三七，因其具有活血化淤的功效，所以血虚或血热出血者禁用。另对三七过敏者禁用。

5. 本方中含有骨碎补，其具有补肾、活血、止血的功用，阴虚及无淤血者慎服。

损伤速效止痛气雾剂有哪些毒性和禁忌？

1. 本方含破血通经之品，如所含冰片芳香走窜，有碍胎气，故孕妇应慎用。

2. 本方为气雾剂，切勿受热，避免撞击。

3. 外用本方皮肤过敏者，应停止用药。

4. 本方含有麝香，因其性味辛、温，因此阴虚体弱者忌用。

筋骨痛消丸有哪些毒性和禁忌？

1. 风湿热痹，关节红肿热痛者应慎用。

2. 本方含活血通络之品，故孕妇应慎服。

3. 本方含有白芍，性味苦酸凉，虚寒腹痛泄泻者慎服。

4. 本方含有桂枝，其性味辛温助热，易伤阴动血，凡温热病及阴虚阳盛、血热妄行、孕妇胎热等均忌用。

骨增生镇痛膏有哪些毒性和禁忌？

1. 皮肤破损处勿贴。

2. 若出现皮疹或过敏反应停止使用。

3. 猪牙皂有毒，忌过服、久服，孕妇及咯血、吐血患者禁用。

4. 本方含有雄黄，属于剧毒物质。故不可多服、久服。

5. 本方含有半夏，性微寒，熟温，有毒。一切血证及阴虚燥咳、津伤口渴者忌服。

6. 本方含有细辛，味辛温，气虚多汗，血虚头痛，阴虚咳嗽等忌服。忌长期过量服用。

7. 本方含有干姜，其性味辛，热。阴虚内热、血热妄行者禁服。

8. 本方含有川芎，其性味苦辛，阴虚火旺，上盛下虚及气弱之人忌服。

9. 本方中含有骨碎补，其具有补肾、活血、止血的功用，阴虚及无淤血者慎服。

骨刺消痛片有哪些毒性和禁忌？

1. 本方温热，故湿热痹证应忌用。

2. 本方含有毒及活血通络之品，故孕妇应忌用。

3. 本方含川乌、草乌，有毒，应在医生指导下服用，忌过量服用。

4. 本方含有白芷，其性味辛温，阴虚血热者忌服。

腰椎痹痛丸有哪些毒性和禁忌？

1. 感冒发热者忌服。

2. 本方含有毒及活血之品，故孕妇应忌用。

3. 本方含草乌等毒性药，应在医生指导下使用，忌过量、久服。

4. 本方含有桂枝，其性味辛温助热，易伤阴动血，凡温热病及阴虚阳盛、血热妄行、孕妇胎热等均忌用。

5. 本方含有防风，其性味辛甘，血虚痉急或头痛不因风邪者忌服。

6. 本方含有白芷，其性味辛温，阴虚血热者忌服。

7. 本方含有赤芍，其性味酸、苦，凉，血虚者慎服。

8. 本方中含有骨碎补，其具有补肾、活血、止血的功用，阴虚及无淤血者慎服。

肾骨胶囊有哪些毒性和禁忌？

1. 饭后立即服用. 服药后要多饮水。

2. 饮食宜清淡．多食乳类、豆类等含钙丰富的食品。

3. 适当加强体育锻炼，活动筋骨。促进钙吸收，忌在服药期间不运动。

骨痨敌注射液有哪些毒性和禁忌？

1. 骨痨见骨蒸潮热，低烧不退者配合滋阴凉血除蒸药同用。

2. 本方含活血之品，故孕妇忌服，月经期应停用。

3. 饮食宜清淡，忌食生冷油腻及不易消化食物。

4. 本方含有三七，因其具有活血化淤的功效，故血虚或血热出血者禁用。另对三七过敏者禁用。

5. 本方中含有骨碎补，其具有补肾、活血、止血的功用，阴虚及无淤血者慎服。

口腔溃疡散有哪些毒性和禁忌？

1. 本方清实热火毒，为治疗实热火毒所致的口疮、口糜的常用中成药。若阴虚火旺者慎用。

2. 用药期间饮食宜清淡，忌食辛辣油腻食物，以免助热生湿。

3. 本方苦寒，易伤胃气，故老人、儿童及素体脾胃虚弱者应慎用。

4. 本方含有冰片，芳香走窜，有碍胎气，故孕妇慎用。

复方珍珠暗疮片有哪些毒性和禁忌？

1. 脾胃虚寒者慎用。

2. 本方含有大黄，苦寒，易伤胃气，脾胃虚弱者慎用；另有活血祛淤作用，故妇女怀孕、月经期、哺乳期应忌用。

3. 服药期间忌食辛辣、油腻、海鲜食品。

4. 本方含有赤芍，其性味酸、苦，凉，血虚者慎服。

5. 本方含有羚羊角粉，因其性味咸寒，所以肝经无热者忌服用。

6. 本方含有水牛角浓缩粉，因水牛角性寒，所以非实热之证者忌服用。

7. 本方含有木通，其性味苦凉，内无湿热、津亏、气弱、精滑、溲频及孕妇忌服。

消痤丸有哪些毒性和禁忌？

1. 脾胃虚寒者慎服。

2. 孕妇慎用。

3. 忌食辛辣、油腻食品。

4. 本方含有柴胡，其性味苦，微寒。肝阳上亢，肝风内动，阴虚火旺及气机上逆者忌用。

5. 本方含有夏枯草，因其性味苦辛，寒，故脾胃虚弱者慎服。

银屑灵有哪些毒性和禁忌?

1. 血虚风燥证银屑病忌服用。

2. 孕妇禁用。

3. 忌食腥发海鲜及刺激性食物。

4. 本方含有茯苓，虚寒精滑或气虚下陷者忌服。

5. 本方含有防风，其性味辛甘，血虚痉急或头痛不因风邪者忌服。

6. 本方含有赤芍，其性味酸、苦，凉，血虚者慎服。

狼疮丸有哪些毒性和禁忌?

1. 寒湿证者忌服用。

2. 本方含有大黄，苦寒，易伤胃气，故脾胃虚弱者慎用；另有活血祛淤作用，故妇女再怀孕、月经期、哺乳期应忌用。

3. 红斑狼疮、皮肌炎、硬皮病、白塞病病情严重伴内脏损害者，须配合西药治疗，忌单独使用。

4. 本方含有黄连，其性味大苦大寒，过服久服易伤脾胃，脾胃虚寒者忌用。苦燥伤津，阴虚津伤者慎用。

5. 本方含有赤芍，其性味酸、苦，凉，血虚者慎服。

消风止痒颗粒有哪些毒性和禁忌?

1. 阴血亏虚者忌服用。

2. 孕妇慎服。

3. 饮食宜清淡，易消化，忌辛辣、油腻、海鲜食品。

4. 服药期间出现胃脘疼痛或腹泻时应及时停服。

5. 本方含有防风，其性味辛甘，血虚痉急或头痛不因风邪者忌服。

6. 本方含有石膏，因其性味辛甘，寒，故脾胃虚寒及血虚、阴虚发热者忌服。

7. 本方含有木通，其性味苦凉，内无湿热、津亏、气弱、精滑、故孕妇应忌服。

癣湿药水有哪些毒性和禁忌?

1. 糜烂型脚湿气忌用本方。

2. 饮食宜清淡，忌食辛辣、海鲜食品。

3. 本方所含斑蝥有毒性，忌久用。

4. 本方所含斑蝥有刺激性，如出现过敏反应及时停用。

5. 本方为外用药，切忌内服。

6. 本方含有防风，其性味辛甘，血虚痉急或头痛不因风邪者忌服。

7. 本方含有百部，因其性味甘苦，微温，故热嗽，水亏火炎者禁用。

清咽润喉丸有哪些毒性和禁忌？

1. 本方为治疗肺胃热盛所致急喉痹、急喉瘖的常用中成药，若慢喉痹、慢喉瘖及脾胃虚寒者慎用。

2. 服药期间饮食宜清淡，忌食辛辣、油腻、鱼腥食物，戒烟酒，以免加重病情。

3. 本方苦寒，易伤胃气，故老人、儿童及素体脾胃虚弱者慎服。

4. 本方含有山豆根，因其性味大苦、大寒，故忌过量服用或长期服用。

5. 小儿急性喉炎，易发生喉梗阻，用药期间，应注意呼吸，必要时应给氧。

6. 急性咽炎、急性喉炎感染严重，有发热等全身症状者，应在医生指导下服用。

7. 用本方治疗急性咽炎时，可配合使用漱口液含漱，以保持口腔清洁，或配合其他外用药吹敷患处；治疗急性喉炎，可配合雾化吸入治疗，以增强疗效。

8. 本方含有冰片，芳香走窜，有碍胎气，故孕妇应慎用。

9. 本方含有白芍，性味苦酸，凉，虚寒腹痛泄泻者慎服。

10. 本方含有知母，因其性味苦、甘、寒，故脾胃虚寒，大便溏泻者禁服。

11. 本方含有水牛角浓缩粉，因水牛角性寒，故非实热之证者忌服用。

复方草珊瑚含片有哪些毒性和禁忌？

1. 本方疏风清热，清音利咽，消肿止痛。用于外感风热所致喉痹，若阴虚火旺者应慎用。

2. 服药期间饮食宜清淡，忌食辛辣油腻食物，以免助热生湿，加重病情。

3. 治疗急性咽喉炎，可配合使用外用药物，以增强疗效。

4. 注意保持口腔的清洁卫生，经常漱口，以减少邪毒滞留机会。

麝珠明目滴眼液有哪些毒性和禁忌？

1. 每次用药前必须将药液摇晃均匀，再行滴用，滴时瓶口不能触及眼睑，用后将瓶盖拧紧。

2. 滴药时，将药液滴入内睑部或下睑结膜囊内轻闭眼睑，休息5分钟。

3. 滴药期间，定期检查，以观察效果，如不能控制其发展，应及时手术为宜。

4. 本方中含麝香及冰片，有损胎气，又含有大黄，苦寒，易伤胃气，故脾胃虚弱者慎用；另有活血祛淤作用，故妇女怀孕、月经期、哺乳期应忌用。

5. 本方含有黄连，其性味大苦大寒，过服久服易伤脾胃，脾胃虚寒者忌用。苦燥伤津，阴虚津伤者慎用。

珍珠明目滴眼液有哪些毒性和禁忌？

1. 使用本方时，要排除物理或化学方面的刺激。

2. 要检查是否需要配戴合适的眼镜。

3. 检查是否有其他慢性全身性疾病的存在，如糖尿病等。

4. 本方含有冰片，芳香走窜，有碍胎气，故孕妇应慎用。

石斛明目丸有哪些毒性和禁忌？

1. 本方为肝肾阴虚目疾所设，若属肝经风热，肝火上攻实证者忌服用。

2. 本方中补药质粘滋腻，又含石膏、磁石性寒矿石类药，因此脾胃虚弱，运化失调者慎用。

3. 本方含牛膝，有碍胎气，故孕妇应慎服。

4. 白内障患者，视力下降到一定程度，宜及早选择手术治疗。

5. 本方含有山药，有收涩的作用，故大便燥结者忌服用；另外有实邪者忌食山药。

6. 本方含有茯苓，虚寒精滑或气虚下陷者忌服。

7. 本方含有黄连，其性味大苦大寒，过服久服易伤脾胃，脾胃虚寒者忌用。苦燥伤津，阴虚津伤者慎用。

8. 本方含有防风，其性味辛甘，血虚痉急或头痛不因风邪者忌服。

9. 本方含有川芎，其性味苦辛，阴虚火旺，上盛下虚及气弱之人忌服。

10. 本方含有石膏，因其性味辛甘，寒，故脾胃虚寒及血虚、阴虚发热者忌服。

11. 本方含有水牛角浓缩粉，因水牛角性寒，故非实热之证者忌服用。

12. 本方含有枸杞子，其性味甘平，外邪实热，脾虚有湿及泄泻者忌服。

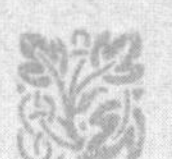

饮食及生活习惯禁忌

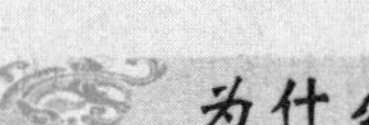

为什么边吃饭边看书不可取？

人在吃饭时，胃肠道在大脑的统一指挥下，蠕动加快，消化液分泌增加。为了保证增加工作量的完成，胃肠道血管扩张，循环血量比平时增加数倍。这时候如果再看书，必然使大脑工作量增大，因而需要增加血液供应量，这就势必造成脑和胃

中医食疗养生1088问

“争血”的局面。其结果，胃肠供血得不到充分保证，消化液分泌减少，消化运动减弱，久而久之，就会造成消化不良；同时，大脑的供血不够充分，看书效率不高，容易造成脑疲劳，影响学习效率。

为什么忌饭后一支烟？

不少吸烟的人都喜欢撂下碗筷马上吸烟，沉醉在“饭后一支烟，赛过活神仙”的意境里，其实，这是不科学的。吸烟有害，饭后马上吸烟害处更大。因为吃饭后胃肠蠕动加强，血液循环加快，全身毛孔张开，人体吸收烟雾的能力比平时增加，吸进体内的有害物质自然也增加很多。研究表明，饭后一支香烟吸入的毒物比平时吸10支的还多。同时，饭后吸烟还会使胆汁分泌排出量增多。大量胆汁倒流入胃，会导致胆汁性胃炎，引起上腹疼痛等症状。饭后吸烟还会使胰蛋白酶和重碳酸盐的基础分泌受到抑制，妨碍食物消化。所以这种“赛神仙的日子”是要忌的。

哪四种开水不可以饮用？

经反复煮沸过的开水，因水分的蒸发，所含的钙、镁、氯重金属成分大大增高，对人体的肾脏产生不良影响，如经常饮用这种水，易导致肾结石。

因此对在炉灶上沸腾很长时间，反复煮沸的开水应忌食用。还有一种是水瓶里已盛了几天、不新鲜的温开水也不宜再饮用；第三是隔夜的开水或煮沸的残留开水也忌饮；第四种便是蒸饭蒸肉后的“下脚水”，也在忌饮之例。因为这些水中，亚硝酸盐易增多，而亚硝酸盐对人体有危害性，它与人体内的血红蛋白结合，使之变成高铁血红蛋白，导致血液输氧的困难。特别是婴儿、幼儿，对亚硝酸盐更为敏感。此外，亚硝酸盐在人体肠道内，与食物里和体

鸡蛋为什么不可以久煮？

鸡蛋煮的时间过长，蛋黄表面就变成灰绿色。这是蛋黄中的亚铁离子与蛋白中的硫离子合成为难溶的硫化亚铁，降低了鸡蛋的营养价值。因此，煮鸡蛋时间以水沸后5分钟为宜。

为什么不可以用热水泡发木耳？

一般家庭大多是用热水泡发木耳，但是这种方法并不好。因为木耳是一种菌类植物，生长时含有大量的水分，干燥后变成革质，在发制时，用凉水浸泡，是一种渐渐的浸透作用，可使木耳恢复到生长期的半透明状。所以凉水发木耳，每0.5千克可出3.5～4.5千克，且脆嫩、吃起来爽口，也便于存放；热水发木耳，每0.5千克只能出2.5～3.5千克，且口感绵软发黏，不易保存。

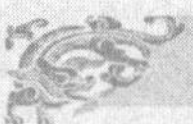

胡萝卜为什么不可以做下酒菜？

胡萝卜中含有丰富的胡萝卜素，有专家研究认为，胡萝卜与酒一同进入人体，就会在肝脏中产生有毒物质，从而影响肝脏的正常功能，甚至会引起肝病。所以专家提醒人们，在喝酒时不宜用胡萝卜作为下酒菜。同时，喝酒时也不宜饮用以胡萝卜为原料制成的饮料。

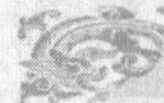

糖精、醋精为什么不可以同时使用？

糖精和醋精直接混合后容易产生化学反应，直接刺激胃黏膜，从而引起呕吐、恶心、上腹部酸痛，甚至会出现全身出冷汗以及休克等症状。

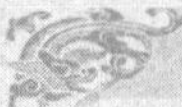

酸碱食物为什么不可以加味精？

酸性食品添加味精并同时加热，会发生咯毗烷酮化变成焦谷氨酸，对人体十分有害。碱性食物添加味精，在碱性条件下，会使味精鲜味大大下降。

牛奶为什么不可以用文火煮？

用文火煮牛奶，奶中的维生素受空气氧化被破坏。科学煮奶方法是用旺火煮奶。奶开后离火，落滚后再加热，如此反复三四次，既能保持牛奶的养分，又能有效地杀死奶中的细菌。

煮土豆为什么不可以用大火？

在煮、烧土豆时要用文火才能把土豆均匀地煮烂，如果用急火、大火煮，会外烂里生，食后引起中毒。

绿叶菜为什么不可以焖煮？

绿叶莱都含有不同量的硝酸盐，焖煮时间过长，硝酸盐就会还原为亚硝酸盐，会引起中毒。

牛奶为什么不可以久煮？

牛奶含有丰富的蛋白质，加热时，呈液体状态的蛋白微粒会发生变化，出现沉淀。牛奶加热到 100℃左右时，乳糖开始分解，逐渐分解成乳酸，使牛奶变质。所以，牛奶不宜在高温下久煮。

炒瓜菜为什么时间不宜过长？

瓜菜中的维生素，受热后易破坏。因此，炒菜时间不要太长，一般用急火快炒为好。也不要把菜加得太多，火候大小要适当。

鳝鱼为什么不可以爆炒吃？

鳝鱼体内有一种叫颌口线虫的寄生虫，鳝鱼片炒得半生不熟，寄生虫未死，进入人体后，会出现突然高烧、厌食等中毒症状。所以，鳝鱼不宜爆炒吃。

为什么锡壶不可盛酒？

锡壶实际上是用锡铅合金制成的。铅与酒中的乳酸、醋酸等酸性物质相遇后，就会很快地化合成乳酸铅、醋酸铅溶解在酒中。人若长期饮用锡壶盛的酒，就会发生铅的蓄集性中毒。如果一次大量饮用含铅多的酒，还有可能酿成急性铅中毒。

为什么刚酿制的白酒不能饮？

新蒸馏出的白酒，酒精度数一般都在60度以上，而且酒体中含有较多的甲醇、杂醇油、醛类和其他沉淀物。只有经过一段时间的贮存和过滤勾对等处理，使酒体内部结构发生变化和氧化，降低和减少有害物质成分，使其达到规定的卫生标准，才能饮用。

由于新酿的白酒，除酒精浓度较高，常饮会导致酒精中毒外，还因甲醇含量较高，进人体内不易排出，长期积蓄对人的中枢神经视网膜神经有损害，甲醇在人体内代谢产生的氧化物为甲酸和甲醛，毒性更大。甲酸的毒性比甲醇大6倍，甲醛的毒性比甲醇大30倍。饮含杂醇油和醛类含量较高的新白酒，对人体也有较多的、毒害和麻醉作用。杂醇油损害人的神经系统，醛类作用能使蛋白质凝固。另外，未经过滤处理的新白酒，也极不卫生。因此，刚酿制的白酒，不宜饮用。

为什么旅行水壶不能装酒？

旅行用的铝合金水壶，如果经常装开水，内壁上或壶底会积上一层水垢。水垢原是混在水中的重金属、钙盐、灰尘、病菌、虫卵等的沉淀物，这些都有碍人体健康。除了前面列举的有毒的重金属物质外，水垢中还含有一些致癌物质。如果用旅行水壶装酒，酒精能使水垢溶解，有毒重金属也会溶于酒中。饮用这种酒，对人体健康不利，时间久了会发生慢性中毒。用塑料壶装酒也不好，因为酒精也可将塑料中对人体有害的杂质溶出。所以，不宜用旅行水壶装酒，最好是用干净的玻璃瓶装酒。

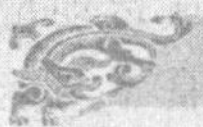

为什么不可以“活吃鲤鱼”？

“活吃鲤鱼”是一道名菜。鱼上桌后，鱼嘴还在一张一合，这样烧出来的鱼并不鲜美，也不利于健康。从味道上讲，这种烧制方法时间短，鱼体不能充分吸收调味品中的汁液。所以鱼并不鲜美可口。从营养方面讲，活鱼肌肉组织中的蛋白质没有分解产生氨基酸，肉质较硬，不利于人体的消化吸收。另外，烹制时，为保持鱼的鲜活，烧制时间短，鱼体烧不透，食用烧不透的鱼，就有可能患寄生虫病。

低度酒为什么不能长期存放？

酒越陈越香，这对白酒或黄酒来说，是有道理的。低度酒，如啤酒、葡萄酒却不可长期存放。

因为白酒在贮存过程中，可使酒中的杂醇油逐渐氧化，生成芳香酯，并使酒中的乙醛挥发。低度酒中的啤酒和葡萄酒，由于含有丰富的蛋白质和糖类，微生物容易生长繁殖，使酒变质，产生酸味。因此，低度酒不宜久存。

什么是吃螃蟹的四不要

1. 不要吃生蟹

河蟹的体表、鳃及胃肠道中布满了各种细菌。因此，食用前应洗净，蒸熟透后再食用。

2. 不要吃死蟹

蟹死后体内的细菌会迅速繁殖并扩散到蟹肉中去，在弱酸条件下，细菌会分解蟹体内的氨基酸，产生大量组胺和类组胺物质，会引起过敏性食物中毒。

3. 不要乱嚼

吃蟹时一要清除蟹胃（在背壳内前缘中央似三角形的骨质小包）；二要清除蟹肠（由胃到脐的一条黑线）；三要清除蟹心（俗称六角板）；四要清除蟹鳃（即腹部如眉毛状的两排软绵绵的东西）。四除后再食可免引起中毒。

4. 不要吃得太多

蟹肉性寒，脾胃虚寒者尤应注意，以免引起腹痛、腹泻。

忌食量大而体力活动量小

食物提供人体能量，体力活动消耗能量。如果进食量过大而活动量不足，多余的能量就会在体内以脂肪的形式积存即增加体重。相反若食量不足，劳动或运动量过大，可由于能量不足引起消瘦，造成劳动能力下降，所以人们需要保持食量与能量消耗之间的平衡。体重过高或过低都是不健康的表现。可造成抵抗力下降，易患某些疾病，如老年人的慢性病或儿童的传染病等。经常运动会增强心血管和呼吸系统的功能，保持良好的生理状态、提高工作效率、调节食欲、强壮骨骼、预防骨质疏松。

冷冻食品解冻后为什么不宜再存放

从市场上买回来的冷冻食品，如肉、鱼、鸡、鸭、蛋、速冻蔬菜等，一经解冻要尽快加工食用，不宜存放。如果存放时间太长，肉、鱼、鸡、鸭等会因为细菌和酶的活力恢复，不但能很快变质，而且还能产生有毒的组胺物质，人吃了会引起食物中毒；冷冻蔬菜存放时间太长，不仅色变，营养损失，很容易腐烂变质，不能食用。

冷冻的肉、鱼、鸡、鸭等冷冻时由于水分结晶的作用，其组织细胞便受到破坏，一经解冻，被破坏了的组织细胞中，会渗出大量的蛋白质，就成了细菌繁殖的养料。冷冻过的蔬菜，尤其是在热天更不宜存放，否则绿叶蔬菜很快会变黄，维生素C也易被破坏。蔬菜放在20℃温度下，比放在6～8℃的温度下，维生素C的分解损失要多2倍。

速冻肉为什么不可以迅速解冻

肉类冷冻贮藏时要速冻，因为肉类在速冻过程中，其组织细胞内液与细胞外液迅速冷冻成冰，成为肉纤维及细胞间的结晶体，不致流出来，所以速冻肉比非速冻肉味道鲜美。

然而，速冻肉烹制前，必须缓缓解冻，才可保存鲜美，为什么呢？因为在热水中或高温中，使速冻肉迅速解冻时，肉细胞间及肉纤维间结成冰的美味肉汁，溶化成为液体，迅速流失。

如果将速冻肉放在6～8℃的温度下慢慢解冻，肉细胞与细胞间那些汁液冰晶慢慢溶解，有时间让它逐渐渗回细胞内，肉就能恢复鲜肉时的状态，其肉味便可同鲜肉一样美。因此，速冻肉不宜迅速解冻。

猪身上有哪三样东西不能吃

杀猪要摘除猪的肾上腺、甲状腺和淋巴结，因为这三样东西人吃后会产生一系列中毒症状，严重者可危及生命。

肾上腺位于猪的肾脏前上方，即人们常说的“小腰子”。人们误食肾上腺数分钟后，便可出现身体各部位的中毒症状。

甲状腺位于猪气管喉头的前下部，俗称“栗子肉”。人吃了含有甲状腺的肉后，可出现身体各部位的中毒症状。

猪的淋巴结，为灰白色或淡黄色如豆子至枣大小的“疙瘩”，分布于猪的全身，俗称“花子肉”。吃猪肉如不摘除淋巴结，会食入毒素而使人发生中毒或患传染病。因此，在宰猪的时候，猪身上的这三样东西必须去掉，以保证猪肉的食用安全。

为什么不可以常吃汤泡饭

汤和饭混在一起吃，是个不好的习惯。

我们吃进的食物，先要在口腔中进行初步消化。咀嚼的同时，唾液腺不断分泌唾液，与食物充分混合，唾液中的淀粉酶使淀粉分解成甘甜爽口的麦芽糖，便于胃肠进一步消化吸收。汤和饭混在一起吃，咀嚼需要的时间短，唾液分泌亦少，食物在口腔中不等嚼烂，就同汤一起咽进胃里去了。这不仅使人“食不知味”，而且舌头上的味觉神经没有刺激，胃和胰脏产生的消化液不多，并且还被汤冲淡，使吃进的食物不能很好地被消化吸收，日久，就会引起胃病。所以，不宜经常吃汤泡饭。

为什么皮色鲜艳的水果不可以带皮吃？

颜色鲜艳夺目的水果含有的类黄酮，在人体肠内经细菌分解后会转化为二羟苯甲酸和阿魏酸，具有很强的抑制甲状腺功能的作用，从而引起甲状腺肿。所以，在吃果皮颜色鲜艳的水果时，应去皮后再吃。

快餐为什么要慎吃？

常吃的快餐有：汉堡包、热狗、肯德基炸鸡等，多偏重于肉食。这些食物本身的胆因醇含量甚高。原本从食物中吃进胆固醇对身体并没有多大影响，因为人体会自身调节，使内源性胆固醇少合成一点。但有些人在这方面调节失效，吃了含胆固醇高的食物后，体内胆固醇含量显著提高。

此外，快餐食品烹调方式以煎炸为主，加上食品多含肉食类动物性脂肪，造成食物的脂肪总含量偏高。因而常吃则血中含胆固醇量也会增高。血液中的胆固醇如果过高，就会引起血压增高和血管闭塞。对心脏的血液供应不足，造成心脏功能受损，其后果相当危险。

为什么饭后不能立即吃水果？

人们一直以为饭后吃水果可以帮助消化。然而，近年来部分营养学家提出：如果饭后立即吃水果，日久会导致消化功能紊乱。食物进入胃内，需经过1～2小时的消化过程，才能缓慢排出。饭后马上吃水果，会被食物阻在胃内。若水果在胃内停留时间长，就会引起腹胀、腹泻等症状。因此，水果宜安排在饭前1小时或饭后2小时吃为最好。

饭后为什么不能马上去干活？

有的人吃过饭后就马上去干活，这种习惯是有损身体健康的。因为刚吃过饭后，胃肠道血管扩张，流向胃肠器官的血液增多，这很有利于身体对食物的消化和吸收。而在饭后若立即去干活，就会迫使血液去满足四肢等运动器官的需要，造成胃肠道供血不足，消化液分泌减少，久而久之，就会引起消化不良和慢性胃肠病。另外，饭后胃中充满食物，马上干活用力，很容易发生震动、牵拉肠系膜，引起腹痛、胃下垂等。因此，饭后忌马上就去干活。

火锅汤汁为什么不能留在锅中保存？

金属制的火锅及其表面镀层，都会与火锅内的汤汁发生反应，从而促使金属离子溶解在汤汁中；两者接触的时间越长，溶解的金属离子越多；一些金属离子还会促使食物腐败，产生硫醇等化合物并溶解在汤中，人若食用了这种汤汁，会引起恶心、呕吐等症状，严重时还会引起急性中毒。所以，忌食用在火锅中过夜或长时间存放的汤汁。

为什么不能边走路边吃东西？

大多数人为了“争取时间”，特别是早餐，经常是边走路边吃，以为这样既节省了时间，又不耽误上班，又吃了早餐，是一举三得的事儿，其实这是一种不讲卫生、有害健康的坏习惯。因为：①路上人来车往，尘土飞扬，汽车排出的有害物质很多，都在低层空气中飘荡，沿着路边走边吃东西，必然会随着食物食入不少有害物质；②食物的消化、吸收要在大脑统一指挥下来完成，而边走路边吃东西，大脑既要指挥运动系统，又要指挥消化系统，不但难以使吃下的食物很好消化，而且很容易发生呛食、咬舌、引起气管异物等。因此，要忌边走路边吃东西的坏习惯。

慢性胃炎患者为什么不能喝啤酒？

患慢性胃炎的人，即使有酒量，也忌多喝啤酒。据研究，啤酒能减少胃黏膜合成前列腺素 E，使胃黏膜对胃酸的抵抗力下降。慢性胃炎患者由于胃黏膜已有炎症，其本身合成前列腺素 E 的能力已较低，若再多喝啤酒，势必进一步影响到前列腺素 E 的合成，从而损害胃黏膜，使胃炎症状加重。

哺乳期妇女为什么不能喝啤酒？

啤酒是以大麦为原料制成的。祖国医学认为，大麦有回乳的作用，故用大麦芽制成的啤酒会抑制乳汁的分泌，故哺乳期妇女忌饮用。

泌尿系结石患者为什么不能喝啤酒？

泌尿系结石的人喝啤酒有害。因为酿造啤酒的大麦汁中含有钙、草酸、鸟嘌呤核苷酸等，是促进结石形成的物质，对泌尿系统结石的形成会起到推波助澜的作用。因此，泌尿系结石患者要忌饮啤酒。

为什么不能用热水瓶装啤酒？

有的人喜欢用热水瓶装啤酒，这种做法既不科学又不利于身体健康。一般来说，装过开水的热水瓶内有一层水垢，再装鲜啤酒后，水垢中的有毒物质将溶解于呈弱酸性的啤酒内，其中含有对人体有害的砷、铅等元素。饮用这种啤酒，久而久之，会产生慢性中毒。

饮啤酒为什么不宜过量？

尽管啤酒是营养性、低酒精度的饮料，但毕竟含有一定的酒精，故以适量饮用为佳。一般而言，饮用含酒精为3．0～3．5度的啤酒，每人每天以1～2瓶为宜。严禁长期、连续的狂喝暴饮，这样将引起慢性酒精中毒，甚至导致胃炎、胰腺炎、多发性神经炎、肝硬化和肝癌等疾病。所以，平时喝酒忌过量。

身体过胖者为什么不宜喝啤酒？

啤酒营养丰富，含热量相当高，同时，啤酒可帮助消化，增强食欲。如果原本是个肥胖者，再经常性大量饮用啤酒，会造成体内的热量和脂肪堆积，使人大腹便便。还会使血液中液体增多，增加心脏的负担，长期下去，将会造成心肌肥厚，心脏扩大，收缩功能又会减弱。这种体积大、力量小的心脏，被医学界称为“啤酒心”或“牛心”。所以肥胖的朋友要忌饮啤酒。

哪些疾病患者不能饮啤酒？

凡患有肝硬化、慢性胃炎、胰腺炎、肺炎、泌尿系统结石症和较为严重的气管炎等疾病者，均忌饮啤酒。因为喝啤酒后，酒精的氧化作用主要靠肝脏完成。当酒精进入肝脏，首先氧化成乙醛，再氧化成乙酸。原来就患有肝病者，因饮啤酒将会加重肝脏负担，引起酒精中毒，长久下去，甚至会危及生命。

大汗之后为什么不能饮用啤酒？

大汗淋漓时毛孔扩大，此时饮用啤酒，将导致汗毛孔因骤然遇冷而迅速关闭，从而暂时中止出汗，造成体温散发受阻，易诱发感冒等疾病。所以，忌大汗后饮用啤酒。

为什么不能喝雄黄酒？

喜欢喝雄黄酒是损健康的不科学之举。这是因为：雄黄酒中含有砷结晶的矿石成分，其主要成分是二硫化砷，遇热可变成三氧化二砷——即毒性很大的砒霜。这种三氧化二砷对人体很多系统器官都有损害，可致人头晕、呕吐、腹痛、抽搐、牙龈出血、呼吸困难、血压下降，严重者可“七窍出血”而死亡。这种有毒物质不仅可随饮酒进入人体，也会由皮肤吸收进入人体。因此，要忌饮雄黄酒。

吃雪为什么不可取？

有的人认为雪花洁白无瑕，便以吃雪为乐，也有的把雪化成水直接饮用。这些做法都是不当的。因为雪是水蒸气在天气变冷时凝结而成的，雪花在形成过程中，既有大量的水分，也含有大气中不少的烟粒、尘埃以及原来飘浮在空中的工业废气、汽车尾气中的有害物质。因此，雪虽然洁白，但它实际上很脏，含有多种危害人体健康的物质。所以，雪或雪水是忌食用的。

剩菜汤为什么不能喝？

青菜本身都含有较多的硝酸盐类，煮熟后放置时间越久，在细菌的分解作用下，硝酸盐还原成为亚硝酸盐就越多。而人若把剩汤喝下去后，汤里的亚硝酸盐经由胃、肠就会进入血液中，使正常的血红蛋白氧化成高铁血红蛋白，从而使血红蛋白失去携带氧气的能力，严重者会使人产生缺氧症状。无疑，这就影响了人体的健康。所以忌喝剩菜汤。

吃羊肉后为什么不能马上喝茶？

人们通常喜欢吃过肉后喝些茶水去去口中的油腻味，但食过羊肉后就不应马上去喝茶水，因为羊肉本身含有丰富的蛋白质，而茶叶中含有比较多的鞣酸，如果吃完羊肉后马上喝茶，会使茶叶的鞣酸与羊肉中的蛋白质结合成一种叫鞣酸蛋白质的物质。这种物质具有一定的收敛作用，可使肠的蠕动减弱，大便中的水分减少，导致排便不畅，甚至发生便秘。这样，大便中的有毒物质就会因为在肠内停留时间过长而被人体吸收。所以，忌吃完羊肉后马上喝茶。

带气用餐有什么不好？

生活中因遇到不顺心而生气的事时有发生，但万万不要将其带到餐桌上，无论是生着闷气还是大动肝火时进餐，对健康都非常有害，因为此时唾液、胃液的分泌会受到抑制，减弱消化能力，食欲大大降低，并为胃肠道和其他器官患病制造了条件。“气大伤身”凡事何不想开点。

为什么不能吃过于油腻的晚餐？

晚餐吃过多的油和肉会增加胃肠的负担，使血流量增多，加之人在睡觉时血液速度减慢，血脂就会沉积在血管壁上，促使动脉粥样硬化的发生患有高血压，冠心病和肥胖症的人晚餐时更要注意，应以清素食物为主。晚上常吃厚味食物，容易导致心血管系统疾病。所以晚餐忌食油腻性食物。

香肠为什么不宜久存？

香肠长久存放易发霉变质，而发霉的香肠易被毒力较强的肉毒杆菌污染。肉毒杆菌可产生毒力很强的肉毒素，人若食用则引起中毒，甚者危及生命。所以，香肠忌放太久。

熬猪油为什么不能用大火？

有的人在熬猪油（也叫大油、荤油，它是用猪的板油、肥膘熬制而成的。）时用大火熬，认为这样出油快，然而这是不对的。因为用大火熬猪油会因高温而损害营养物质和产生对人体有害物质。还因为猪油是中性脂肪，易被酸、碱、空气、阳光和人体内有关酶水解而产生甘油和脂肪酸，当用大火熬猪油，油温达二百多度时，可使其发生化学变化而产生丙烯醛。丙烯醛不但有特殊臭味，而且会使其脂肪遭到破坏，食用后还会影响消化吸收，并可引发肠胃疾病。用大火熬油时产生的焦臭味，还会刺激口腔、食管、气管及鼻黏膜，可导致咳嗽、眩晕、呼吸困难和双目灼热、结膜炎、喉炎、支气管炎等，所以熬猪油忌用大火，一般火候以油从周围向里翻动、油面不冒青烟为宜。

鲜鸡蛋为什么不宜放冰箱保存？

有些人习惯将买回的鸡蛋放入冰箱蛋架上存放，认为这样可以防止鸡蛋变质，会使其更加长久保存，但事实上这样做法是不对的。这是因为将鲜鸡蛋放入冰箱对冰箱内的其他食物有可能造成污染。鸡蛋壳上有枯草杆菌、假芽孢菌、大肠杆菌等细菌，这些细菌在低温下可生长繁殖，而冰箱贮藏室温度常为4℃左右，不能抑制细菌的生长繁殖。这不仅不利于鸡蛋的贮存，还容易使鸡蛋变质，也会对冰箱中的其他食物造成污染。所以忌将鲜鸡蛋放入冰箱贮存。

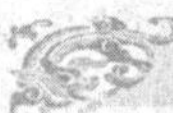

鲜鸡蛋为什么在贮存时节忌水洗？

新鲜的鸡蛋外壳上有一层似霜样的保护膜，它可防止细菌入侵，会引起鸡蛋的营养变质。所以在存放过程中不应清洗鸡蛋外壳本身。鸡蛋表面布满了我们肉眼看不见的小孔，被一层胶状物质封住，不仅使细菌不能侵入，而且使鸡蛋内水分不易蒸发。如果用水冲洗，蛋壳上的胶质就会与水溶解，蛋壳小孔全部暴露，细菌便可从小孔上乘虚而入，在蛋内孳生，破坏蛋内组织，使鲜蛋变成“坏蛋”。所以，鲜鸡蛋忌水冲洗。

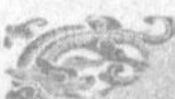

凉粉为什么不能做下酒菜？

夏季最清新便捷的家常菜凉粉是许多人喜欢的食物，有的人喜欢用凉粉做下酒菜，其实这是不当的。因为凉粉及粉皮在加工过程中要加入适量白矾，而白矾有减缓肠胃蠕动的作用，凉粉佐酒进入胃，会使喝下去的酒在胃肠中停留时间延长，这样既增加了人体对酒精的吸收，又增加了酒精对胃肠的刺激作用，同时还延长酒精在血液中的停留时间，促使人醉酒。由此可见，凉粉忌作下酒菜。

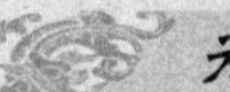

为什么忌吃未熟透的黄豆？

生黄豆中含有胰蛋白酶抑制剂、尿酶、血细胞凝集素等，均为耐热的有害物质。未被加工至熟的黄豆及黄豆制品中的这些有毒物质不能被彻底清除，食用了这种还存留有毒害物质的黄豆及黄豆制品会对胃肠道有刺激作用，在体内可抑制蛋白酶的活性，引起各种临床症状，其表现一般在食后1个小时内出现。主要表现为：头痛、头昏、恶心、呕吐、腹痛等症状，较重者出现腹泻。在数小时内可恢复如常。干炒黄豆不能完全破坏其毒素，所以同样不能多食。更忌食未熟透的黄豆。

为什么忌过量食用粽子？

每年的端午节人们都有吃粽子的习惯，营养学家说粽子虽好吃，但不能多吃。粽子的主要原料是糯米，糯米不易消化，如果患有胃炎、十二指肠炎、消化道炎等，忌食，过量食用还可能导致疾病。食用时要注意。一忌生。粽子要扎得小一点，一定要完全煮熟。二忌不洁。保存应放在篮子里，悬挂在阴凉通风的地方。三忌久存。粽子扎好后，最好在3～4天内吃完，隔天吃要回锅加热。四忌滥吃。患有肠胃病，或者病刚初愈的人都忌吃粽子，以免带发老病，诱发新病。儿童老人由于胃肠功能较差，应尽量少吃粽子。

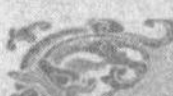

为什么忌多用炒菜油？

炒菜油多不仅会影响菜的味道，而且还会危害人体健康。这是因为炒菜油过多，其他调味品不易渗入原料内部，影响菜的滋味；食物外部包了一层油脂，胃肠里的消化液不能完全与食物接触，不利于食物的消化吸收，时间长了容易引起腹泻。常吃油多的菜，还会促使胆汁和胰液大量分泌，诱发胆囊炎、胰腺炎等疾病，所以日常生活忌炒菜用油多。

炸食物用过的油为什么不可再用？

有的人将油炸食物所剩的油反复使用，甚至用来炒菜，尤其是在一些营业性的油炸食品店，此种情况较为严重。营养学家认为，这种方法极为错误。因为炸过食物的油因长时间与空气接触和多次高温加热，其营养成分已有很大损失。失去了原有油的营养价值。而且多次炸食物的油，还会引起食油变质，这些物质能使人的肝脏肿大；消化道发炎、腹泻和积累中毒，甚至诱发癌症。

花生油为什么不可以常吃？

花生油有许多好处，但是它非常油腻，夏天忌食用。另外常吃容易上火。花生油要新鲜，因为其香味物质在制油过程中，是以吸附方式存在于油中，极易挥发和分解，即使在保存期内也有一个自动氧化、分解过程。如果花生油放久了，香味就会逐渐淡化直至消失，同时也会酸值上升，过氧化物增多，口感变差，营养成分也会遭到破坏。

为什么不可以过量食用奶油？

日常生活中的乳制品，除了牛奶和奶酪之外，常见的还有奶油。奶油也叫做稀奶油，它是在对全脂奶的分离中得到的。分离的过程中，牛奶中的脂肪因为比重的不同，质量轻的脂肪球就会浮在上层，成为奶油。由于饮食的西化，奶油逐渐走进了人们的生活。当然食用忌过量，尤其是爱吃者请注意，食用过多奶油可能导致男性的前列腺增生。

煮玉米粥为什么要加碱？

需要说明的是，用玉米煮粥时，需要加点碱。是因为玉米里含有一种结合型维生素 PP，不易被人体吸收，常吃玉米又不加碱，则易患癞皮病，即维生素 PP 缺乏症。如果在煮玉米粥时加入点碱，就能把结合型维生素 PP 变成游离型维生素 PP，有利于人体消化吸收，可预防癞皮病的发生。

为什么啤酒和白酒不能同饮？

亲朋相聚，商务往来，不免要借酒助兴。但不可取的是有些人在喝白酒的同时，又喝啤酒，这种方法非常有害。啤酒虽然是低酒精饮料，但其中含有二氧化碳和大量水分，与白酒混喝后，会加速酒精在全身的渗透作用，对肝脏、胃肠和肾脏等器官发生强烈的刺激而产生严重危害，影响消化酶的产生，使胃酸分泌减少，导致胃痉挛、急性胃肠炎、十二指肠炎和引起出血等症，对心脑血管危害更大。因此，主张啤酒与白酒忌同时饮用。

酒和咖啡为什么不能同饮？

酒与咖啡同饮，会加重酒精对人体的损害。是因为酒精会损害人体的一切细胞。饮酒之后，酒精很快被消化系统吸收并进入血液循环系统，进而影响胃肠、心脏、肝、肾、大脑、内分泌等器官的功能，过量则易使人体物质代谢发生紊乱，其中受害最严重的是大脑，因为它能使大脑皮质处于过度兴奋或麻痹状态。而咖啡的主要成分是咖啡因，适当饮用有兴奋、提神和健胃的功效，饮用过量可引起中毒。如果酒与咖啡同时饮用，犹如火上浇油，会加重对大脑的伤害，并能刺激血管扩张，加快血液循环，增加心血管负担，造成的危害超过单纯喝酒的许多倍，甚至会危及生命。

所以酒与咖啡忌同饮。

为什么饮酒时不能吃胡萝卜？

人们常常把胡萝卜比作小人参。因此，胡萝卜成了餐桌上深受人们喜爱的菜肴。胡萝卜具有很高的保健作用和医疗价值，但食品专家却告诫人们："胡萝卜下酒"的吃法是不利健康的。胡萝卜不能做下酒菜，原因是胡萝卜中丰富的胡萝卜素和酒精一同进入人体，就会在肝脏中产生毒素而引起肝病。所以，人们要改变"胡萝卜下酒"的吃法，饮酒忌食用胡萝卜素营养剂，特别是在饮用胡萝卜汁后不要马上饮酒，以免危害健康。

为什么夏天不能喝冰水？

炎炎夏曰，很多人都会去买冰凉的饮料、冰水来止渴，一口喝下，畅快无比。许多人以为这样既能解渴又能预防中暑的发生，但医生告诫大家，喝冰水非但不能预防中暑，反而会引发中暑的发生。医学认为，冰水属寒凉之物，喝到身体里被吸收后，不仅刺激肠胃，产生一些不适症状。虽然喝冰水会带来暂时的舒适感，但大量饮用冰水会导致汗毛孔宣泄不畅，肌体散热困难，余热蓄积，反而更易引发中暑。因此，在夏季大量出汗后，忌饮用冰水。

重新烧开的水为什么不能再喝？

有人习惯把热水瓶中的剩余温开水重新烧开后再饮用，觉得倒掉是一种浪费，但医学专家指出：这种“节约”不可取。因为随着瓶内水温的逐渐下降，水中含氯的有机物质会不断地被分解成为有害的亚硝酸盐。而且，由于水烧了又烧，会使水分再次蒸发，水中的某些重金属成分和亚硝酸盐的浓度会升高以至超标。常喝这种水，有害物质就会在体内积聚，会不同程度地引起人体倦怠、乏力、嗜睡、血压下降、腹痛、腹泻、呕吐，日久还有可能使人体细胞产生癌变，危害人体健康。

隔夜茶水为什么不能再喝？

古人说：“空腹饮茶心里慌，隔夜剩茶伤脾胃；过量饮茶人黄瘦，淡茶温饮保年寿”，是有道理的。从营养卫生的角度讲，隔夜茶水尽量不要喝。这是因为隔夜茶因时间过久，维生素大多已丧失，且茶水中的蛋白质、糖类等会成为细菌、霉菌繁殖的养料。尤其是夏季温度偏高，茶叶容易被细菌污染，发霉、发馊，导致腹泻。一般情况下随泡随饮为好。

为什么不能饮过浓的茶水？

很多人习惯饮用浓茶来提神，缓解压力。但营养学家说饮茶忌过浓，这是因为茶能增强心肌收缩，加快心率，浓茶会使上述作用加剧，血压升高，可引起心悸、气短及胸闷等异常现象，严重者会造成危险后果。由于浓茶中含大量的鞣酸，影响人体对蛋白质等营养成分的吸收，还会引起大便干燥。尤其是长期饮用过浓的茶会导致铁的吸收不良，最终造成缺铁性贫血。所以忌饮浓茶。

睡前为什么忌饮茶？

几乎每个人睡觉时都会有某一种习惯，但是有的习惯很可能对你的睡眠造成影响，譬如睡前喝茶。因为茶叶中含多量咖啡碱、茶碱，对大脑、心脏有兴奋作用，引起失眠。茶叶中含有一定量的咖啡碱，会兴奋中枢神经，加快心率，增加心脏负担。因此专家建议，睡前忌喝茶，以免影响睡眠。

为什么不能用铝壶烧水？

铝壶烧水不利于人体健康，这是科学研究得出的结论。用不同容器煮水，煮沸后水中有些化学成分会产生明显的变化，铝壶煮的水其水质的多项指标变化更大，数值更高，其铝含量可提高11倍以上。医学研究还发现，人体内铝含量超标与中老年人患老年痴呆症有关。这是因为铝与脑组织有较大的亲和力，易于在脑内蓄积。铝进入脑组织后很难代谢出去。由于铝为较强的络合剂，能与蛋白质螯合后成为难以解脱的化合物，使蛋白质变性，发生在脑的神经细胞，则干扰细胞活动，破坏神经元结构，从而影响神经功能。

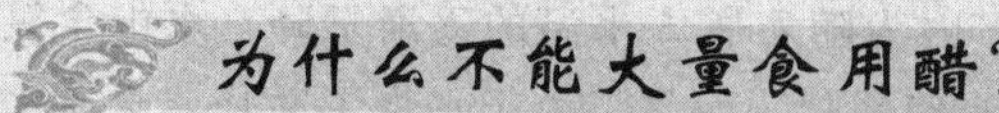

为什么不能大量食用醋?

醋是日常生活调味品之一，被人们称为提味灭菌的调料。中医说醋性味酸、甘、温，有活血散瘀、消食化积、消肿软坚、解毒杀虫、治癣疗疮的功效。醋在古代即入药，通常作药引，可内服也可外用，或用来炮制中药。现代医学也证明，醋可治疗疾病也可预防疾病，如动脉硬化、流感等。但醋忌大量食用，尤其是胃溃疡和胃酸过多者。因为醋本身会丰富的有机酸，能促使消化器官分泌大量消化液，加大胃酸的消化作用，导致胃病加重。就是健康人食用醋也不可过量，否则会伤胃、损齿、不利于筋骨。

生姜为什么不能过多食用?

生姜并非多多益善，夏季天热，人们容易出现口干、烦渴、咽痛、汗多等热证。生姜辛温，属热性食物，根据“热者寒之”的原则，忌多吃。

为什么阴虚火旺者忌食生姜?

患有肺炎、肺脓肿、肺结核、胃溃疡、胆囊炎、肾盂肾炎、糖尿病、痔疮，以及夏季好发的疖疮、痱子等患者，都忌长期食用生姜。

为什么不能食用腐烂的生姜?

腐烂的生姜会产生一种毒性很强的有机物——黄樟素，它能使肝细胞变性，并诱发癌症。有人认为烂姜可以吃，“烂姜不烂味”，其实是错误的。

食物放入味精后为什么不能再加热?

食用味精也应有科学的方法，味精是不能在高温条件下使用的。一般来说，含味精的水溶液（如汤等）在加热至100℃或长时间加热时，均会发生味精分子内脱水，生成焦性麸氨酸钠，不呈鲜味，有损于味精的食用价值。一般在100℃以下时使用味精的效果比较好，也就是在食物端离炉火以后才投放味精，或者在将要饮汤之前，或者在食物将要上碟时加入适量味精搅匀，这样才能获得预期的味精鲜味，有利于增强食欲，补充营养。

为什么不能服用未经炼制的蜂蜜?

蜂蜜是人人皆知的补益佳品，用于年老、体弱、大病后的调理，也用于肺燥、肺阴虚引起的干咳少痰、口干咽燥，伤津所致的肠燥便秘。但未经炼制的蜂蜜忌服用，这是因为未经炼制的蜂蜜中有些物质与蜂毒成分相同，进入人体后可引起免疫反应。譬如采自有毒植物的花粉而酿成的蜜就成了毒蜂蜜。有毒植物品种不同，中毒反应也不同，主要有：恶心、呕吐、腰痛、腹泻、乏力、四肢麻木，或血尿、血便、肝肾损伤，甚至循环、呼吸衰竭而死亡。所以服用蜂蜜时应注意有无不良反应，若有不适需及时停用和救治。入口有苦、麻、涩等异常味道的蜂蜜不可服用，未经炼制的蜂蜜不可服。

吃西药为什么不能加糖?

有的人说吃中药加糖要慎重，吃西药加点糖问题不大，有的西药还外用糖衣片呢！但事实是，吃西药加糖同样要慎重，如果不按医生的叮嘱同样会对健康造成影响，如服阿司匹林、退热净、异烟肼、布洛芬等药物时，就要忌吃糖或忌吃甜食，因为糖能抑制这类药物在体内的吸收，影响药物的疗效。而有的西药加糖衣片是另外一回事，不能加以简单的推论。

为什么不能用铁器贮存醋?

醋是人们最常用到的调味品，但一些不科学的保存方法（譬如有些家庭喜欢用铁制容器贮存食醋），营养学家认为对人体健康极为不利。醋是酸性物质，铁醋结合会发生化学反应，生成有害物质，破坏了食醋的原有营养成分。人体摄入这种变质的醋，会引起恶心呕吐、腹痛腹泻。故贮存醋最好用玻璃、陶瓷器皿。凡是带酸性的食物都不要用金属容器贮存，尤其是食用醋。

白糖为什么不能长久存放?

白糖久存会生螨虫，而且螨虫还会不停地繁殖。所以，家庭一次购买白糖忌过多，并应贮藏在干燥处加盖密封。那么有无检查白糖中螨虫的方法呢？科学的回答是，有。检查时先取少许白糖放在白纸上，借助 5 倍以上的放大镜观察，如发现食糖中有麻麻点点的小点在移动，那就是螨虫了。

饮食为什么要定时?

定时进食是维持身体健康的重要条件。《吕氏春秋》说：“食能以时，身必无灾。”《尚书》也主张“食哉唯时”。按照一定时间有规律的进食，能使人体建立起条件反射，可以保证消化、吸收功能有节律地进行活动。每当接近吃饭的时候，胃肠便开始分泌消化液，饮食之物则可在体内有条不紊地被消化、吸收，并将营养输布全身。如果随意进食，不分时间，就会使肠胃长时间工作，得不到休息，以致打乱胃肠消化的正常规律，使消化功能减弱，从而导致食欲减退，影响健康。我国传统的进食方法是一日三餐，若能严格按时进食，不随便吃零食，养成良好的饮食习惯，则消化功能健旺，有助身体健康。

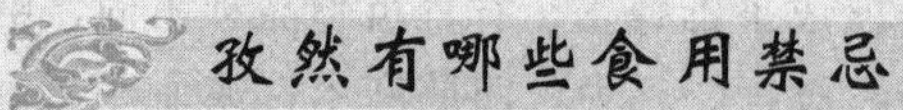

孜然有哪些食用禁忌?

孜然又名安息茴香，它主要用于调味、提取香料等，是烧、烤食物必用的上等佐料，口感风味极为独特。其富有油性，气味芳香而浓烈，是配制咖喱粉的主要原料之一。用孜然加工牛羊肉，可以祛腥解腻，并能令肉质更加鲜美芳香，引起人的食欲。另外孜然还具有醒脑、降火、平肝的功效，能祛寒除湿，理气开胃，祛风止痛。对消化不良、胃寒疼痛、肾虚便频均有疗效。用孜然调味菜肴还能防腐杀菌，但也有一定的禁忌，即用量忌过多。另外孜然性热，所以夏季要尽量少食，尤其是便秘或患有痔疮者应少食或不食。

胡椒有哪些食用禁忌?

胡椒是人们喜爱的调味品。胡椒气味芳香，有刺激性及强烈的辛辣味。胡椒分为黑胡椒与白胡椒，黑胡椒尤比白胡椒味浓。无论黑、白胡椒皆不能高温油炸，应在菜肴或汤羹即将出锅时添加少许，均匀拌入。黑椒与肉食同煮的时间忌太长，因黑椒含胡椒辣碱、胡椒脂碱、挥发油和脂肪油，烹饪太久会使辣味和香味挥发掉；另外掌握调味浓度，保持热度，可使香辣味更加浓郁。粉状胡椒的享香气味易挥发掉，因此保存时间忌太长。胡椒用量过大或长期大量使用，对胃肠黏膜有刺激作用，会引起充血性炎症，并能诱发痔疮、血压升高以及心慌、烦躁等症状。消化道溃疡、咳嗽咯血、痔疮、咽喉炎症、眼疾患者应忌食。

酱油有哪些食用禁忌?

酱油是人们最为常用的调味品，但生酱油忌直接食用，否则很容易发生食物中毒。因为生酱油中有一种嗜盐菌，可以在高浓度含盐食物中生存。而酱油含盐量较高，嗜盐菌可以长时间生存。人吃了含有嗜盐菌的食物，会出现恶心，呕吐、腹痛、腹泻等症状，严重者会脱水、休克，甚至死亡。另外由于酱油属高盐调味品，过量食用对人体健康无益。

花椒有哪些食用禁忌?

花椒，又称川椒、秦椒。花椒既是中药材，又是制作菜肴的芳香调料，性味辛、温，有温中散寒、除温止痛、驱虫健胃、利尿消肿、解鱼腥毒等功用。现代药理分析，花椒含挥发油，具有去腥味、去异味、增香味的作用。但由于花椒为热性调料，因为热性调料可以引起便秘、痔疮、肠胀气、尿少、尿痛、肾痛等，过量食用会引起全身性疾病，如口角炎、唇燥裂、咽炎、结膜炎、头晕、心悸、中暑等。尤其是夏季忌大量食用，食用热性调料必要时可用葱、蒜、姜等温性调料代替。

茴香有哪些食用禁忌？

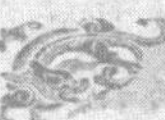

茴香，大的八个角，称八角，又叫大茴香；小的果实如柏子仁大小。大小茴香的药理作用基本相同，只因果实的大小而区别。茴香作为辅料，可以去腥增香，尤其适合炖菜，有促进食欲、祛痰、驱风、抗痉挛、治便秘、延长睡眠时间等作用。另外，还有助于防治肠胃传染病、缓解饱胀和腹部痉挛的作用。但茴香不可过量食用；八角茴香为热性食物，夏天忌食用，其禁忌与其他热性调料基本相同，尤其是孕妇要忌食。

桂皮有哪些食用禁忌？

桂皮是肉桂树的树皮，是有名的香料。桂皮也是重要的中药，自古以来与人参、鹿茸齐名。上好的桂皮皮细肉厚，颜色乌黑或呈茶褐色，断面呈紫红色，油性大，味道鲜美。桂皮含桂皮醛、丁香油等成分，可以提高菜肴的芳香味。桂皮具有温中祛寒、温经止痛、健胃促进食欲等功能。但桂皮忌过量食用，如果过量食用，轻者出现口干、喉咙痛、精神不振、失眠等感觉，重者会诱发高血压、胃肠炎等多种疾病，甚至有使人细胞畸形，形成癌症的可能。

鸡精有哪些食用禁忌？

鸡精是调味品中的新贵，是由新鲜鸡肉、鸡骨、鲜鸡蛋为原料制成的复合增鲜、增香调味料品。鸡精可以用于使用味精的所有场合，适量加入菜肴、汤食、面食中均能达到效果，在汤菜上作用较为明显。鸡精含有丰富的营养成分，如氨基酸、蛋白质和维生素等。但因鸡精本身含盐较高，忌过量食用。因鸡精含核苷酸，核苷酸的代谢产物为尿酸，所以痛风患者禁忌食用。另外由于鸡精溶解性较味精差，如不在汤食中使用时，应先溶解再使用。鸡精还要密封保存，否则富含营养的鸡精会生长大量微生物，进而污染食物，危害人体健康。

碘盐有哪些贮存禁忌？

食用碘盐，可以有效地防治碘缺乏病，由于碘是一种很不稳定的化学物质，在遇潮湿或温度增高时其含量都会发生变化，所以在保存碘盐时，应注意以下几点：盛放碘盐的器皿应为棕色遮光的瓶或陶瓷罐并有盖，忌见光保存；碘盐应放在阴凉、干燥处避免日光直射和吸潮；离开灶台存放避免高温影响。碘盐存放时间忌过长，最好随买随用，适当储备，忌长时间贮存。

辣椒有哪些贮存禁忌？

长期食用用火烤过且贮存于有煤火室内的辣椒易导致人体氟中毒。因为辣椒是主要农作物和副食品，有的地方受气候条件的限制，必须用火烘干并保存在有煤火的室内，用来避免辣椒的发霉变质。在这个过程中，辣椒吸收了煤泥燃烧过程中释放的氟，而且保存在室内的辣椒可以强烈地吸收富集于空气中的氟，辣椒的含水量越高吸收越快。习惯吃辣椒的人，由此就有可能摄入过量的氟而引发氟中毒。所以说辣椒烘烤后忌保存在有煤火的室内。

更年期综合征有哪些饮食禁忌?

无论男女，从中年向老年过渡时，随着逐渐衰老，体内的内分泌机能相应衰退，由于这种生理变化而引起的一些症状，叫更年期综合征。更年斯时宜食虾、淡菜、羊肉、羊肾、麻雀、韭菜、核桃，如虾炒韭菜、杜仲爆羊腰、肉苁蓉炖羊肉、冬虫夏草焖鸭、麻雀粥、人参酒、一品山药等。其次，多吃一些改善神经系统功能与心血管功能的食物，如羊心、猪心、鳙鱼、山药、核桃仁、大枣、龙眼、桑葚、向日葵子以及黄酒核桃汤、桑葚蜜膏、核桃仁粥、参枣饭，山药奶肉羹，玫瑰花烤羊心等，对治疗头痛、头晕、乏力、心悸、气急、手脚发凉发麻症状，都有好处。更年期综合征患者禁忌膳食上没有次序，不平衡，忌食过泡与刺激性、辣椒类食物。

老年人饮食有哪些禁忌?

良好的营养是抗衰老的物质基础，科学调配饮食是预防老年病的有效手段。

老年人的饮食应注意：①供给充分的热量与各种营养素。既不过多，也不缺乏，既应避免肥胖，又不能营养不足；②多食用营养价值高的蛋白食物，如奶类，瘦肉类、鱼虾类、豆制品等；③根据老年人消化能力与需要高维生素、高纤维素的要求，尽量多吃一些新鲜蔬菜与水果；④经常变换饭食花样，增加食品种类，防止饮食单调而影响食欲与进食量；⑤力求清淡，不吃过腻、过咸食品；⑥食物烹调，要注意软、烂以便咀嚼。易于消化、吸收；⑦每餐食量不过饱，以八分饱为宜，切忌暴食或饥饱不均；养成饮食定时定量的好习惯，必要时餐间加餐；⑧多吃含钙、铁的食品，如牛奶、海带、虾皮、肝、蛋、鱼等。

1. 忌进食不定时、定量，常过饱或饥饿。

2. 忌食干硬食物，由于老年人牙齿松动或脱落，消化功能减退，不宜食不易消化的干硬食物及油炸食物。

3. 忌食油腻、含脂肪高的食物，以防止老年人高血压和冠心病的发生。

4. 忌食过咸食物，以防加重肾的负担，也防止高血压等症。

5. 忌偏食，以防导致营养缺乏而患病。

6. 忌食过冷食物，老年人胃口多喜暖怕凉，故应热食，不可过多食凉冷食物。

7. 忌抽烟，适当饮茶能增加血管弹性与渗透性，能防止高血压，但茶宜过浓，以防失眠。

8. 忌多食糖及含糖分高的食物，以防糖尿病与肥胖症，因过多的糖使参与糖代谢的胰岛日细胞负担过重，久之就有发生糖尿病的危险，特别是有糖尿病家族史的人。过多摄入糖还可促使肝脏产生中性脂肪，而血液中的中性脂肪大部分会转变成皮下脂肪，从而引起肥胖增加心脏的负担。

献血后有哪些食补禁忌？

献血后，为加快血液中红细胞和血红蛋白的恢复，适当增加造血所需要的营养十分必要。

造血原料主要有蛋白质、铁质与少量的铜质，献血后应适当增加蛋白质的摄人量，尤其要注意补充优质蛋白质，以动物蛋白与植物蛋白各占一半为优。含蛋白质丰富的植物类食物有：大豆、豆制品、大米、面粉、玉米、芝麻、甘薯、土豆、芋头等；含蛋白质丰富的动物类食物有：蛋、禽、鱼、虾、瘦肉、贝类、乳类等。含铁丰富的食物有：动物内脏、瘦肉、蛋黄、豆类、苜蓿、菠菜、芹菜、油菜、萝卜缨、西红柿、红枣、桃、杏、葡萄干、樱桃等。尤其是动物血，含铁质量高，又易吸收，是献血后食补的佳品。铜质在人体内仅有100～150毫克，只要不偏食，一般不会缺少。叶酸、维生素 B_{12} 等广泛存在于绿色蔬菜、水果及动物肝、肾与酱豆腐、臭豆腐中。

但献血者献血后应注意忌贪食大鱼、大肉、暴食暴饮，以防增加胃肠和肝肾的负担、影响健康。

为什么不宜吃生鸡蛋？

有的人喜欢生吃鸡蛋，认为这样吃营养价值高，滋补作用更强。影视作品中的一些人物的“示范”，更是给大家了一些误导。却不知道它会引起生物素缺乏，因为生鸡蛋清内含有一种抗生物素（卵白素）的蛋白质，生吃下去后，抗生物素蛋白质可与体内的生物素结合成稳定的化合物，使生物素不能被肠壁吸收，可导致机体发生生物素缺乏病，从而引起毛发脱落或局部发炎等营养缺乏性疾病。它还会感染疾病：鸡蛋的内部通常有少量细菌，特别是受精蛋会由精液带入能感染人体的微生物，所以保存时间较长的鸡蛋或病鸡的鸡蛋内，很可能有细菌寄生。生吃这种鸡蛋，容易感染病菌，导致多种疾病的发生，而且，还不容易消化：生蛋清中含有抗胰蛋白酶，煮熟后才能消除，加上生鸡蛋是一种半流动的胶体物质，生吃后在人体的胃肠内停留时间短，与消化液（如唾液、胃液、肠液）接触面积要比熟鸡蛋小得多，蛋白质不易被消化完全，部分随粪便排出而损失掉了。熟鸡蛋经过煎、炒、煮、蒸等烹调后，蛋白质已完全变性，与消化液接触面积大大增加，绝大部分能被人体消化吸收。所以，吃生鸡蛋不但营养价值低，而且不卫生，我们应该忌吃。

为什么不宜吃“死胎蛋”？

“死胎蛋”就是我们平时所说的毛蛋。是指在孵化过程中被淘汰下来的鸡蛋、鸭蛋、鹅蛋。大多的人认为，这种“死胎蛋”营养价值高、能治病，殊不知吃多了反而会引起疾病。

科学研究证明，经过一定时间孵化的“死胎蛋”，几乎没有什么营养价值。据测定，干净的蛋壳表面有细菌400～500万个，而经过孵化的脏蛋壳高达1．4～9亿个。当外界温度、湿度变化时，一部分细菌还可通过蛋壳的气孔进入蛋内，在孵化温度下迅速繁殖，使蛋清蛋黄相混，胚胎死亡。若死亡较久，蛋白质被分解，可产生多量的硫化氢、胺类和粪臭素等有毒物质。在死胎蛋里，还可检出葡萄球菌、伤寒杆菌等多种致病菌。进食存放时间较久的“死胎蛋”，可出现不良反应，轻者恶心、呕吐、腹痛、腹泻，严重者会引起食物中毒或引发伤寒、痢疾等多种疾病。因此，“死胎蛋”是决对要忌吃的。

生花生为什么不能吃？

每年到花生收获的季节时，有些人就喜欢吃鲜花生，这种吃法是不正确的，因为这样不但对身体无益，反而有害。因为花生里含有大量脂肪，在人的消化道里消化吸收慢，特别是生花生，更不好消化，大量生花生在人的肠胃里只是走走过场，不能被人体吸收，反而会使人闹肚子。

而且，由于花生生长在地下，直接与土壤接触，而土壤中不但有各种肥料，而且也有各种寄生虫卵，这些东西都可能沾染在花生皮上，生吃花生，便很容易把这些东西吃进去，使人发生各种传染病和寄生虫病。因此，生花生要忌吃。

为什么不宜吃鸡臀尖？

“鸡臀尖”是指鸡肛门上方的那块肥厚的肉块，俗称“鸡屁股”。有人以为，这块肉又肥又厚，吃起来很香，扔了可惜。这是不当的。因为鸡臀尖是鸡身上淋巴最集中的地方，也是贮存病菌、病毒和致癌物质的“大仓库”。淋巴中的巨噬细胞具有很强的吞噬细菌、病毒等有害物质的能力。如3，4－苯并芘等致癌物质被巨噬细胞吞食以后，就贮存于淋巴腺内，不能被分解。时间长了，这些有害物质在鸡臀尖里只存不出，久而久之就成为贮藏有害物质的大仓库了。因此，鸡臀尖要割下扔掉，忌食用。

为什么不宜吃发芽的花生？

在温度高、湿度大、氧气足的条件下，花生容易生芽；这种条件同样也是真菌繁殖生长的良好环境。

另外，花生一旦长出芽来，就会破坏其外皮的完整结构，使黄曲霉、寄生曲霉等很容易侵入。而黄曲霉、寄生曲霉的代谢产物——黄曲霉毒素，具有强烈的致癌性，是三大致癌物之一（另两种致癌物是亚硝胺、3，4－苯并芘）。因此，要忌吃已经长芽的花生。

为什么要忌吃生蜂蜜？

生鲜蜂蜜是蜜蜂新酿制的蜂蜜，既新鲜，又未经加工和保存、转运，因此营养更丰富、味道更纯正、污染也更少，更适合食用。这是很多人的认识，其实这是错误的，生蜂蜜和鲜蜂蜜是不能直接食用的。

蜜蜂在酿制蜂蜜时，尤其是在花源短缺时，常常会采集一些有毒的花粉。因此，鲜蜂蜜内难免会含有有毒花粉的成分，人若吃了这种蜂蜜，难免会中毒。至于生蜂蜜，在蜂蜜收获、运输、保管过程中，可能会受到细菌污染，因此要忌直接食用。

为什么要忌吃未经处理的杏仁？

凉拌杏仁洁白酥脆、营养丰富，是一种很好的下酒小菜。但是，杏仁却是不可乱吃，否则将会中毒。

杏仁中含有一种剧毒物质——氰甙。这种物质摄入人体后，在胃中受到杏仁本身的酶及胃酸的作用，氰甙 分解，释放出氢氰酸、氢氰酸与细胞色素氧化酶中的铁结合后，会使血液组织失去输氧能力，陷人于窒息状态。氢氰酸还会损害大脑的呼吸中枢和血管运动中枢，抑制其应有的作用，严重者会危及人的生命。因此，杏仁不可乱吃，必须经过严格处理方可食用。家庭处理杏仁的简易作法是：将杏仁外衣剥掉，放在清水里浸泡，经多次换水浸泡除掉杏仁苦味后，再经加热煮沸，使氢氰酸全部溶入水中或蒸发掉，而后再食用。

为什么要忌食鲜木耳？

在采集鲜木耳时应注意，切不可食用鲜木耳。因为，鲜木耳有一定毒性。鲜木耳中含有一种啉类光感物质，当其被摄入人体后，会随血液循环分布到人体表皮细胞中，受太阳照射会引发日光性皮炎。这种有毒光感物质，还容易被咽喉黏膜吸收，导致咽喉水肿，严重者甚至会因此发生呼吸困难、危及生命，所以要忌食。

为什么要忌食鲜黄花菜？

黄花菜又名金针菜，是日常生活中的营养珍品。它与木耳、豆腐、豆芽被列为“四物汤”，享有很高盛名，营养丰富，列所有蔬菜之首。不过，鲜黄花菜中可含有秋水仙碱素，这种物质经胃肠吸收进入人体后，会变成有毒的氧化二秋水仙碱，毒性强烈。人食用鲜黄花后，会发生喉干、胃烧灼感、恶心、呕吐、腹泻，严重时还会发生血便、血尿、尿闭等症状。因此，千万要忌食鲜黄花菜。

为什么要忌食鲜海蜇？

海蜇皮是夏季的一道著名的凉拌菜，备受人们的喜爱。

用海蜇做出的菜清脆爽口，风味独特，是极佳的佳肴。但是，新鲜的海蜇皮体较厚，富含水分但是新鲜未经处理的海蜇是不能食用的。

因为海蜇含有5—羟色胺、组胺等各种毒胺及毒肽。若食用未经腌渍透的鲜海蜇，很容易引起腹痛、呕吐等症状。因此，鲜海蜇忌直接食用。

为什么要忌生食海鲜？

大多数人都喜欢边喝酒边生吃虾、蟹、鱼等水产品。其实这是非常错误的。因为在所食用的水产品体内，往往寄生有蠕虫、病毒等病原体，例如华支睾吸虫、肺吸虫等。这些虫体的幼虫常常寄生在鱼、螺、虾、蟹、蛙等体内，如果人吃了生的或半生的被污染的水产品后，这些幼虫便会穿过人的胃肠壁进入血管或淋巴管，随血液流到全身，主要聚集在肺部或肝脏，有的则主要聚集在脑部，这就会引起各种相应的症状。因此，忌生食海鲜。

为什么要忌直接食用花粉？

花粉被称为“完全营养食品”，名列营养保健品之冠，是一种功效卓著的体力和耐力的增强剂。

有些人采取了直接食用花粉的做法。其实花粉是不能直接食用的，一方面是因为有的花粉是有毒的，有的虽无毒，但是在花粉上常会粘有各种细菌和其他微生物，直接食用花粉，难免会发生中毒或使人感染疾病；另一方面是因为花粉细胞壁比较坚韧，如果不打碎它，人吃了也不能把它消化掉，花粉的营养便不能被吸收。因此，只有经过专门的加工处理，才能使其营养价值被人吸收。

为什么要忌直接吃从冰箱内取出的食物？

很多人太相信冰箱了，认为它既是保鲜柜，又是消毒机。冰箱里的菜取出来就直接食用，其实这是错误的。一来，吃剩的饭菜或暴露在空气中的饭菜，往往会受到细菌的污染，因此当把它放进冰箱内时，它是带菌的。二来，冰箱冷藏室的温度虽然比较低，但仅能在一定程度上抑制细菌的生长繁殖，并不能杀灭细菌。放入冰箱内的饭菜取出后不经加热灭菌就吃，很容易出现腹痛、呕吐、腹泻等症状。所以，忌直接食用从冰箱中取出的食品。

为什么要忌喝火锅汤？

有的人认为，火锅汤经过长时间熬煮，里边不但有佐料，而且富含各种营养物质，味道浓厚、营养丰富的汤汁，不喝实在可惜。其实，这种做法极其不正确的，因为，火锅配料多是海鲜、青菜、肉类等，这些材料混合在一起，经过较长时间熬煮，其汤汁中含有一种浓度极高的“卟啉”物质，卟啉经过消化分解后，经肝脏代谢生成尿酸，可使肾功能减退，排泄受阻，致使过多的尿酸沉积在血液和组织中，从而会引发痛风病。因此，火锅汤忌喝食，吃火锅后应尽量多喝水，以利加强和加快尿酸的排泄。

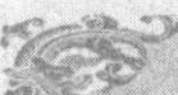

为什么要忌食用未经过处理的蚕蛹？

蚕蛹含有丰富的营养，据分析，它含有丰富的蛋白质、脂肪及20多种氨基酸，其营养价值比肉、蛋还要高。但是，蚕蛹却不可随意食用，必须经过严格处理后方可食用。这是因为，有些蚕蛹患有“微粒子”病，有些蚕蛹带有蚕卵、蚕粪中变形虫传播的蚕病。人若食用了这种蚕蛹，容易引起中毒，出现眩晕、呕吐、眼睛斜视等症状，严重者还会发生昏迷。而要去掉蚕蛹的这些弊端，加工工艺颇为复杂。因此，忌易食用未经严格处理的蚕蛹。

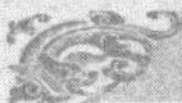

为什么要忌吃烫食？

太烫的汤饭除了会使口腔和舌黏膜烫伤外，有时还会造成食管黏膜烫伤。损伤的食管黏膜坏死，形成假膜，脱落后就成为溃疡。这种溃疡愈合后，能形成瘢痕，造成食管狭窄，影响正常的进食，这是食管炎的一种。得这种病的人，常觉胸骨后面疼痛和有灼热感，有时会出现吞咽困难的症状，还可引起急性单纯性胃炎。

经常吃热烫的汤饭与食管癌的发生也有关系。研究表明，在食管癌高发区，多数患者有爱吃烫食的习惯。人的口腔、食管和胃黏膜的耐受温度为50～60℃。为了避免对口腔、食管黏膜的烫伤，减少食管炎、急性胃炎、食管癌的发生，应养成良好的饮食习惯，忌吃烫的汤饭。

没做熟的猪肉为什么吃不得？

常有人喜欢吃七、八分熟的肉，因其吃起来有嚼劲。但殊不知其中可能存活着大量的细菌（如旋毛虫）。

旋毛虫喜寄生于兽类全身肌肉内。人们吃了半生不熟且带有旋毛虫的猪肉，就会感染上旋毛虫病。旋毛虫病急性期临床表现为发热、眼睑和面部水肿、皮疹等过敏反应，重症患者可伴有下肢甚至全身水肿、胸腹水，继之出现全身性肌肉疼痛，其中以小腿腓肠肌触痛最明显。半生不熟的猪肉很难杀死猪肉本身的某些病原菌，所以提醒大家，在购买猪肉时要观其形，闻其味，且忌食不熟的猪肉。

没做熟的猪肝为什么吃不得?

猪肝含有多种营养物质，富含维生素A和微量元素铁、锌、铜等，而且鲜嫩可口，很多人喜食。有人吃猪肝喜欢嫩，甚至带血吃，认为这样才鲜嫩味美。殊不知，猪肝在锅中炒的时间太短，不但难以杀死猪肝内的某些病原菌或寄生虫卵，同时也不能有效地除毒。所以，猪肝忌炒得太嫩。

秋天为什么不宜吃羊肉和狗肉?

人们受到秋天中干燥的侵袭，表现出不同程度的皮肤干燥、便秘、口鼻咽干、干咳少痰等症状。而羊肉、狗肉是冬季进补的佳品，其具有温肾助阳、益气补虚作用的羊肉和狗肉属于温性食物，并不适合秋季中吃。这对深受秋燥困扰的人来说，无异于“火上浇油”。尤其是阴虚火旺体质的人，平时就容易上火，秋天更不能吃羊肉和狗肉，否则，很快就会出现鼻子出血、咽喉疼痛等症状。所以秋天忌食羊肉和狗肉。

没熟透的鳝鱼为什么不能吃?

鳝鱼又称黄鳝，其营养丰富，肉味鲜美，是淡水鱼中的佳品。有些黄鳝体内，长有一种叫颌口线虫的囊蚴寄生虫，如果爆炒鳝鱼丝或鳝鱼片时，未烧熟煮透，这种寄生虫就会继续存留在鳝鱼体中，人们如果食用了这种鳝鱼约在半个月后，就会发生颌口线虫感染，不仅会使人的体温突然升高，出现厌食，而且会在人的颈部、腋下及腹部皮下出现疙瘩，严重的还会引发其他疾病。所以，要忌食没煮熟烧透鳝鱼。

烧焦的鱼为什么不能吃?

烧菜煮饭时难免会遇到食物烧焦的情况，对于烧焦了的食物我们应尽量不要去食用，然而烧焦的鱼更是忌食用的。因为鱼主要由蛋白质构成，而蛋白质又是由不同的氨基酸构成的，在高温下，鱼的蛋白质分解为氨基酸，而这些氨基酸在不同的条件下组合，可形成不同性质的蛋白质，在烧焦情况下就可能含有毒性，所以食用烧焦的鱼是危险的。另外一个原因是，鱼不完全燃烧会产生一种强烈的致癌物，其毒性要超过黄曲霉素。因此，忌食已烧焦了的鱼。

生的贝壳类水产品为什么不能吃?

自然界的各种生物之间以食物的形式进行物质的转移，这被称为生物链，又称食物链、营养链。某些污染物（如汞、铅、病毒、病菌）进入生物体内，逐渐蓄积并通过生物链逐级转移，使生物体内污染物浓度逐级提高，这被称为生物富集作用，又称生物浓集、生物学放大化。通过生物富集作用，可使生物体内污染物的浓度比环境中的浓度提高几倍、几十倍，甚至几百倍。而贝壳类食物就是某些污染物的终端，如果生吃更会直接危害人体健康，所以要忌生吃贝壳类产品。

破壳鸡蛋为什么不能吃？

禽类疾病对蛋的传播也是相对的，鸡蛋的表层也是极容易受到大肠杆菌的污染的。即使外表无裂缝或破壳时，也有可能会有沙门菌的存在。一旦破壳，蛋壳表面的病菌就会侵入鸡蛋内并迅速繁殖，人们食用了这种鸡蛋就容易患肠道类疾病，所以破了壳的鸡蛋还是忌食用的。

牛奶为什么不能存在保温瓶里？

许多人都习惯将煮好的牛奶放在保温瓶中保存，以为这种保存方式可以保持牛奶的新鲜，其实这种做法是错误的。因为牛奶营养丰富，在保温瓶内存放过久，瓶内温度逐渐下降，降到适当温度时，细菌会大量繁殖，3～4 小时后牛奶就会酸败变质，喝了容易腹泻、消化不良或食物中毒。因此，忌将牛奶放入保温瓶内保存。千万不要图一时省事，伤了自身的身体。

为什么忌食用发霉的玉米？

玉米如保存不善，就会受热或受潮，极易发霉，这种霉菌就是黄曲霉菌。黄曲霉素是一种强烈的致癌物，是迄今发现的污染农产品毒性最强的一类生物毒素，可以成倍地增加乙肝患者的肝癌发生率。所以，发生霉变的玉米绝对不能吃。如果无意中吃到发霉的玉米，因黄曲霉素很苦，吃到嘴里就可以感觉到，要马上吐出，并用清水漱口，以防对身体产生不良影响。

为什么忌常吃油条？

人们喜欢早餐吃油条，喝豆浆，但油条也要少吃。因为炸油条时要在面团中掺进明矾，油条才能炸得泡起来。而明矾是一种对人体健康有害的物质。油条吃得太多，明矾便不知不觉在体内蓄积起来。这种铝化合物，沉积于人的大脑中，会使脑组织发生器质性改变，出现记忆力衰退，甚至痴呆的症状；蓄积于皮肤，会使皮肤弹性降低，皮肤皱褶增多。所以，从预防为主的思想出发，忌天天吃油条。

为什么冻鱼不能用热水解冻？

从市场买回的鱼，大多数是从冷库里取出的冻鱼，加工烹制时忌用热水冲烫。

因为热水只能使冻鱼表面受热，不能使冻鱼很快化透，而容易使鱼的表皮烫熟变质。正确的做法是，应把冻鱼放在冷水中浸泡，让它慢慢溶化。为加速溶化，可在水中加点食盐。

为什么不能用水煮螃蟹吃?

用水煮螃蟹，其美味和营养会大量溶于汤内，营养成分大减。科学的做法是，将整只螃蟹腹朝上摆入蒸屉内蒸熟。蒸比煮的温度高，可杀灭蟹体内的微生物和寄生虫等。同时，还可以减少蟹体内胃肠等对肌肉的污染机会。蒸螃蟹还可保持蟹体完整。

为什么不能吃半熟的鸭蛋?

鸭子容易患沙门氏病，这种病的病菌，能够渗入鸭蛋内。只有经过一定时间的高温处理后，这种细菌才能被杀死。鸭蛋在开水中煮 15 分钟方可食，且煮熟后不要立刻取出，而应留在开水中使其慢慢冷却。

为什么一次不能多吃植物蛋白肉?

植物蛋白肉是黄豆制品，营养丰富，味美价廉，颇受人们的欢迎。植物蛋白肉的主要成分是蛋白质，一次食用过多，会引起急性消化不良，所以，植物蛋白肉一次不宜多吃。

为什么不宜用热水浸洗猪肉

有些人常把买回来的新鲜猪肉，放在热水中浸洗，这样做，会使猪肉失上不少营养成分。

猪肉的肌肉组织和脂肪组织内，含有大量的蛋白质，可分为肌溶蛋白和肌凝蛋白。肌溶蛋白的凝固点是 15～16℃，极易溶于水。当猪肉置于热水中浸泡的时候，大量的肌溶蛋白就丢失。同时，在肌溶蛋白里含有机酸、谷氨酸和谷氨酸钠盐等成分，影响猪肉的味道。因此，猪肉不要用热水浸泡，而应用凉水快速冲洗干净，不可久泡。

高血脂者禁忌多用维生素 E

老年人血清中的维生素水平与四种常见的老年病有明显的关系。健康老年人的血清维生素水平是处于正常范围的；高血压和冠心病患者血清中的维生素 A、维生素 C、维生素 E 的含量也是基本正常的；老年慢性支气管炎患者血清中维生素 A 的含量是偏低的；癌症患者血清中的维生素 A、维生素 C 和维生素 E 含量呈明显增高状态。

血脂较高的人如果额外补充维生素 E，不但没能降血脂还会出现副作用。

采集的花粉为什么不能直接食用

花粉对人体健康有着重要作用。但如直接食用从植物上采集的花粉，会引起疾病。

对人体有益的花粉，多数是虫媒花。易于采集的多数是风媒花粉，没有营养价值。花粉未经加工处理，不被吸收。同时，花粉上常附有各种微生物，还可以使人感染疾病。因此，未经加工的花粉不宜直接食用。

酸味饮料为什么不可以多饮

酸味饮料尽管有多种配方，但多以柠檬为主要原料，这种饮料如饮用过多，大量的有机酸骤然进入人体，会产生酸血症。会使体液的 pH 值下降。而肌肉等组织在酸性环境下，活动能力下降，产生疲乏无力感。尤其在盛夏，人在大量出汗的同时，也损失了许多钾、钠、氯等电解质。而高气温又降低了人的食欲，使上述电解质摄入也减少，致使在机体中呈较低水平。此时，如果又饮入过多的酸性饮料，则会加重上述症状。所以，盛夏既不能只饮淡水，又不宜过多摄入酸味饮料，可以适当饮些含盐饮料和汽水。

冲服蜂蜜为什么不可用开水

蜂蜜中含有丰富的营养素这些维生素和酶，参与人体的许多重要代谢过程，也与维持神经系统的兴奋性和人体的免疫功能有关。民间食用蜂蜜的方法有二：一是用冷开水冲服，蜂蜜中的维生素 C 和氧化酶不会破坏；二是用温开水冲服，能起补中益气作用。不过，许多人用开水冲服蜂蜜，这样会使蜂蜜的酶类物质遭到破坏。另外，用热开水冲服还会改变蜂蜜甜美的味道，使其产生酸味。因此，服用蜂蜜时最好用温开水（水温低于 65℃）。

胡萝卜为什么不可以生吃？

胡萝卜的营养价值颇大，但胡萝卜素属于脂溶性物质，只有溶解在油脂中时，才能在人体肝脏、肠壁中胡萝卜素酶的作用下转变成维生素 A，为人体所吸收。如生食胡萝卜，就会有 90%的胡萝卜素成为人体的“过客”而被排泄掉，起不到营养作用。所以，胡萝卜不可以生吃。

炒菜为什么不可以先放盐？

炒菜时，如果放盐过早或先放盐而后放菜，菜内的水分就会很快地渗出来。这样，菜不但熟得慢，而且出汤很多，炒出的菜很不好吃。因此，炒菜忌先放盐。应等待菜快熟时放盐，并搅拌均匀，即可盛出食用。

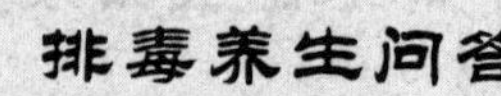

排毒养生问答

冬季的最佳排毒减肥法是怎样的？

1. 多吃富含碱性的食品

首先，我们来做个体内清洁大扫除，将废物从脂肪细胞中冲洗掉。

最理想的对策是定期安排一个清除废物日：饮用1.5升新鲜压榨的果汁或蔬菜浓汁，另外至少还补充饮用2升不含碳酸的矿泉水。平时为了预防酸过度症，你的食谱中的碱性食品如水果、蔬菜等应占80%，而酸性食品如肉类、牛奶、精制面粉食品、咖啡、甜食等只占20%。

平日我们所摄入的食品，如肉、鱼、蛋和谷类等，均属生理酸性，而水果如苹果、柑橘、梨和蔬菜则属生理碱性食品。倘若酸性食品成为你每日进食的主要组成部分，这必将导致你的体液和血液中的乳酸、尿酸含量增加。

如果又不能将它们及时排出体外，那么它们就会侵害人体的表皮细胞，使皮肤失去弹性和细腻。多吃碱性的食物是一个简单而又显著疗效的排酸美体法。

2. 柠檬清肺净血

柠檬中含有维生素B_1、B_2、C等多种营养成分，此外，还含有丰富的有机酸、柠檬酸及高度碱性。柠檬的高度碱性能止咳化痰、生津健脾，有效地帮助肺部排毒。据医学报告显示，由于血液循环功能退化，造成脑部血液循环受阻，妨碍脑部细胞的正常工作，造成记忆力退化。而柠檬含有抗氧化功效的水溶性维生素C，能有效改善血液循环不佳的问题，帮助血液的正常排毒。每天食用柠檬有助于强化记忆力，提高思考反应的灵活度。

绿豆薏仁排毒粥是怎样做的？

[原料]

绿豆20克，薏仁20克。

[做法]

1. 薏仁及绿豆洗净后用清水浸泡隔夜。

2. 将浸泡的水倒掉，绿豆和薏仁放入锅内，加入新的水，用大火烧开。

3. 用小火煮至熟透即可食用。

营养师的小叮咛：绿豆及薏仁在中医里有利尿、改善水肿的效果。而薏仁本身有美白的功效，可以减少脸上斑点的产生；绿豆则有解毒的效果，使体内毒素尽快排出。至于粥品本身可能会因为没有调味而觉得口感较差，此时可添加一些甜味，至于一般的砂糖、方糖、蜂蜜或果糖都是要计算热量的。

苦瓜和猪肝搭配有排毒功效吗？

猪肝性温味苦，有补肝、养血、明目功效，维生素 A 含量较高，能阻止和抑制癌细胞生长，且有恢复被癌细胞侵染的正常细胞的功能。苦瓜含有的活性蛋白质，能有效促进体内免疫细胞杀灭癌细胞。这两种菜搭配，荤素适宜，常食用有防癌效果。

西红柿和豆腐搭配有排毒功效吗？

西红柿含有丰富的维生素和有机酸，且含有多种矿物质和微量元素。豆腐也含有大量微量元素。两菜配伍，能满足人体对微量元素的最大需要。从食物搭配看，西红柿生津止渴，健胃消食，豆腐益气和中，生津润燥、清热解毒，搭配食用，能温补脾胃，生津止渴、益气和中。

西红柿和鸡蛋搭配有排毒功效吗？

最常见的家常吃法。西红柿富含维生素、糖类成分，具抗坏血病、润泽保护血管、降压、助消化、利尿的作用，鸡蛋中则含有丰富的脂肪、蛋白质及多种维生素，具有滋阴润燥、养血等功能，两者常搭配食用，能为人体提供丰富的营养成分，有健美和抗衰老的作用。

萝卜与羊肉搭配有排毒功效吗？

萝卜含有丰富的维生素 C、芥子油、胆碱、氧化酶等多种成分，能降低胆固醇，减少高血压和冠心病的发生，具有消食、顺气、化痰止喘、利尿补虚功能。羊肉味甘性温，能补血生精，是较好的滋补食物。两者配食，有益智健脑作用，补精、消食、顺气。

菠菜和鸡血搭配有排毒功效吗？

菠菜营养齐全，含有丰富的维生素、糖类、蛋白质和矿物质，鸡血也富含多种营养成分，还能净化血液、清除污染和保护肝脏，两菜搭配食用，能养肝护肝。

木耳与豆腐搭配有排毒功效吗?

木耳有益气养胃、润肺、凉血、止血、降脂减肥作用，对于高血压、高血脂、糖尿病等有防治作用。豆腐益气、生津、润燥，两菜配吃能有效降血压，避免血管栓塞。

豆腐和海带搭配有排毒功效吗?

海带含有人体所需的碘，能治疗碘缺乏引起的疾病，还有降压、防止动脉硬化和通便、促进有害物排泄的减肥作用。豆腐富含人体所需的多种营养成分，搭配食用，能清热解毒，和补生津。

豆腐和鱼搭配有排毒功效吗?

豆腐中蛋氨酸和赖氨酸含量相对较少，苯丙氨酸含量较高，而鱼则相反，两者搭配食用，能相辅相成，提高营养成分的利用率。豆腐中的钙质和鱼富含的维生素D，同食能提高吸收率，特别适合老年人和孕妇。

菜花和猪肉搭配有排毒功效吗?

菜花质地细腻，味道鲜美，容易消化，含有丰富的维生素C，具补肾填精、健脑壮骨作用。猪肉滋阴润燥，补中益气，同食强身健体，滋阴润燥。

莲藕与猪肉搭配有排毒功效吗?

莲藕味甘性寒，有健脾、开胃、益血、生肌、止泻功效，猪肉滋阴润燥、补中益气，搭配食用能为人体提供丰富营养成分，滋阴血，健脾胃。

洋葱和猪肉搭配有排毒功效吗?

洋葱具有防止血管硬化和溶解血栓的功效，所含活性成分和猪肉中的蛋白质结合，能产生令人舒畅的香味，两者搭配属理想的酸碱食物配伍，能为人体提供丰富营养，有滋阴润燥功效。

绿豆与南瓜搭配有排毒功效吗?

南瓜补中益气，且富含纤维素，能降低血糖，绿豆有清热解毒、生津止渴作用，同食是较好的排毒保健食物。

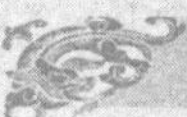

南瓜与红豆搭配有排毒功效吗？

南瓜富含糖类、维生素A和C等，有润肤、防止皮肤粗糙和减肥功能，红小豆有利尿、消肿、减肥作用，两者搭配是较佳的排毒、润肤、减肥餐，还有辅助治疗感冒、咽喉痛等功能。

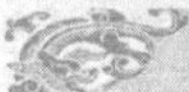

香蕉排毒饮的做法是怎样的？

香蕉性寒，味甘，有清热、止烦渴、润肺肠、通血脉、填精髓、解毒的作用，适宜于热病烦渴、发热、口渴、便秘、便血、小儿食积及酒醉、热疖肿毒等病症者食用。香蕉中含有5—羟色胺的物质，它是一种“化学信使”，能把信号传递到大脑的神经末梢，使人心情变得安宁、愉快，使皮肤嫩柔光滑。

香蕉中含有大量的果胶，可以吸收肠腔水分，使大便成形。它能润肠，增加胃肠蠕动，使粪便畅通。它还能吸附肠道内细菌和毒素，抑制肠内细菌和真菌，可以帮助治疗肠道感染。香蕉中的果糖和葡萄糖之比为1∶1，这种天然组成可治疗脂肪痢，也适用于中毒性消化不良。

香蕉能够促进胃黏膜细胞的生成，修复胃壁，抑止胃溃疡的形成。它含有血管紧张素转化酶抑制物质，可以抑制血压升高，对于防治高血压、动脉硬化和冠心病有帮助。

下面解秘香蕉饮的做法：

[原料] 香蕉3只，玉米须60克，西瓜皮100克，冰糖适量。

[做法]

1. 香蕉去皮，切成小块。
2. 西瓜皮洗净，切成小块。
3. 玉米须用沙布袋包住。
4. 将香蕉、西瓜皮、玉米须一并放沙锅中，加足量水，煎煮30分钟，倒取汁，放白糖，搅和，即可饮用。

橘皮排毒饮的做法是怎样的？

橘子性凉，味甘、酸，有开胃理气、止渴润肺的作用，有助于治疗胸膈结气、呕逆、高血压、冠心病和糖尿病等病症，并有除烦和醒酒的作用。

橘子中含有大量的维生素C，它在体内的抗氧化作用对减少胆固醇及其他导致动脉粥样硬化的脂肪具有重要的作用。

橘子中的多种有机酸和维生素能调节人体的新陈代谢，尤其对老年人的心肺功能提高有帮助。常吃橘子，对预防老年中风有益。橘子中含有橙皮甙、胡萝卜素等物质，可以增加胃液分泌，促进胃肠蠕动。它还有利于痰液排出，扩张冠状动脉血液流量，降低毛细血管的脆性，减少微血管出血。所以对心血管病和消化不良、气管炎患者都有好处。

橘子还有消炎抑菌、利胆、抗溃疡的作用。除橘肉外，橘皮理气开胃，橘红理气化痰，橘络通络和气，橘核理气止痛，橘叶理气散结，对于祛病健身大有裨益。下面我们一起来做一下橘皮饮：

[原料]

橘皮 6 克，生姜、红糖各适量。

[做法]

1. 取干净干橘皮，掰成小块。

2. 生姜洗净，切成薄片。

3. 将橘皮、生姜片一并放茶杯内，加红糖，冲入沸水，盖好，焖 10 分钟，即可饮用。

五汁排毒饮的做法是怎样的？

梨性凉、平，味甘、微酸，有生津、润燥、清热、化痰的作用，有助于治疗热病伤津口渴、热性咳嗽、喉痛失音、眼目红肿、大便秘结等病症。

梨对咽喉有保养作用，在冬秋之交时，口干舌燥，多吃梨，经常用嗓子的人，应常食之。

梨含有丰富的糖和多种维生素，有保肝和助消化的作用，是肝炎和肝硬化病人理想的果品。

由于梨能清热滋阴，还可用于治疗热病口渴、唾液黏滞、中暑及酒后烦渴、肺结核低热口干、癌症发热、口咽干燥等病症。那么，你就应该了解五汁饮的做法：

[原料]

梨 1 只，荸荠 5 只，鲜藕 250 克，麦门冬 50 克，鲜芦根 250 克。

[做法]

1. 梨去皮、核，切成小块。

2. 荸荠洗净，削去皮。

3. 鲜藕洗净，切成小块。

4. 麦门冬洗净。

5. 鲜芦根洗净，切成小段。

6. 梨、荸荠、鲜藕、麦门冬、鲜芦根分别榨取汁，一并倒杯内，搅和即可饮用。

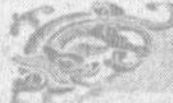

苹果排毒蜜的做法是怎样的？

苹果性凉，味甘，有生津、润肺、除烦、解暑、开胃、醒酒的作用。

苹果中含有大量的苹果酸，可使体内的脂肪分解，防止发胖。苹果酸在肠中与胆酸结合，阻碍胆酸被重新吸收，使血液中的胆酸含量降低，促使胆固醇向胆酸转化，从而降低血中胆固醇的含量，缓解动脉硬化。

苹果中含有大量防治高血压的理想物质钾盐，可将人体血液中的钠盐置换出来，有利于降血压。钾盐还参与糖和蛋白质的代谢，影响神经肌肉的兴奋性，因此能强化脑血管，防止脑老化，保持机体细胞的青春。

苹果食用后在体内代谢呈碱性，属碱性物质，能防止酸中毒。食用苹果可较快地解除疲劳，是因为疲劳的重要原因在于酸性物质在体内积累过多，而苹果能在体内迅速中和过多的酸性物质。

苹果中含有的纤维素，因其难以消化，在肠道中会增加容量，刺激肠道蠕动，而起到通便的作用。

苹果另含有收敛作用的物质果胶和鞣酸，能将肠道内积聚的毒素和废物排除出体外，起止泻作用。正是这个道理，腹泻者吃苹果会得到缓解，特别是婴幼儿单纯性消化不良而导致的腹泻，效果良好。

所以经常喝些苹果蜜对身体会有非常多的好处：

[原料]

苹果1只，蜂蜜适量。

[做法]

1. 苹果晒干，研成粉末。

2. 将苹果粉放碗内，加蜂蜜，冲入沸水，搅和后饮用。

草莓珍珠排毒奶茶的做法是怎样的？

草莓原产于欧洲，又名洋梅、红梅，在上世纪初传入我国。草莓成心形，颜色鲜艳，果肉多汁酸甜可口，芳香宜人，营养丰富。

草莓营养丰富，富含多种有效成分，果肉中含有大量的糖类、蛋白质、有机酸、果胶等营养物质。此外，丰富的维生素、矿物质和部分微量元素是人体生长发育所必需的。中医队为：草莓味甘、性凉，入脾、胃、肺经，有润肺生津、健脾和胃、利尿消肿、解热祛暑之功效，适用于肺热咳嗽、食欲不振、小便短少、暑热烦渴等症。

现代医学研究认为：草莓中丰富的维生素C除了可以预防坏血病以外，对动脉硬化、冠心病、心绞痛、脑溢血、高血压、高血脂等，都有积极的预防作用。草莓中含有的果胶及纤维素，可促进胃肠蠕动，改善便秘，预防痔疮、肠癌的发生。草莓中含有的胺类物质，对白血病、再生障碍性贫血有一定疗效。对于阿司匹林过敏和胃肠功能欠佳的人，多食会加重病情，建议忌食。现在我们来看一下草莓珍珠奶茶的做法：

[原料]

珍珠粉 2 大匙，草莓粉 50 克，香精 30 克，冰水 50 毫升。

[做法]

1. 先将珍珠粉放入杯中垫底。

2. 将草莓粉倒入杯中，再倒入冰水。

3. 放入冰块后拌匀即可。

猕猴桃饮排毒饮的做法是怎样的？

猕猴桃，因猕猴喜食而得名，在我国历史悠久，是一种落叶藤木果树的果实。原产我国，后逐渐传到日本、澳大利亚和欧洲各国，并成为世界名贵水果。

鲜猕猴桃中维生素 C 含量在水果中是最高的，它还含有丰富的蛋白质、碳水化合物、多种氨基酸和矿物质元素，都为人体所必需。中医认为：猕猴桃味甘酸，性寒，入胃、肾经，有解热、止渴、通淋的功效，对食欲不振、消化不良、黄疸、尿道结石、痔疮等症有良好的改善作用。现代医学研究认为：猕猴桃果和汁液有降低胆固醇及甘油三酯的作用，亦可抑制致癌物质的产生，对高血压、高血脂、肝炎、冠心病、尿道结石有预防和辅助治疗作用。猕猴桃性寒，易引起腹泻，故忌多食。脾胃虚寒者更应慎食。先兆性流产、月经过多和尿频者忌食。

[原料]

猕猴桃 2 个，茶 5 克，枣 100 克。

[做法]

1. 猕猴桃洗净去皮切成小块，将枣去核备用。

2. 将猕猴桃与大枣加水煮沸。

3. 当汤汁变浓时加入红茶，煮 1 分钟即可饮用。

什锦柚排毒汁的做法是怎样的？

柚子别名霜柚，为芸香料植物柚的成熟果实。柚子味甘酸、性寒，具有消食健胃、生津止渴、化痰止咳、滑肠通便的功效。它在每年的农历八月十五左右成熟，皮厚耐藏，外形浑圆，象征团圆之意。

柚子营养价值很高，含有丰富的蛋白质、糖类、有机酸、维生素 A、B_1、B_2 和钙、磷、镁、钠等营养成分。

柚子味甘酸、性寒，具有理气化痰、润肺清肠、补血健脾等功效，能治食少、口淡、消化不良等症，还能帮助消化，除痰止渴，理气散结。

现代医学研究认为：柚肉中含有非常丰富的维生素 C 以及类胰岛素等成分，故有降血糖、降血脂、减肥、美肤养容等功效。此外，由于柚子含有生理活性物质皮甙，可降低血液黏滞度，减少血栓形成，故而对脑血管疾病，如脑血栓、中风等也有较好的预防作用。

脾虚泄泻的人吃了柚子会肚泻，因他们对食物营养的吸收和转化能力较弱，粗纤维的柚子可能未消化完毕就被排出体外，造成所谓湿热的错觉。另外，柚子不能与药品同服。现在我们来做一杯什锦柚汁吧：

［原料］葡萄柚1个，火龙果1个，酸奶1瓶，冰块适量。

［做法］

1. 葡萄柚切开取肉，火龙果切开去皮。
2. 将柚肉、火龙果放入搅拌机中，再加入冰块、酸奶。
3. 一起搅拌均匀即可。

白梨排毒蜜的做法是怎样的？

白梨又名快果、玉乳、果宗、蜜父，梨树是我国的主要果树之一，梨属于蔷薇科，多见于北方各地，栽培历史悠久。

梨，水分充足，富含多种维生素、矿物质和微量元素，能够帮助器官排毒、净化，还能软化血管、促进血液循环和钙质的输送，维持机体的健康。

梨有生津止渴、止咳化痰、清热降火、养血生肌、润肺去燥等功效，最适宜于冬春季节发热和有内热的病人食用。尤其对肺热咳嗽、小儿风热、咽干喉痛、大便燥结病症较为适宜。

现代医学研究认为：梨含有丰富的碳水化合物和维生素，有保肝和帮助消化的作用，对于肝炎、肝硬化患者来说，是很好的医疗食品。同时，梨还具有降低血压。清热镇痛的作用，高血压患者，如有头晕目眩、心悸耳鸣者，常吃梨可减轻症状。

［原料］梨2个，鲜奶60克，蜂蜜15克，冰块适量。

［做法］

1. 将梨洗净切开去核。
2. 将雪梨块放入榨汁机中榨成汁。
3. 将梨汁中加入牛奶、蜂蜜、冰块一起倒入搅拌机中拌匀即可。

运动排毒的内容有哪些？

1. 快步走

我们每天都要走路，只需在走路时加快速度，尽可能大地摆动和舒展手臂，就是最简单方便的排毒运动。它可以刺激淋巴、降低胆固醇和高血压。

2. 跳起来

淋巴系统能收集、筛检全身毒素，运送到淋巴结，再通过血液经由某一排毒器官排到体外。而弹跳可以刺激淋巴系统排毒，松弛紧张的情绪，降低胆固醇，改善循环和呼吸，甚至驱除人体致命的蜂窝组织炎。

3. 定期去角质

肌肤表面的老废角质会阻碍毛细孔代谢毒素，定时去角质，帮助肌肤的代谢机能维持正常运作。

4. 泡澡

泡个热水澡活络血液循环，借由流汗帮助加速体内的代谢循环。可在浴缸中加入一些精油如：天竺葵、迷迭香、杜松、柠檬草，此外使用海盐按摩肌肤也很不错。

5. 爬楼梯

爬楼梯，是都市生活中最简单、方便的运动方式，每小时每千克体重可消耗23.5～25焦热量。消耗的热量是散步的2.2倍，打保龄球的1.6倍，骑自行车和打棒球、高尔夫球的1.5倍，有氧舞蹈的1.1倍。

怎样通过呼吸来排毒？

呼吸不仅维持我们的生命，还可以排除体内毒素，特别是深呼吸。但我们深呼吸时，往往不自觉地挺起胸部，收缩胃部和腹部，这样肺部每次只有1/3的空间被利用。正确的深呼吸方法是：找一个空气清新的地方，首先放松胃部，用指尖轻轻触及；接着用鼻子平稳地深深吸气，此时指尖可感觉到胃部鼓起，直到整个胃部充满了气体；让气体在胃部停顿4秒钟，再用嘴慢慢呼气。

怎样通过咳嗽来排毒？

肺是人体最易积存毒素的地方，时不时主动咳嗽两声，能起到清扫肺脏的作用。

面部排毒的诀窍是什么？

随着年龄的增长，面部轮廓会开始变得不够鲜明精致，特别是到了“奔三”的年纪，浮肿、松弛等问题随时可能出现，稍不留神就会显出“家庭主妇”般的倦怠面容。对此，特别介绍了一套“自我紧容护理按摩法”，任何品牌的精华、面霜用手掌温热揉开后，都可采用这套手法促进面部排毒和产品吸收：

1. 采取坐姿，手肘置于膝盖上，脸朝下，将整个头部的重量置于双手的手掌中（这有助于将脸部的淋巴毒素集中到中线位置，借助按摩加以排除）。
2. 将额头置于掌心，并用掌心按压额头。
3. 双手掌心朝上，掌心完全覆盖住眼睛与眼睛四周，手指盖住额头。
4. 双手避开鼻子部位，滑至双颊，按压。

5. 双手张开，手指指向两耳，由下往上托住（或者说“握”住）下颏。

6. 双手略微往上，食指插入耳后，中指按住耳中（穴位），双手其余部分按住脸颊（以上每个动作都保持10～15秒）。就这么简简单单的一套动作，能够促进淋巴排毒与血液循环，间接地，也有助于加快斑印的代谢。如果配合使用纤美紧容霜SFL，则雕塑脸型和消除眼部浮肿的效果就更好了。

怎样通过游泳来排毒?

游泳也是很好的排毒运动方式，不仅能有效排毒，还有消脂塑身的作用。

游泳时，水的浮力可以减轻人体90%以上的体重，释放全身各关节的压力，水流的作用对皮下组织能起到很好的刺激作用，能激活淋巴组织活力，有效发挥排毒作用。一般来说，人体在水中的运动效果要比在地面上好得多。

游泳还是肺部保健的首选运动，人呼出的气体中，含有16种以上挥发性毒素，而肺部可以排出的有毒有害物质多达25种。因空气污染的加重，人类与有毒有害物质每天都在进行着“亲密接触”，随着呼吸道进入人体的有害化学物质越来越多。人的肺泡表面积，要比全身表面积大出40～50倍，因而比起身体其他任何部分，肺部受到空气污染的损害要大得多。通过游泳运动，可以较好的锻炼肺部的功能，训练肺部的抵抗力。

游泳时，人体全身上下都能得到全方位的锻炼。进行水中运动时，人的皮下脂肪和内脏部位脂肪相对来说要消耗得快，热量的消耗达到在空气中消耗量的10倍以上，因此，游泳也是最佳减肥运动，能够减少人体多余的脂肪。

要注意的是，游泳的时间选择一定要科学，最好在饭后1小时左右。每次游泳锻炼的时间不宜超过3个小时，每游半小时，要休息15分钟，然后再继续游。此外，还要注意游泳之前一定要进行热身活动，防止入水后因为温差或肌肉筋脉没有活动开而引起抽筋。

怎样通过跳绳来排毒?

跳绳是人们从小就玩过的一种方便的运动，所需要的条件简单，只要有一根绳子，不必有大的场地就能进行。它是一项极好的有氧运动，能够很好地健身排毒，不仅能加强心肺功能，还有助于降脂和减肥。

只要每天都坚持跳绳10分钟，坚持跳上3个月，就能明显减少腿部脂肪和赘肉，身体灵活程度提高，步态轻盈，体型健美。

人体的淋巴组织遍布全身，能够对全身的毒素进行收集运送，然后通过血液循环，把毒素运送到解毒器官再排出。而跳绳运动能够刺激淋巴系统的功能，改善组织活力，降低体内胆固醇积存量，促进血液循环和呼吸系统的功能，驱除人体内的致病因素，还能消除紧张情绪，有利于精神状态的放松和调整。

跳绳对于身体的多种器官都能起到很好的锻炼效果，增强人体的心血管、呼吸和神经系统的功能，还能预防糖尿病、关节炎、肥胖症、骨质疏松、高血压、高血脂、肌肉萎缩、失眠症、抑郁症、更年期综合征等多种疾病。

怎样通过转呼拉圈来排毒？

呼拉圈也是简单易行的运动方式之一，身体转动圈子的同时，体内的热量也不断地消耗。由于借助腰部运动，带动呼拉圈不停地转，能使腰部的脂肪逐渐减少，变得结实匀称。因为臀部也要不断的转圈活动，能刺激肠道蠕动，帮助消化系统工作，促进消化和排泄功能。有节奏的旋转呼拉圈，还能调动身体各部位的关节和肌肉组织充分活动，轻松自如地排出毒素。

食物中毒后有哪些解毒方法？

食物中毒的潜伏期很短，一般几分钟到几小时便要发作。

细菌性中毒者，潜伏期可为几小时，体温升高、恶心、呕吐、腹痛、腹泻为其主要特征。

非细菌性中毒者，潜伏期可以是几秒钟或几分钟，体温失调，并以精神症状为主要特征，如哭、笑、骂人、全身麻痹、多汗、视力模糊等，此类中毒，如不及时抢救，要危及生命。

食物中毒发生后要及时向卫生防疫部门报告，及时送往医院抢救。此外，懂得一些急救、自救常识以应急，也很有必要。这里介绍几种常见的食物中毒的解毒应急方法，以供参考：

1. 排毒。用食盐一汤匙，炒后煎汤眼下，可起催吐作用。如因河豚鱼中毒，可用适量芝麻催化，再灌白矾水，可减轻中毒症状。也可用鲜冬瓜 1000 克，削去外皮，用凉开水冲洗后，置纱布中榨汁，频频饮服。或用鲜橄榄 50 克，用凉开水洗净、捣烂、去核，加少许水再捣，用消毒纱布榨汁，一次服用以催吐。

2. 吸毒。用食用烤焦的馍以附吸细菌与毒素，馍上有孔隙到了肠道可把肠管中多余的气体、水分、细菌、毒素吸附住，以清洁肠道，减轻中毒的毒性。

3. 中和毒。服用蛋清、牛奶可减轻毒物对胃黏膜的刺激。如是碱性毒物，可口服食醋、橘子汁等酸性溶液以中和毒物；如误吞金属或植物碱类毒物尚未被吸收时，可即服浓茶，使茶中的鞣酸与金属或生物碱结合而淀沉，延迟或减少毒物被吸收；如是产酸产气的细菌引起食物中毒而腹泻，可用胡萝卜煮烂、过筛、去纤维制成泥状服用。因胡萝卜是碱性食物，含有果胶，有使大便成形和吸附细菌及毒物的作用。

4. 解毒。绿豆、醋、葱、蒜有解毒杀菌作用，此外，生食茄子可解细菌性食物中毒；胡椒可解鱼、蟹、蕈等引起的食物中毒；乌梅可解细菌和组胺引起的食物中毒；兔脑可解毒蕈的中毒。

营养及膳食制作问答

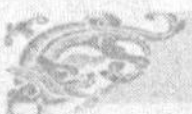

人体究竟需要什么样的营养素？

人体无论从事什么活动都需要消耗能量，即使在睡眠时，呼吸、循环、分泌等生理活动也每时每刻都在进行。人们常说“人是铁，饭是钢，一顿不吃饿得慌”，这说明人体必须每天从食物中获得所需的营养，以补充消耗的能量。

人类依靠地球上各种生物资源，因地、因时制宜地发展富有独特风格的民族膳食，并能够以多种不同的方式和各种不同的食品构成营养，也都是为了获得同一种结果，即通过膳食得到人体所需要的全部营养，而且既要有足够的数量，又要有适当的比例。概括起来，人体对营养的最基本要求是：

1. 供给热量和能量，使其能维持体温，满足生理活动和从事劳动的需要。
2. 构成身体组织，供给生长、发育及组织自我更新所需要的材料。
3. 保护器官机能，调节代谢反应，使身体各部分工作能正常进行。

食物的营养功用是通过它所含的营养成分来实现的，这些有效成分就叫做营养素。人体必需的营养素有50种左右，一般分为6类，包括：蛋白质、脂肪、碳水化合物（又叫糖类）、维生素、矿物质（包括微量元素）和水。其中碳水化合物、脂肪、蛋白质称为“3大营养素”。

营养素按人体需要的多少，可分为常量营养素和微量营养素。前者是指每日需要量仅在1克以上的营养素，如碳水化合物、脂肪、蛋白质、水及钾、钠、钙、镁、磷、氯等；微量营养素指每日需要量仅为百万分之几克（微克）至千分之几克（毫克）的营养素，如铁、铜、锌、铬、锰、钼、硒、碘、氟以及某些维生素等。

人体必需的营养素众多，而现实中没有一种食品能按照人体所需的数量和所希望的适宜配比提供营养素。因此，为了满足营养的需要，必须摄取多种多样的食物，找出最有益并且可口的食物配比。经验证明，健康人按照科学建议数量摄入营养素，是不会造成营养缺乏症的。

营养素是从哪儿来的？

食物的种类很多，但大致可分为粮谷类、豆类、根茎类、果蔬类、肉类、鱼类、奶类、蛋类、油脂类与调味品类等等。不同种类食物所含的营养素也小完全相同。

1. 粮谷类

含有较多的淀粉。蛋白质含量，小麦为10%，稻米为8%左右，其中赖氨酸、蛋氨酸相对较少，故蛋白质利用率较低。如与豆类、肉类等含赖氨酸较多的食物混合进食，在一定程度上可以相互补充，提高利用率。谷类是膳食中B族维生素的重要来源，主要在谷粒周围（胚芽、糊粉层），粮食碾磨时常有损失。因此，标准面粉的维生素和无机盐含量较精白面粉为高。不过其消化吸收率稍逊于后者。

2. 薯类

包括马铃薯、木薯、甘薯等。主要供给淀粉、蛋白质、维生素和无机盐；其含量一般比粮谷类低。新鲜薯类含有较多的维生素C和B族维生素，特别是有色的鲜甘薯含有较丰富的胡萝卜素。

3. 豆类

豆类包括大豆（黄豆、黑豆等）、蚕豆、赤豆和绿豆等等。豆类的蛋白质和脂肪含量较高，特别是大豆。豆类蛋白中赖氨酸含量较粮谷类高，脂肪中以不饱和脂肪酸占多数，又有丰富的磷脂。大豆制品种类很多，如豆腐、腐竹、腐乳、豆浆以及调味品豆豉、酱油等等。

4. 果蔬类

是维生素和无机盐的重要来源，特别是新鲜果蔬，维生素C含量较多，胡萝、素在各种绿色、黄色、红色蔬菜中较多。果蔬中含钾也较丰富。但有些蔬菜如菠菜、蕹菜（空心菜）、洋葱等含有较多的草酸，不利于钙的吸收、利用。腌制或晒干蔬菜，由于加工关系，维生素有一定损失。

鲜水果含有较多的维生素C，且可鲜吃，是维生素的良好食物来源。水果中的果胶能促进肠道蠕动，有利于有毒物的排出。

某些瓜果、蔬菜还有特殊作用，如大蒜、葱、蘑菇类有降低胆固醇和血脂的作用；苦瓜有明显降低血糖的作用。

5. 肉类

畜、禽、鱼肉是蛋白质的良好来源，不仅含量较高（16%左右），而且组成蛋白质的必需氨基酸比值较接近人体需要，赖氨酸也较多，利用率也较高。脂肪食量视动物种类、部位而有不同。内脏含有的维生素均较丰富。肝脏的维生素含量特别高（但某些鱼类肝脏有毒）。连骨也可以一起吃下的小鱼还可以提供一定量的钙，虾皮的钙含量很高。

6. 蛋类及其制品

蛋类及其制品中含蛋白质为10%～12%，利用率极高，蛋黄中维生素含量丰富；铁的含量虽较高，但其吸收仅为3%；钙的含示不多。每天吃1个鸡蛋（胆固醇约为

200 毫克左右），对于一般人或血脂、血胆固醇稍高的病人，并非不可以。

7. 油脂

油脂是高热能食物，也是日常膳食中不可缺少的。植物油合较多的不饱和脂肪酸，也含有较多的维生素 E；动物性油脂含较多的饱和脂肪酸。但前者贮存期往往较长而不易变质。

8. 盐

食盐主要成分为氯化钠，是重要的调味品之一。“盐少寿多”，从现代营养学知识来看是有道理的，按维持人体正常生理功能来看，每天所需的食盐（按含钠 40% 计算）最小量为 1. 25 克。食盐过多常是高血压发病率高的原因之一；当把食盐量降低至最小量时，血压就可下降；而心肾功能不好的患者，如增加食盐摄入量，则会使病情严重，食盐过多，还会造成体内钾钠比例失调，使大量的钾随尿排出。为此，一般人每天食盐摄入量应为 10～12 克以下；中老年人、高血压病人则为 5～8 克。有人建议，从婴儿时期起就应该养成淡食习惯。重体力劳动，高温环境造成大量出汗时，则需适当补充食盐量（一天量以不超过 25 克为限）。

9. 味精

即谷氨酸钠盐，是我国目前普遍使用的一种鲜味调味品。具有肉类鲜味，每 100 毫升味精溶液中含有 50 毫克即有鲜味感觉。量过大常会产生异味。同时过多味精进入体内，可致头痛、胸闷。为此，每天摄入味精量应控制在 6 克以下。婴幼儿则不宜食用。味精在温度低时难于溶解，故拌凉菜前宜先用温开水溶解；但温度过高，味精易转化为焦谷氨酸盐，无鲜味。

鲜味调味品除谷氨酸外，还有核苷酸类化合物，其鲜味感比谷氨酸强。如5－肌苷酸与谷氨酸钠以 1∶5 至 1∶20 的比例混合，鲜味可增高 6 倍。

蛋白质从何而来？

自然界中，蛋白质都是与脂肪或碳水化合物以脂蛋白或糖蛋白的形式出现，蛋清、乳酪及瘦肉中的蛋白质，是我们所能发现最纯的蛋白质。植物的种子，如坚果、豆类及谷类含有较多蛋白质。动物性的蛋白质来源包括所有的肉类、家禽及鱼类等食物。

人体内的蛋白质是由 22 种氨基酸所组成的，这 22 种氨基酸广泛地分布在大部分的动物和植物性食物中，其中有 8 种是人类生存所必需的氨基酸，而且完全要由食物所供给，其他的氨基酸则可以由身体自行合成。

这 22 种氨基酸为异白氨酸、白氨酸、赖氨酸、甲硫氨酸、苯丙氨酸、苏氨酸、色氨酸、缬氨酸、丙氨酸、天冬酰胺酸、胱氨酸、谷氨酸、天冬酰胺、半胱氨酸、谷酰胺、甘氨酸、鸟氨酸、脯氨酸、丝氨酸、酪氨酸、精氨酸、组氨酸。

其中前8种为人体必需的氨基酸；组氨酸为儿童必需氨基酸，成年人可自行由食物合成。

维生素D如何摄取？

骨质疏松是老年人极为常见的现象，而且可以导致各种严重后果，特别是易发生各部位骨折。其主要原因之一是维生素D不足，导致一系列代谢失调所致。

老年人缺乏维生素D，主要是由于老年人闲居家中，日光中紫外线照射减少，引起内源性维生素D经光合作用合成下降，此外，老年人饮食中维生素D随着年龄增长而吸收不良。当长期严重缺乏维生素D时，可以引起骨质疏松、骨软化症。导致各种骨折发生。所以老年人补充维生素D是必要的。

1. 定时日光浴

老年人每日在户外进行15～30分钟日光浴，可以轻度增高血液中维生素D的水平。如果日光浴在30分钟以上，血液中的维生素D可有明显增加。对年老体弱者预防骨软化有明显作用。

2. 加强户外身体锻炼

每日30～60分钟的户外锻炼，不仅可以通过阳光经皮肤作用使维生素D的合成、转化、吸收增加，同时也能加强老年人的肌肉强度，防止骨质丢失，减少老年人骨质疏松后的骨折。

3. 可以多食用含有维生素D的食物

多吃一些酸牛奶、水果、蔬菜，可以增加维生素D的吸收。

每日口服1万国际单位的维生素D可以使血浆维生素D维持在正常水平，一般可连用6个月，6个月后可每日减少一半作为维持量，也可1次肌注60万国际单位的维生素D。

4. 补充其他物质

在补充维生素D的同时，可以结合补钙每日1～3克，补充氟化钠每日40～100毫克，或者补给少量雌激素，会有更明显效果。

以上各法，宜结合本人身体健康情况、维生素D缺乏程度和其他伴发疾病情况，合理调治。

合理烹调对平衡膳食有什么重要性？

大多数食物由于经过加工、烹调和贮存，会损失一部分营养成分，因此不但要认真地选择食物，还要进行科学合理地保存、加工和烹调，以最大限度地保留食物中的营养素。

科学烹饪是保证食品色、香、味和营养的重要环节，食品加工过程中会发生一系列的物理、化学变化，有的变化能增进食品的色、香、味，使之容易消化吸收，提高食物所含营养素在人体的利用率，有的则会使某些营养素遭到破坏。因此，在烹调加工时，一方面要利用加工过程的有利因素，达到提高营养促进消化吸收的目的；另一方面也要尽量控制不利因素，减少营养素的损失。

怎样烹调米类食物?

米类食物在烹饪前，一般是需要淘洗的，淘洗时也可使营养素损失。一般大米经过淘洗，维生素 B_1 损失率达 40%～60%，维生素 B_2 和维生素 PP 损失为 23%～25%，碳水化合物为 2%。洗的次数越多，洗的水温越高，以及在水中浸泡的时间越长，营养素的损失就越严重。因此，洗米时应根据米的清洁程度适当清洗，不要用流水冲洗或用热水烫洗，更不要用力搓洗。

米类以煮蒸的烹好方法最好。吃捞米饭会使大量的营养素随米汤的弃掉而损失。一般捞米饭可损失 67%的维生素 B_1、50%的维生素 B_2 和 76%的维生素 PP，同时还可使部分矿物质损失掉。

面食应该如何加工烹调?

面食有蒸、煮、炸、烙、烤等加工方法。因制作的方法不同，营养素的损失程度也不同。一般蒸馒头、包子、烙饼时，营养素的损失较少；捞面条时大量的营养素会随面汤丢弃而损失，一般可损失 49%的维生素 B_1、57%的维生素 B_2 和 22%的尼克酸。所以煮面条和水饺的汤应尽量吃掉；炸制的面食，如油条、油饼，由于温度高，可使维生素几乎全部破坏。

玉米中的维生素较低，且不易被人体吸收；如果在做玉米粥、蒸窝头、贴玉米饼时，加点小苏打，则玉米面食品不但色香味俱佳，而且易被人体吸收和利用。

食物为什么要烹调好后再吃?

1. 吃烹调好的食物讲卫生

烹调可达到的消毒灭菌的目的。加热灭菌的效果取决于加热方法、食物被污染的程度和食物体积大小等多种因素，不同的细菌对高温的耐受力也有差别。一般肠道病菌需要 80～100℃，甚至更高的温度才能被杀死，故烹调方法要根据食物品种和卫生程度来选择，才能使食物达到消毒灭菌的目的。

2. 经过烹调的食物好消化

人们日常吃的各种食物中的营养物质如不经过烹调是很难被人体消化吸收的。例如粮谷类中的淀粉，随着种子的成熟变得十分干硬，很难咀嚼和消化，如果加水加热进行烹调，淀粉会吸水膨胀、遇热变软成糊状，一部分粗纤维也软化，便于咀嚼和消化吸收。

故粮谷类食物只有经过烹调，植酸酶的活力才能增强，使植酸钙和植酸镁分解，有利于人体的消化吸收。

动物性食物经过烹调，能使蛋白质凝固、脂肪游离，容易被人消化吸收。在烹调过程中，细胞膜破裂，释放出含氮浸出物，味道群美、香醇，刺激人的消化液分泌，也有利于消化吸收。

3. 经过烹调的食物能促进食欲

食物经过烹调后，颜色会发生变化。菜肴美丽的颜色能刺激食欲，使人感到美味可口。

动物性食物如猪肉，经过烹调，释放出含氮浸出物，增加食物的香味。

为什么蔬菜要科学地合理搭配？

蔬菜的品种繁多，分为叶菜、根茎、花芽、蕈类、瓜果类等五大类。为了获得比较全面的营养，互相促进营养素的吸收和利用，提高食用价值，蔬菜也要科学地搭配。比如青豆含有大量维生素 B_1、B_2 和 B_6，胡萝卜含有大量胡萝卜素，这两种蔬菜搭配起来食用，可以互相补充营养物质。毛豆加葱，葱中含有蒜素，可使毛豆中含有的维生素 B_1 功效提高10倍以上。因此，科学、合理地搭配不同的蔬菜，有利于人体对其营养素的吸收与利用。

蔬菜应该如何合理加工与烹调？

蔬菜是人体膳食中维生素C、胡萝卜素和无机盐的主要来源。蔬菜中的维生素C在切菜过程中，部分与空气接触被氧化破坏。浸泡也可使维生素C和B族维生素损失。因此，蔬菜最好用流水冲洗，不可在水中浸泡，煮菜时要使汤浓缩与菜一起进食，做汤时要等水开后再将菜下锅；焯菜要在水沸腾时放入，尽量减少菜在水中的时间，焯完的菜不要过量地挤去菜中的水分；蔬菜应现做现吃，切忌反复加热。

肉类及鱼类食品怎样合理烹调？

随着加工方法不同肉类的营养素损失的程度会有所不同。红烧、清炖时维生素损失最多，但会使水溶性维生素和矿物质溶于汤内；蒸和煮对糖类及蛋白质起部分水解作用，对脂肪影响不大，但会使水溶性维生素及矿物质溶于水中。因此，在食用红烧、清炖及蒸、煮的肉类及鱼类食物时，应连汁带汤都吃掉。炒肉及其他动物性食物的营养素损失最少。炸食品可严重损坏维生素，但若在所炸食品的表面挂糊，避免食物直接与油接触，可起减少营养素的损失的作用。

副食应该怎样合理调配?

副食能给人体提供丰富的蛋白质、脂肪、维生素和无机盐等营养物质，对人体健康有重要的作用。副食的种类很多，如肉类、蛋类，奶类、禽类、鱼类、豆类和蔬菜等。如果把各类副食品搭配食用，能互相取长补短，人体就可以获得较为全面的营养素。那么，应怎样搭配呢?

1. 荤素要搭配好

荤素搭配是副食品调配上的一个重要原则。荤素搭配可以解决蛋白质的互补问题，如豆制品、面筋和肉、蛋、禽等动物性蛋白质搭配，能大大提高蛋白质的营养价值。含蛋白质丰富的食物和蔬菜搭配，除了充分利用蛋白质的互补作用外，还可以得到丰富的维生素和无机盐。

荤素搭配还能调整食物的酸碱失调。许多动物性食品，如鱼类、肉类、蛋类、奶类等都属于酸性食物，如果动物性食物吃得过多，会造成人体酸碱失衡。许多植物性食品，如叶菜类、花苔类、果茄类等都属于碱性食物，动植物食品搭配，食之可调整体内的酸碱平衡。有利于身体健康。

2. 生熟搭配

这一点对蔬菜尤其重要，因为蔬菜中维生素C和B族维生素，遇热容易受到破坏。经过烹调的蔬菜维生素总要损失一部分，因此，吃一些新鲜的生菜，既可保持大量的维生素。吃生菜时一定要注意卫生，最好先消毒好，再食用。

自备午餐怎样合理搭配?

怎样自备午餐好呢? 这里还有不少学问，它能使您吃得既营养、卫生，又经济、实惠。

1. 要注意量和质

人们在经过一上午的紧张学习、工作和劳动，能量消耗较大，而下午的任务也必须支付体力，有赖于午餐来供应能量，这使午餐具有补偿消耗。储备能量的双重作用，使午餐的数量和质量显得尤为重要。所谓数量就是要吃饱。一般午餐的热能应占全天热能的40%左右。质就是讲究营养和烹调方法。①主食要粗细搭配，花样多变。②副食品种多样，营养丰富，供给足够的蛋白质、脂肪、维生素和无机盐。

2. 要带营养素损失少的菜

自备午餐一般都是把米饭放在饭盒里，饭在下，菜在上，中午在汽锅里蒸一蒸。因此，应尽量带一些营养素损失少的荤菜，有条件的饭后可吃一些水果，也可带点生吃的经过清洗、消毒的蔬菜，如西红柿、黄瓜、小水萝卜、大萝卜等，以补充维生素的不足。

3. 要注意饮食卫生

在选择食物时要选用不易变质，可以保存几个小时的食物。最好别带饭或带点不易变质的香肠、咸蛋、面包和能生吃的卫生的生菜、水果。

脑力劳动者的饮食应怎样搭配?

与体力劳动者相比，脑力劳动者对饮食的质量要求更高一些。脑细胞工作时，需要大量的氧和糖，因此，在满足热量的条件下，还应供给足够的蛋白质和维生素。脑力劳动者每天应怎样安排自己的饮食呢?

1. 主食

每天应该吃粮 400～600 克，以满足身体对热量的需要。要粗细粮搭配、品种多样。

2. 副食

①可以选择大豆和豆制品、鸡蛋、鱼类、肉类、蔬菜。②蔬菜中含有丰富的钙、磷、铁、胡萝卜素、维生素 B_2、维生素 C、纤维素 E 等，每天应该吃 500 克左右的蔬菜，以满足机体的需要。③花生仁、核桃仁、葵花子、松子、芝麻等含有丰富的蛋白质、不饱和脂肪酸、卵磷脂、维生素和无机盐，这些都是大脑需要的营养物质，可适量选用。

总之，脑力劳动的效率与糖、蛋白质、脂类及维生素等营养素关系密切。由于从事脑力劳动者较体力劳动者饭量少，因此饮食的质量要高一些。脑力劳动者应多吃含有蛋白质、无机盐和维生素 A 丰富的食物，只有这样，才能增强体质，保持旺盛的精力，争取事业上多出成绩，多作贡献。

体力劳动者的饮食应怎样搭配?

体力劳动者多以肌肉、骨骼的活动为主，他们能量消耗多，需氧量高，物质代谢旺盛。另外，有些体力劳动者还可能接触一些有害物质，通过合理膳食，这些有害物质能在一定程度上消除或减轻。为此，体力劳动者在安排饮食时应注意以下几点：

1. 主食

热量主要来源于粮食和其他食物。要满足热量的供给，必须加大饭量来获得较高的热量。主食可以粗细粮搭配，花样翻新，以增加食欲，满足机体对热量的需要。多吃一些发热量高的食物。

2. 副食

①要适当增加蛋白质摄入，蛋白质除了满足人体需要外，还能增强对各种毒物的抵抗力，多吃些含蛋白质的食物对体力劳动者也是十分重要的。每天多吃些豆腐或豆制品，最好每天吃1～2个鸡蛋，再适当吃些肉类、鱼类、牛奶、豆浆等，大体可以满足需要。②供给充足的维生素和无机盐，这不仅能满足人体的需要，而且可以保证某些特殊工种的劳动者身体不受危害。应该多吃些新鲜蔬菜和水果以及咸蛋、咸小菜、盐汽水等，以补充维生素C、B族维生素以及氯和钠。在膳食中要增加新鲜蔬菜和水果，同时供给低钙、正常磷的膳食，以减少铅在体内的蓄积。

电脑操作人员应该怎样搭配营养饮食？

1. 一日三餐应吃得均衡，早餐吃得好，营养素充分；中餐应多吃含蛋白质高的食物；晚餐应吃得清淡些，多选用新鲜蔬菜和水果。

2. 可选食含磷脂高的食物如蛋黄、鱼、虾、核桃、花生等。

3. 多选用健眼的食物如动物肝脏、猪腰、牛奶、奶油、花生仁、核桃仁、胡萝卜、青菜、菠菜、大白菜、黄花菜、空心菜、芥菜、枸杞叶、西红柿等。

新婚夫妇应该怎样调配营养？

新婚生活是幸福甜蜜的，此时此刻的新婚夫妇青春炽热情绪高涨，由于婚后性生活的频繁，使体力和营养素的消耗都大大增加，所以新婚期间应注意科学合理的饮食调配，及时补充所需要的营养素，以提供身体需要，减轻疲劳症状，不仅有利于夫妻双方的身体健康，婚后生活的和谐愉快，而且对优生也将起到重要的作用。

新婚夫妇的营养调配的原则：

(1) 供给机体足够的热量以满足生活、劳动的需求。

(2) 供给机体充足的优质蛋白质和脂肪以满足生长发育、组织修补和更新的需要。

(3) 供给机体各种无机盐，用以构成身体组织和调节生理功能。

(4) 供给机体足够的维生素，用来调节生理功能，维持正常代谢，增进机体健康。

(5) 供给机体适量的纤维素，用以维持正常的排泄及预防各种疾病。

(6) 各营养素之间比例适当，以便充分发挥各营养素的功效。

新婚蜜月应该怎样合理搭配营养饮食?

对于初为人夫的新郎来说，蜜月饮食营养尤为重要，饮食应注重营养补气。人的中气充足，全靠饮食提供足够的能量。蜜月应多吃些鸡、鱼、肉、蛋等，以弥补劳累对中气的损耗；维生素 E 能调节人的性腺功能，微量元素锌是夫妻生活的调节剂，多吃绿叶蔬菜、动物的肝脏和植物油，可以补充锌的不足。

中医认为新婚多虚，指的是新婚性生活较频繁，肾精随之消耗，易出现肾虚，这里说的“虚”并非是病症，故以食补为宜，且以补肾为主。女子补肾可食鳖、淡菜、海参、燕窝、鲍鱼之类，某些植物性食物亦有补肾滋阴的功效，如木耳、芝麻、核桃肉等。婚后干咳、肺肾两虚的，可用银耳炖烂加冰糖调服；婚后带下不止，腰膝酸软，可用山药、米仁加白糖煮烂随意服用；新婚女子热结膀胱、小便热痛、频数，可食用荔枝或柿饼。

性生活前后应注意哪些饮食营养?

有些人对性生活前后的饮食不太注意，在某种程度上，影响了身体的健康，甚至导致难以治愈的慢性疾病。中医学认为，男情属“阳”，女性属“阴”，两性相交，即可损失阴液（男方指精液，女方指分泌液），又可损耗阳气，乏力的出现即表明了身体耐力的降低，此时再去劳累，或是吃冰冷食物，则会伤害身体。

调节性功能和饮食营养应遵循以下原则：

食物与人的性功能有着重要关系。选择具有特殊功效的膳食可以达到强精、壮阳、补有强身的目的。从维持和调节性机能的角度，在日常膳食中应掌握以下原则：

(1) 在性生活前后应多吃热食，房事之后最好喝 1 杯牛奶，吃片面包再去睡觉。

(2) 摄入充足的优质蛋白质。蛋白质含有多种氨基酸，它们参与包括性器官、生殖细胞在内的人体组织细胞构成，如精氨酸是精子生成的重要成分，具有提高性功能和消除疲劳的作用。大豆食品，尤其是冻豆腐中含确丰富的精氨酸。优质蛋白质的来源主要有禽、蛋、鱼、肉类等动物类蛋白芨豆类蛋白。

(3) 补充酶类。酶在体内具有催化作用，能促进人体的新陈代谢，对健康有益。如果体内缺乏酶，可出现机能减退包括性机能减退，甚至失去生育能力。酶存在于各类食物中，在烹调食物时应注意温度不宜过高，时间不宜过长，可用炸、烤、煎等烹调法，以免使酶受到破坏。

(4) 供给适量的脂肪。近年来，大多数成年男子担心摄入脂肪和胆固醇会导致肥胖症、心脏病等，所以有为数不少的人，畏惧脂肪而吃素。但从维持性功能角度看，摄入适量的脂肪对身体有利。因为人体内的性激素主要是由脂肪中的胆固醇转化而来的，长期素食者会影响性激素的分泌，不利于性功能的维持。另外，脂肪中含有一些精于生成必需脂肪酸，如缺乏这些人体必需脂肪酸所需的不仅影响精子的生成，而且可引起性欲下降。适量的脂肪，还有助于维生素 A、维生素 E 等脂溶性维生素的吸收。肉类、鱼类、禽蛋中含有较多的胆固醇，适量摄入有利于性激素的合成，尤其是动物内脏本身就含有性激素，因此，应适量选择食用。

怎样调配性生活后出现不适时的营养？

女性在首次性生活后由于处女膜破裂导致出血过多。阴道出血过多时会发生腰酸、小腹坠胀、消化不良、恶心、呕吐、腹泻、便秘等症状。发生这种情况时，除立即去医院诊断外，还要分床一段时期，让女方多吃一些含丰富蛋白质的大豆、牛奶和瘦肉制品，以满足机体蛋白质的需要，起到修补破伤组织的作用，多吃一些含有维生素 C、维生素 K 及维生素 B 的食物，以增加肌体的抵抗力，增加凝血功能，促使伤口早日愈合。还可以吃些含铜、锌、铁较多的食物，如羊肝、菠菜、大枣、红糖等，以补充生血、养血的原料。比较方便的方法是多喝红枣糖水。

一些男子在性生活后会出现腰痛、心慌等现象。这种症状的患者绝大多数是由于一向体虚、饮食调配不当或性交过于频繁、缺乏养生知识所致。男子一次排精（包括精子和精液）总量约在 5～25 毫升左右。而精液的产生大约需要 48～96 个小时。所以对健康的人来讲，每次性生活后休息 2～4 天，才能使身体元气恢复。

产生不适症状后，首先应当暂停性生活。只要充分休息，一般来说不用治疗也会很快恢复的。另外，多吃一些滋阳补肾、填髓增精的食物。如动物肾脏、核桃仁、花生米、狗肉、羊肉、牛肉和兔肉等。每天最好能吃 2 个鸡蛋、100～150 克花生米、250 克牛羊肉及大豆制品和足量的绿叶蔬菜及多汁水果，米面等碳水化合物也应当有所增加。此外，每天吃一顿菟丝子饭，也可以防止腰痛、心慌等现象的发生。

为什么说妊娠早期的饮食营养很重要？

妊娠早期胚胎、胎盘开始发育，是决定新生儿智力发育的关键时期，其心、脑、口、牙、耳、腭等器官分化，均在孕初 3 个月内形成。此时胚胎生长缓慢，胎儿尚小，孕妇的营养需要与孕前正常相同。在妊娠早期孕妇胎盘分泌一种绒毛膜促性腺激素，该激素能抑制胃液分泌，使胃液分泌减少，影响孕妇正常消化吸收功能，因而出现恶心、呕吐、不思饮食等妊娠反应，致使孕妇消瘦、体重下降，直接影响胎儿健康，严重时会影响对胎儿营养的供给，造成脑细胞发育不良。这时，为了胎儿的健康，孕妇应克服困难，采取少吃多餐、吐了再吃的方法，多吃营养丰富而易消化的食物，尤其多吃些对婴儿脑部发育有益的食物，供给足够的优质蛋白质、糖类、必需脂肪酸、维生素和无机盐，这些对建造胚胎和调节母体生理功能都有重要作用，否则，会影响胚胎的分化、细胞的分裂和神经系统的发育。可进食瘦肉、猪肝、鸡蛋、海产品、豆制品及新鲜蔬菜、水果等。膳食要提高质量，品种花样多、味美清淡爽口、减少油腻、节制辛辣、生冷。为减轻妊娠反应，促进食欲，应尽量多吃些蔬菜、水果、稀粥、豆浆、牛奶、蛋类食品。在我国民间历来有酸性食物缓解孕期呕吐的做法，故有孕妇爱吃酸之说。其实孕妇多吃酸性食物并不好。近年来国外研究指出，酸性食物和药物是致畸胎的“元凶”之一。研究人员分别测定了不同时期胎儿组织和母体血液的pH值，认为妊娠最初半个月左右，不食或少食酸性的食物和药物（如维生素C、阿司匹林）为佳。

烹调青菜为什么不宜时间过长?

烧煮青菜时间不宜过长，时间过长不但破坏营养，而且绿叶蔬菜所含有的硝酸盐会还原为亚硝酸盐。这种物质进入人体后，能把低铁血红蛋白氧化成高铁血红蛋白，从而失去其携氧和输氧能力，给身体健康带来危害。轻者会使人感到全身乏力、气短，重者会使皮肤、黏膜出现青紫等症状。因此，烧煮青菜的时间不宜过长，最好用大火快炒的办法，才能保持原有的鲜绿色彩，才能保存较多的营养成分。

烹制绿叶蔬菜为什么要重视保护维生素?

绿叶蔬菜中含有大量对人体有用的维生素，要掌握适宜的烹制方法，以防维生素的损失。

一是先洗后切。如先切后洗，蔬菜切断面溢出的维生素C会流失。切好的菜也要迅速烹炒，久放易导致维生素C丧失。

二是急火快炒。急火即是温度高、时间短，可使蔬菜维生素的损失就相对较少。

三是淀粉勾芡。烹调中加少量淀粉，能增加鲜嫩，还有保护维生素C的作用。

四是不要加醋。对非绿色蔬菜，可加少量醋，有保持维生素C相对稳定的作用。但对绿叶蔬菜，酸性环境会破坏叶绿素。

五是焯时水要多。制作烩菜或凉拌菜，需先将菜进行焯水，可以除去异味。但焯菜时应火大水多，在沸水中迅速翻动两下即可捞出冷却，才能减少维生素C的破坏。

六是不使用铜餐具。因为铜可使蔬菜中的维生素C加速氧化。

养生疗法篇

疾病信号灯

急性面容提示患了哪些疾病?

面色潮红，鼻翼翕动，兴奋不安，表情痛苦等。提示：疟疾、大叶性肺炎、流行性脑脊髓膜炎等。

慢性面容提示患了哪些疾病?

面色灰暗或苍白，面容憔悴，目光暗淡。提示：慢性消耗性疾病，如肝硬化、恶性肿瘤、严重结核病等。

满月面容提示患了哪些疾病?

面如满月，皮肤发红，常伴有小须与痤疮。提示：皮质醇增多症及长期应用肾上腺皮质激素等。

浮肿面容提示患了哪些疾病?

面色苍白，颜面浮肿，目光呆滞，反应迟钝。提示：肾病、甲状腺功能减退症以及糖尿病和心脏病。用手指按压面部，面部皮肤出现下陷。

麻疹面容提示患了哪些疾病?

两眼微红且怕光，眼中的分泌物增多，鼻孔阻塞，伴有发热咳嗽等。提示：麻疹病。

贫血面容提示患了哪些疾病?

面色苍白晦暗，眼睑、唇舌色淡。提示：贫血。

伤寒面容提示患了哪些疾病?

表情淡漠，反应迟钝，呈无欲状态。提示：肠伤寒、脑炎、脑脊髓膜炎等。

恶病质面容提示患了哪些疾病?

面容极度消瘦，面色萎黄，皮肤弹性较差。提示：慢性消耗性疾病，如结核病、晚期癌症等。

狮子状面容提示患了哪些疾病?

面部皮肤呈结节状增生。提示：瘤型麻风病与淋巴细胞性白血病。

猩红热面容提示患了哪些疾病?

面部充血潮红，口鼻周围的肤色明显苍白。提示：猩红热。

恐怖状面容提示患了哪些疾病?

面容惊愕，面颊消瘦，眼球突出，兴奋易怒，目光闪烁、有惊恐感。提示：甲状腺机能亢进。

半侧痉挛面容提示患了哪些疾病?

表现为瞬间的痉挛。提示：面部神经瘫痪后遗症、三叉神经及中枢神经障碍。

鹤发童颜面容提示患了哪些疾病?

表现为老人面容，头发发白，满面红润。提示：动脉硬化症。

苦笑面容提示患了哪些疾病?

面肌痉挛，牙关紧闭，呈苦笑状。提示：破伤风。

阵发性笑提示患了哪些疾病?

不由自主地阵发性地笑。发病的间隙不等，有的数小时一次，有的一日一次，也有的数日或数星期一次。发病持续的时间也不一样，每次历时几十秒钟或数分钟。提示：癫痫症。

痴笑提示患了哪些疾病?

不分场合，毫无原因地发笑。有时一个人无故发笑，有时在大庭广众之下发笑，有时狂笑，有时微笑。提示：精神分裂症。

傻笑提示患了哪些疾病?

憨里憨气地发笑，面容呆傻。提示：大脑发育不全与老年性痴呆症。

强笑提示患了哪些疾病?

患者笑时无法克制。提示：老年性弥漫性大脑动脉硬化和大脑变性。

斧头状面容提示患了哪些疾病?

呈皮包骨状态，从正面看上去，呈现上大下尖的斧头样形状。提示：萎缩性肌强直。

骨性狮面面容提示患了哪些疾病?

其面型如狮面。提示：骨纤维发育异常、颅骨区慢性骨膜炎、畸形性骨炎或外伤等。

“关公脸”面容提示患了哪些疾病?

即醉酒样面容。提示：高原病、肺源性心脏病或潜水病。

大嘴巴面容提示患了哪些疾病?

以耳垂为中心的面肿，界线不清，皮肤色微红，有灼热感，按之柔韧、压痛。提示：流行性腮腺炎。

面颊潮红提示患了哪些疾病?

提示：肺功能不好。

面颊小而尖提示患了哪些疾病?

提示：肺虚弱。

面色黑灰暗淡提示患了哪些疾病？

提示：阳衰阴盛的体象。

面色黑且干焦提示患了哪些疾病？

提示：肾精久耗。

全身肌肤尽黄提示患了哪些疾病？

提示：脾胃、肝胆湿邪阻滞，或因淤血内停日久等原因，导致胆液不循常道外溢肌肤。

颊部疮疡提示患了哪些疾病？

红肿生于颊车骨间，一至数枚，形如疔疮，称作面发毒。提示：阳明风热上攻。

童面白斑提示患了哪些疾病？

在儿童面部浮现出淡白色、如小指头至拇指头大的圆斑，呈单发或多发。提示：蛔虫病。

面部小疙瘩提示患了哪些疾病？

提示：所在部位有病菌侵入血液。

面色发青提示患了哪些疾病？

提示：小儿惊风、癫痫。

面目青黑、四肢厥逆提示患了哪些疾病？

提示：中砒霜毒的表现，应及早解救。

口酸提示患了哪些疾病？

提示：慢性胃炎、胃及十二指肠溃疡。

口咸提示患了哪些疾病？

提示：口腔溃疡、慢性咽炎，有时也会出现在慢性肾炎、肾功能损害者身上。

口涩提示患了哪些疾病?

提示：严重传染病、癌症病人病情恶化。

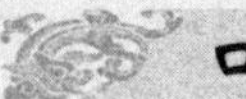

口淡提示患了哪些疾病?

提示：脾胃虚寒或病后脾虚运气无力，内分泌疾病、消化系统疾病及长期发热的营养不良、消耗性疾病、蛋白质及热量不足等。

口甜提示患了哪些疾病?

提示：糖尿病或消化功能紊乱。

口香提示患了哪些疾病?

提示：糖尿病。

口辣提示患了哪些疾病?

自觉口中有辣味，舌头有麻木感。提示：神经官能症、高血压、更年期综合征及长期低热的表征。

口苦提示患了哪些疾病?

夜间醒来或晨起后片刻会有轻微的口苦或口里酸涩的感觉。刷牙漱口也没有用。提示：胆囊功能差、胃肠功能疾病、急性炎症、口腔疾病、内分泌疾病、情绪紧张。

口腔出血提示患了哪些疾病?

提示：牙周炎、口腔溃疡、全身性疾病、血液疾病。

口振提示患了哪些疾病?

口唇上下振摇。呈寒栗鼓颔之状。提示：阳气不振所致，常见于疟疾初期。

口僻、口角㖞斜提示患了哪些疾病?

提示：卒中病，是肝经风痰阻络所致。

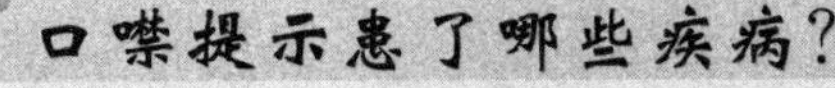

口噤提示患了哪些疾病?

口闭且难以张开，牙关紧闭。提示：痉病、惊风。

口流白色黏涎提示患了哪些疾病?

提示：脾虚湿热证。

流涎不止，口眼㖞斜提示患了哪些疾病?

提示：卒中病的中风经络证，或见于半身不遂。

成人磨牙提示患了哪些疾病?

提示：情绪紧张、局部或全身性疾病。

牙齿酸痛提示患了哪些疾病?

提示：珐琅质磨损、牙龈萎缩、蛀牙或是牙齿断裂。

牙齿稀疏松动，齿根暴脱提示患了哪些疾病?

提示：肾气亏虚或虚火上炎。

牙齿干燥，根部有垢提示患了哪些疾病?

提示：火盛津伤，气液尚未枯竭。

牙齿上润下燥提示患了哪些疾病?

提示：肾水亏乏。

齿疏脱落，伴有牙龈充血水肿提示患了哪些疾病?

提示：牙周炎。

单牙间隙变宽提示患了哪些疾病?

提示：糖尿病、肢端肥大症、甲状旁腺功能亢进症。

齿龈淡白提示患了哪些疾病?

提示：血虚、失血性疾病、贫血、慢性肝病，以及其他慢性消耗性疾病。

冷饮酸痛提示患了哪些疾病?

提示：龋齿、牙本质过敏。

牙龈蓝线提示患了哪些疾病？

提示：感染铅毒。

牙龈红肿疼痛提示患了哪些疾病？

提示：外感风热邪毒或胃火上炎。

瘪缩舌提示患了哪些疾病？

舌体枯瘪，舌面干燥无津，舌色淡白。提示：疾病晚期或极度衰弱消瘦，预后多不良。

裂纹舌提示患了哪些疾病？

呈鹅卵石形、脑回形、不整形及羽毛形，宽窄不等，深浅不一。提示：热性疾病、慢性消耗性疾病、营养缺乏症等。

镜面舌提示患了哪些疾病？

无舌苔，舌面光滑如镜。提示：严重营养不良与巨细胞性贫血，重度腹水浮肿、肝癌晚期、高位肠瘘等。

舌呈黄色提示患了哪些疾病？

舌色黄红相间，红少黄多，舌体及舌侧略带浅黄或淡紫，舌面有紫赤小点，舌体胖大。提示：肝胆疾病。

舌呈红色提示患了哪些疾病？

舌色比淡红色要深，甚至是鲜红色。提示：高热症和化脓性感染症；如舌边发红，提示：高血压、甲状腺机能亢进。

舌呈蓝色提示患了哪些疾病？

提示：急性胰腺炎、心血管疾病、肺心病及肿瘤晚期。

舌呈青紫色提示患了哪些疾病？

提示：肺部疾病、慢性支气管炎、充血性心力衰竭、肝硬化、多种妇科疾病、癌症、心血管系统疾病、胃肠道疾病等。

肿胀舌提示患了哪些疾病?

舌体肿大得口内难以容纳，只能把舌头伸出口外，无法缩回。提示：小儿甲状腺功能减退症。

芒刺舌提示患了哪些疾病?

舌生芒刺。提示：高热或肺炎。

胖大舌提示患了哪些疾病?

舌体较正常舌大，伸舌满口，多因水湿痰饮阻滞所致。提示：肾炎及内分泌功能低下。

长期舌体肥大提示患了哪些疾病?

提示：晚期梅毒、甲状腺功能低下或系统性淀粉样变性。

齿痕舌提示患了哪些疾病?

舌体边缘可见牙齿的痕迹，犹如裙子的边缘；或叫印舌，又称为裙边舌，常与胖大舌同时出现。提示：营养不良。

瘦薄舌提示患了哪些疾病?

舌体瘦小而薄，由气血阴液不足，不能充盈舌体所致。提示：慢性消耗性疾病，多伴有全身消瘦。

斜舌提示患了哪些疾病?

伸舌时舌体偏斜一侧，多伴有口眼㖞斜，语言不利等，如果伴有半身不遂，则为偏瘫。提示：脑血管意外、卒中或卒中后遗症。

牛肉舌提示患了哪些疾病?

舌质暗红。提示：恶性贫血。

颤动舌提示患了哪些疾病?

伸舌时舌体僵动，不能自主，为肝风内动之征象。提示：高热、高血压、卒中、极度虚弱、神经官能症、帕金森综合征、慢性酒精中毒或甲状腺功能亢进症。

舌强提示患了哪些疾病？

舌体本僵硬强直，运动不灵。提示：肝性脑病、脑震荡、脑挫伤、脑血管意外、乙型脑炎、高热昏迷等症。

舌纵提示患了哪些疾病？

舌伸出于口外，内收困难，或不能收缩，是气虚、痰热扰乱心神的表现。提示：克汀病、毒血症、伸舌样痴呆等症。

舌短缩提示患了哪些疾病？

舌体紧缩不能伸长，无论因虚因实，皆属危重征候。提示：急性心肌梗死的休克期、肝性脑病、乙脑深度昏迷等症。

舌面体溃疡提示患了哪些疾病？

其边缘隆起且易于出血。提示：舌癌。

涩苔提示患了哪些疾病？

舌苔上津液全无，用手指去摸有干涩的感觉。提示：热性病。

舌质呈粉红色、光滑无苔提示患了哪些疾病？

提示：吸收不良、缺铁性贫血。

穿心舌提示患了哪些疾病？

舌苔的中间有一小块空白处，舌苔已脱剥，是伤阴的一种表现。提示：体内营养缺乏。

舌苔太少提示患了哪些疾病？

提示：体质虚弱。

舌下脉络青紫提示患了哪些疾病？

提示：厥心痛、脘腹胀痛、血淤痛经、痰阻淤喘息、咳血、吐衄、下血等。

舌质淡白提示患了哪些疾病？

是气血不足的血亏表现。提示：贫血。

舌颤动不止提示患了哪些疾病？

舌红而蠕蠕抖动。提示：各种中风症，如热病抽搐、高血压、脑血管疾病、中风，以及饮酒过度致酒精中毒、神经颤动。

苔薄黄而滑提示患了哪些疾病？

提示：小便黄赤、黄疸病。

苔薄黄而干提示患了哪些疾病？

提示：小便短少及大便秘结。

吞咽困难提示患了哪些疾病？

提示：可能患有食管癌、食管贲门失弛缓症、返流性食管炎、食管良性狭窄、弥漫性食管痉挛、食管内异物、食管憩室、贲门痉挛、口腔疾病。某些神经系统疾病或肌病，以及邻近器官所致的外来压迫，均可引起吞咽困难。

语音异常提示患了哪些疾病？

声音高亢，说话较多。提示：实热症，心、肝有病。

声音嘶哑提示患了哪些疾病？

提示：可能患有急慢性喉炎、喉水肿、白喉、喉结核、喉癌。

咽喉异物感提示患了哪些疾病？

提示：可能患有邻近器官疾病，如鼻窦炎、食管炎、茎突过长；全身性疾病，如高血压、心脏病；精神性疾病，如癔病、神经衰弱、咽神经官能症、疑癌症、焦虑；上呼吸道慢性炎症，使咽部末梢循环发生病理变化，造成神经功能障碍而引起咽喉异物感症状；神经肌肉痉挛疾病，如咽肌痉挛、食管肌痉挛、贲门痉挛等可诱致咽喉异常感觉；返流性食管炎，在咽部产生一种反射性堵塞或紧迫感；扁桃体结石、扁桃体肥大、角化症、悬壅垂过长、慢性鼻窦炎等；咽喉、食管、贲门部早期癌肿。

失语提示患了哪些疾病？

提示：大脑局部肿物，感染中毒性脑病，大脑中、后动脉病变。

谵语提示患了哪些疾病？

患者神志不清，胡言乱语而声高有力。提示：温热病热入营血，以及胃肠实热证或痰火扰心等。

语颤增强提示患了哪些疾病？

同时伴有叩诊，呈局限性过清音。提示：肺空洞。

突然失语提示患了哪些疾病？

提示：卒中。

双侧语颤减弱提示患了哪些疾病？

提示：老年性肺气肿、慢性阻塞性肺气肿。

发生在颈部手术之后的声音嘶哑提示患了哪些疾病？

提示：喉返神经损伤。

声音嘶哑，伴有心脏明显增大提示患了哪些疾病？

提示：心肌病、心包积液、二尖瓣狭窄等，或因大心脏压迫喉返神经所致。

咽喉疼痛提示患了哪些疾病？

提示：咽喉部炎症、血液系统疾病、放疗反应、用喉过度、过敏、腮腺炎。

长期声音嘶哑，且无明显进行性加重提示患了哪些疾病？

提示：慢性喉炎。

粗声性咳嗽提示患了哪些疾病？

咳嗽粗糙如破竹。提示：白喉与急性喉炎。

咳嗽伴脓痰提示患了哪些疾病？

痰液呈黄色或绿色，质黏稠。提示：支气管扩张、于肺脓肿以及肺癌晚期合并严重感染。

咳嗽伴咯血提示患了哪些疾病？

提示：支气管扩张、肺结核及支气管肺癌、二尖瓣狭窄。

咳嗽伴粉红色泡沫痰提示患了哪些疾病？

提示：高血压、肺水肿、风心病等症。

咳嗽伴胸痛提示患了哪些疾病？

提示：自发性气胸、肺炎、胸膜炎及支气管肺癌。

咳嗽伴杵状指提示患了哪些疾病？

提示：肺脓肿、支气管扩张、支气管肺癌。

咳嗽伴高热提示患了哪些疾病？

提示：上呼吸道感染、急性肺炎、肺脓肿、急性支气管炎及急性渗出性胸膜炎等。

咳嗽伴哮鸣音提示患了哪些疾病？

提示：心原性哮喘、支气管哮喘、支气管异物等。

白天咳嗽提示患了哪些疾病？

提示：支气管炎、肺炎。

夜间咳嗽频繁提示患了哪些疾病？

提示：气管炎。

打呼噜提示患了哪些疾病？

提示：气道狭窄、呼吸道阻塞、甲状腺功能减退、肢端肥大症、肾上腺皮质增生等内分泌系统疾病，慢性支气管炎、肺气肿等呼吸系统疾病，脑梗塞、颅外伤、脑干肿瘤等中枢神经系统疾病，慢性高血压、冠心病、心肌病等心血管系统疾病。

双吸气呼吸提示患了哪些疾病?

指患者在每一次吸气时，连续抽吸两次。提示：呼吸中枢衰竭。

端坐呼吸提示患了哪些疾病?

提示：充血性心力衰竭、肺源性心脏病。

潮式呼吸提示患了哪些疾病?

指呼吸由浅慢而渐变为深快，再由深快渐变为浅慢，最后呼吸暂停一段时间。潮式呼吸似潮水涨落，反复进行。提示：脑炎、脑膜炎、糖尿病危重。

叹息呼吸提示患了哪些疾病?

指患者于急促呼吸之中时而又叹息一次。提示：呼吸中枢衰竭。

深大呼吸提示患了哪些疾病?

提示：糖尿病酮症酸中毒。

憋气提示患了哪些疾病?

提示：冠心病病人出现短暂的心肌梗死。

双肺底肺泡，呼吸音减弱提示患了哪些疾病?

提示：大量腹水、腹腔巨大、卵巢肿瘤。

粗糙性呼吸音提示患了哪些疾病?

提示：肺炎初期、支气管炎。

唇疽提示患了哪些疾病?

唇之上下左右，生出色紫有头、如枣李大小的肿物，肿硬如铁。提示：脾胃积热。

唇疳提示患了哪些疾病?

小儿口唇四旁，红赤无皮，不时燥裂。提示：阳明湿热上塞。

唇核提示患了哪些疾病？

唇肿生核，色赤，按之坚硬。提示：脾经湿热凝结。

唇色泛青提示患了哪些疾病？

提示：血管栓塞或卒中等急暴之症。

唇色发白提示患了哪些疾病？

提示：脾胃虚弱、气血不足。可能患有贫血、失血症。

唇色黯黑而浊提示患了哪些疾病？

提示：消化系统病变。

唇部出现压之褪色的毛斑点提示患了哪些疾病？

提示：遗传性毛细血管扩张症。

上唇苍白泛青提示患了哪些疾病？

提示：大肠虚寒、胀气。

下唇变苍白提示患了哪些疾病？

提示：胃虚寒。

唇厚提示患了哪些疾病？

婴儿上下唇增厚变大，且舌大常外伸出口，前额皱纹明显，智力低下，个矮面呆。提示：克汀病。

唇上翘提示患了哪些疾病？

提示：子宫癌。

唇肥提示患了哪些疾病？

唇厚舌大，面白虚胖，毛发稀少。提示：甲状腺机能减退。

唇色惨白伴有呕吐提示患了哪些疾病?

提示：胃气虚。

唇白，饮食较少，伴有咳嗽提示患了哪些疾病?

提示：脾肺气虚。

孕妇唇白提示患了哪些疾病?

提示：为血不足。生产时有难产的可能。

唇色紫暗，呼吸急促提示患了哪些疾病?

提示：心、肺功能异常。

唇色紫黑焦干提示患了哪些疾病?

提示：病情危重。

唇色淡红提示患了哪些疾病?

为虚症和寒症。提示：轻度贫血。

唇红异常如樱桃提示患了哪些疾病?

提示：煤气中毒。

紫红唇多为血淤提示患了哪些疾病?

提示：肺心病、风湿性心脏病、冠心病、肺气肿等。

眼睛微陷提示患了哪些疾病?

提示：脏腑的精气未脱。

眼睛下陷眼眶内提示患了哪些疾病?

提示：五脏六腑精气已衰。

眼皮抽搐提示患了哪些疾病?

提示：视疲劳、睡眠不足、精神紧张、屈光不正、近视、远视、散光或慢性炎症刺激支配眼睑的神经。

眼睑黯黑提示患了哪些疾病?

眼睑呈黯黑色或黯灰色，俗称" 黑眼圈"，长期眼圈发黑是一种病态，常常是肾亏兼内有淤血的一种信号。提示：内分泌及代谢障碍、肾上腺皮质机能紊乱、心血管疾病和微循环障碍、慢性消耗性疾病等。

上眼睑挛缩提示患了哪些疾病?

提示：甲状腺机能亢进症。

眼窝下陷提示患了哪些疾病?

提示：伤津脱液。

眼球震颤，早轻晚重提示患了哪些疾病?

提示：重症肌无力。

双眼球发生内斜提示患了哪些疾病?

提示：脑出血。

白眼球常有片状出血提示患了哪些疾病?

提示：脑动脉硬化。

白眼球常出现小红点提示患了哪些疾病?

提示：糖尿病。

白眼球呈蓝白色提示患了哪些疾病?

提示：中重度贫血。

白眼球上出现绿色斑点提示患了哪些疾病?

提示：肠梗阻。

瞳孔散大提示患了哪些疾病?

提示：眼外伤、青光眼、脑血管疾病、颅脑外伤、化脓性脑膜炎、重症的乙型脑炎等。

瞳孔对光反射消失，瞳孔充分散大提示患了哪些疾病?

提示：死亡之兆。

瞳孔呈乳白色提示患了哪些疾病?

提示：白内障、增殖性视网膜炎。

瞳孔发青提示患了哪些疾病?

提示：青光眼。

瞳孔呈灰黄色提示患了哪些疾病?

提示：球内化脓性炎症、视神经母细胞瘤。

瞳孔呈针尖样大小提示患了哪些疾病?

提示：脑干病变、吗啡中毒。

两侧瞳孔缩小提示患了哪些疾病?

伴有双瞳呈针尖大小，发病急骤，严重者出现意识障碍，尿便失禁。提示：脑干出血，多见于高血压。

两侧瞳孔扩大，伴有多汗提示患了哪些疾病?

提示：甲状腺功能亢进症。

长圆形瞳孔提示患了哪些疾病?

提示：急性青光眼。

多边形瞳孔提示患了哪些疾病?

提示：神经性梅毒。

椭圆形的瞳孔提示患了哪些疾病?

提示：青光眼或眼内肿瘤。

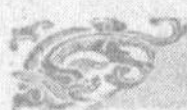

视力下降提示患了哪些疾病?

提示：脑肿瘤、缺乏维生素 B。

眼睛疲劳提示患了哪些疾病?

提示：青光眼、沙眼、角膜炎、睑缘炎、慢性结膜炎、贫血、头部外伤、精神紧张、营养不良、结核病或神经衰弱。

幼年时斜视，屈光不正提示患了哪些疾病?

提示：共同性斜视。

视力急剧下降提示患了哪些疾病?

提示：高血压、糖尿病、动脉硬化、视盘血管炎、视网膜脱离、视网膜静脉周围炎、增殖性视网膜病变、渗出性视网膜病变、视网膜中央动脉阻塞。

视力减退或丧失提示患了哪些疾病?

提示：视乳头炎、颅内肿瘤、皮质性盲、弥散性硬化、视乳头水肿、多发性硬化、眼底动脉闭塞、痛性眼肌麻痹、脑白质发育不良、葡萄膜性大脑炎、家族性黑蒙性痴呆。

眼睛痒涩提示患了哪些疾病?

提示：沙眼。

双眼奇痒提示患了哪些疾病?

提示：春季卡他性结膜炎。

眼发花发黑提示患了哪些疾病?

提示：血压增高、脑血管疾病、夜盲症、飞蚊症。

眼球外突并有喘息提示患了哪些疾病?

提示：哮喘症。

双侧眼睑下垂提示患了哪些疾病？

提示：先天性上睑下垂或重症肌无力。

两瞳孔大小不等提示患了哪些疾病？

提示：中毒、颅外伤、脑肿瘤等。

昏睡露睛提示患了哪些疾病？

提示：小儿脾胃虚弱或慢脾风。

眼泪过多提示患了哪些疾病？

提示：重症肌无力、眼内异物、泪道阻塞和眼内炎症。

耳朵流液提示患了哪些疾病？

提示：急性化脓性中耳炎、慢性化脓性中耳炎、外耳道发炎、鼓膜破裂、外耳恶性肿瘤。

耳流脓提示患了哪些疾病？

提示：急性化脓性中耳炎、慢性中耳炎、中耳肿瘤。

耳疼提示患了哪些疾病？

提示：耳气压伤、外耳道疖。

耳聋提示患了哪些疾病？

提示：粘连性中耳炎、耳道感染、内耳硬化、耳咽管堵塞。

耳枯萎皱薄提示患了哪些疾病？

提示：肾气竭绝。

耳厚且白提示患了哪些疾病？

提示：气虚有痰、肾败，见于垂危病人。

耳廓红赤提示患了哪些疾病？

提示：疖肿、冻疮或中耳炎。

耳廓潮红流液提示患了哪些疾病？

提示：耳廓湿疹，常见于婴儿。

耳朵呈白色提示患了哪些疾病？

提示：暴受风寒，或寒邪直中，也见于贫血病。

耳色暗红多有淤血提示患了哪些疾病？

提示：血液循环不畅。

耳色淡白提示患了哪些疾病？

提示：气血亏虚。

耳轮青白提示患了哪些疾病？

提示：有虚寒。

耳色发黑提示患了哪些疾病？

提示：肾气亏损。

黄色鼻涕提示患了哪些疾病？

呈黄色脓性鼻涕，有臭味。提示：慢性鼻炎、上呼吸道感染恢复期。

黄绿色鼻涕提示患了哪些疾病？

提示：萎缩性鼻炎。

腥臭鼻涕提示患了哪些疾病？

提示：鼻窦炎。

清鼻涕提示患了哪些疾病？

多伴有头昏、头疼等症状，鼻腔黏膜充血微红，有水肿。提示：伤风感冒、上呼吸道感染、急性鼻炎等症。

血性鼻涕提示患了哪些疾病？

不明原因的鼻腔出血，鼻涕有时呈小血块状，有时呈血丝状。提示：鼻腔癌。

鼻塞提示患了哪些疾病？

提示：急慢性鼻窦炎、急慢性鼻炎、过敏性鼻炎。

鼻头发红提示患了哪些疾病？

提示：肺脾两经有热，风热之证。

鼻部皮肤红肿、灼痛提示患了哪些疾病？

提示：鼻部疖肿。

鼻部色白提示患了哪些疾病？

提示：虚寒型胃病、慢性支气管炎或寒痰壅肺的咳嗽。

青少年白发提示患了哪些疾病？

提示：肾气亏乏。

红发提示患了哪些疾病？

提示：可能是由铅、砷中毒引起。

黄发提示患了哪些疾病？

提示：精血不足、不健康。

额部污浊有斑点提示患了哪些疾病？

提示：妊娠、子宫有病、肺结核。

额上部出现异常色泽提示患了哪些疾病？

提示：横结肠有大便停滞。

额上部晦暗，发际下沿有污浊斑点提示患了哪些疾病？

提示：肾脏疾病。

突发性的剧烈头痛提示患了哪些疾病？

提示：脑动脉破裂。

中老年人剧烈头痛提示患了哪些疾病？

提示：脑出血。

中等程度的头痛提示患了哪些疾病？

提示：脑瘤、副鼻窦炎或眼部疾病。

头昏、呕吐和头痛提示患了哪些疾病？

提示：卒中。

头晕伴呕吐、头痛或口周麻木提示患了哪些疾病？

提示：肿瘤、轻度卒中、动脉狭窄或动脉粥样硬化。

在坐船或乘车时发生眩晕提示患了哪些疾病？

提示：前庭功能障碍。

头部胀痛提示患了哪些疾病？

提示：神经官能症。

头部搏动性跳痛提示患了哪些疾病？

提示：高血压、急性发热。

头晕提示患了哪些疾病？

提示：神经系统病变、耳部疾病、内科疾病、感冒、颈椎骨退化、贫血、血黏度高、脑动脉硬化病、心脏病、冠心病早期。

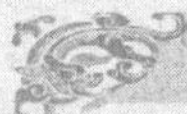

昏迷提示患了哪些疾病?

提示：可能患有急性传染病，如脑膜炎、脑脓肿、脑型疟疾、肺炎、败血症、中毒性菌痢；脑组织非感染性损伤，如脑血栓、脑外伤、脑出血和脑肿瘤；代谢障碍，如糖尿病、尿毒症及肝功能衰竭。

头部阵发性电击式剧痛提示患了哪些疾病?

提示：神经痛。

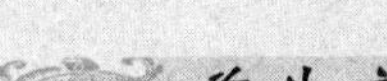

前头痛提示患了哪些疾病?

提示：副鼻窦炎、簇集性头痛、后颅窝肿瘤或前颅窝病变。

顶部头痛提示患了哪些疾病?

提示：神经衰弱。

发作性头痛提示患了哪些疾病?

提示：神经痛。

侧部头痛提示患了哪些疾病?

提示：癔症、耳部疾病。

枕部头痛提示患了哪些疾病?

提示：尿毒症、脑膜炎、后颅窝病变、高颈位病变、枕部神经痛或蛛网膜下腔出血等。

全头痛提示患了哪些疾病?

提示：脑出血、颅内肿瘤、颅内压增高或低颅内压性头痛。

偏头痛提示患了哪些疾病?

提示：颞动脉炎、头部器官病变或颅内偏侧性病变。

前额头痛提示患了哪些疾病?

提示：贫血或眼、鼻、咽部疾病。

头痛较轻，且以眩晕为主提示患了哪些疾病？

提示：贫血。

头痛常在下午或晚上发生，看书后更痛提示患了哪些疾病？

提示：眼部疾病。

心前区饱满提示患了哪些疾病？

提示：心肌病、心包积液。

掌面呈绛红色提示患了哪些疾病？

提示：心火旺盛。

手掌均呈朱红色提示患了哪些疾病？

提示：系统性红斑狼疮。

手掌呈紫色提示患了哪些疾病？

提示：血液循环异常。

手掌呈白色提示患了哪些疾病？

提示：肺脏疾患，体内有炎症。

手掌呈黄色提示患了哪些疾病？

提示：慢性病变。

手掌呈金黄色提示患了哪些疾病？

提示：肝脏病变。

手掌呈蓝色提示患了哪些疾病？

提示：肠道功能障碍。

手掌呈绿色提示患了哪些疾病？

提示：贫血，脾胃疾病。

手掌呈黑色提示患了哪些疾病?

提示：肾脏病变。

手掌中间呈褐色提示患了哪些疾病?

提示：肠胃病变。

手掌晦暗无华提示患了哪些疾病?

提示：肾脏疾病。

掌色不鲜明，掌上青筋突张提示患了哪些疾病?

提示：易患痔疾。

手掌浮肿，手指麻木提示患了哪些疾病?

提示：心脏病。

食指丘比其他丘高提示患了哪些疾病?

提示：脑出血的先兆。

手掌瘦而硬提示患了哪些疾病?

提示：消化系统功能不健全。

手掌虽厚，却绵软无力提示患了哪些疾病?

提示：精力不足。

手掌肌肤柔软细薄提示患了哪些疾病?

提示：精力欠佳，体弱多病。

手指关节肿痛、僵硬提示患了哪些疾病?

提示：周围型类风湿关节炎。

拇指与食指不能迅速反复接触提示患了哪些疾病?

提示：小脑运动失调症。

指端红肿、疼痛提示患了哪些疾病？

提示：化脓性指头炎。

阔甲提示患了哪些疾病？

提示：易患甲状腺机能变异性疾病、生殖功能低下症等。

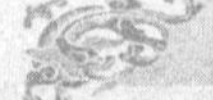

方甲提示患了哪些疾病？

提示：易患循环系统疾病、心脏病。

梯甲提示患了哪些疾病？

甲上端横径小于根部横径。提示：易患呼吸系统疾病，如肺炎、支气管炎等。

窄甲提示患了哪些疾病？

甲面左右横径小，两侧肉际较宽。提示：易患心脏病、颈腰椎病、骨质增生。

卵甲提示患了哪些疾病？

甲面边缘与顶端围成卵形，整个甲面四周曲线缓和、无棱角。提示：易患胃病、头痛、失眠等症。

倒甲提示患了哪些疾病？

又称为嵌甲。提示：易患神经系统疾病，产生循环系统障碍，如神经官能症、先天性心脏病、植物神经功能紊乱等。

凹甲提示患了哪些疾病？

提示：甲面中央凹下，低于四周，易于疲劳、精力不充沛、肝肾功能不佳，患不育症可能性大。

红斑甲提示患了哪些疾病？

甲面上有红斑红点，指甲呈紫暗色或红白相间，半月不规整，甲皱不整齐。提示：易患循环系统疾病，如心内膜炎、血小板减少、慢性出血症等。

指甲弧线变明显且宽者提示患了哪些疾病？

提示：荨麻疹、外感风寒、营卫不和等症。

指甲下有裂片出血提示患了哪些疾病？

提示：感染性心内膜炎。

指甲纵脊成串珠状提示患了哪些疾病？

提示：类风湿关节炎。

指甲纵脊明显提示患了哪些疾病？

提示：扁平苔藓、毛囊角化症，或周围循环障碍。

指甲生长明显缓慢提示患了哪些疾病？

提示：神经性皮炎、牛皮癣、某些脏器病变，或指甲本身病变。

指甲上出现横贯的白色线条提示患了哪些疾病？

提示：糙皮病、淋巴网状细胞瘤，或砷、铅等金属中毒。

指甲上出现横沟提示患了哪些疾病？

提示：麻疹、心脏病、营养不良或流行性腮腺炎。

指甲根部半月弧太大提示患了哪些疾病？

提示：血压偏高，或是有中风的可能。

指甲根部半月弧过小或没有提示患了哪些疾病？

提示：消化功能不健全。

拇指甲下端呈灰色波浪状提示患了哪些疾病？

提示：青光眼。

指甲呈云母片样层状分离提示患了哪些疾病？

提示：严重的低血色素性贫血。

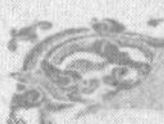

指甲呈现纵向红色条纹提示患了哪些疾病？

提示：牛皮癣、长期高血压。

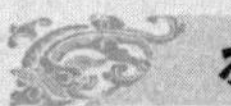

指甲根部生长出数根黑色线条，提示患了哪些疾病？

提示：体内癌变。

四季养生法

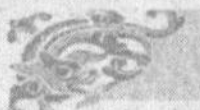

春季食养有哪些？

中医养生学指出："当春之时，食味宜减酸益甘，以养脾气。"所谓减酸益甘，是指春季要少吃酸味的食物，适当多吃一些甜味的食物。因为酸味的食物吃多了，会使肝的功能偏亢，从而影响脾胃的消化功能。此外，春时阳气升发，在饮食上可选用葱、荽、麦、豉、枣、花生等，以扶助阳气，但不宜食大热、大辛之品。

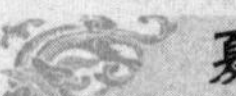

夏季食养有哪些？

夏季，人体的消化功能薄弱，最好少吃一些油腻厚味的食物，宜吃清淡易消化的食物。西瓜有良好的清解暑热作用，可以多吃一些；绿豆汤可以预防中暑，应常备之。夏季是蔬菜的旺季，多吃西红柿、黄瓜、扁豆、莴苣、茄子等，对身体有好处。但夏季湿热的气候环境非常适宜细菌的生长繁殖，食物极易腐烂变质，因此，夏季一定要注意饮食卫生，不吃腐败变质的食物，不喝生水，生吃瓜果蔬菜一定要洗净。盛夏季节，还应吃些大蒜头，以预防胃肠道疾病的发生。

秋季食养有哪些？

秋季，各种瓜果大量上市，要特别注意预防"秋瓜坏肚"。无论是西瓜、香瓜，还是哈密瓜，都不能恣意多吃。秋季气候干燥，为了避免燥邪的侵袭，故饮食的调整要以防燥护阴、滋阴润肺为准则，多吃些柔润的食物，如芝麻、乳品、糯米、蜂蜜等。

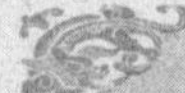

冬季食养有哪些？

冬季，气候严寒，应多吃些温热的食物，如狗肉、羊肉等。在调味品上，要多吃些辛辣之物，如辣椒、胡椒、葱、姜、蒜等。冬季蔬菜品种不多，应尽可能多吃些绿色蔬菜，如青菜、油菜等。

春季应该怎样养生？

春季3个月，包括立春、雨水、惊蛰、春分、清明、谷雨6个节气。春之时，气候转暖，自然界各种生物萌生发育，弃故从新，人体内的阳气亦随春季的来临而向上向外升发。春季养生重在掌握春令之气升发舒畅的特点，节制和宣达春阳之气，并从精神、起居、饮食、运动等方面加以调摄，以保障机体正常的新陈代谢，而达到养生防病的目的。

1. 精神调摄

在春季，万物勃发，精神调摄也应合于大自然的勃勃生机。中医学认为，春应于肝，肝喜调达疏泄，恶于抑郁。因此，在精神调摄上要注意保持心胸开阔、情绪乐观，力避烦恼生气。在春光明媚、风和日丽的春天，不要守舍不出，应踏青问柳、游山戏水、观花赏泉、陶冶性情，以使自己精神愉快、气血调畅，让一身之阳气活活泼泼地运生，与自然融为一体。

2. 起居调摄

春季气候暂暖，人体各系统的活动加强，使各器官的负荷增加，于是中枢神经系统会产生一种镇静、催眠的作用，使身体困乏，即民间所说的“春困”。为适应这种变化，我们可借鉴古代医家所总结出的调摄方法：“春三月，夜卧早起，广步于庭，被发缓形，以使志生。”也就是要人们晚睡早起，披散长发，舒展形体，漫步庭院，使灵感生发不息。

春天气候变化无常，乍寒乍暖。今天还是雨打南窗，明天就可能北风呼啸；中午尚是春暖融融，夜间就突然寒冷人骨，民间俗称此为“倒春寒”。气候时刻骤变，但人体的体温调节中枢下丘脑却一时难以适应，不能及时正确地发出产热或散热的命令，原本天冷需要紧闭毛孔减少散热，但机体仍在执行着以前的散热命令，导致寒邪从皮毛长驱直入而致病，尤其是体温调节功能尚未发育完全的儿童和机体反应迟缓的老人，更易染病，稍有风吹草动，就感冒发热、咽痛声哑、咳嗽气喘等，放春季要注意防风御寒、养阳敛阴，尤其是衣着方面宜宽松舒展、柔软保暖，衣服不可顿减，春天要“多捂”，以免罹患疾病。

3. 饮食调摄

春季阳气初生，万物推陈出新，人体的新陈代谢也渐趋旺盛。在饮食上宜食辛甘发散之品，而不宜食酸收之味。《素问·藏气法时论》说：“肝主春……肝苦急，急食甘以缓之…”肝欲散，急食辛以散之，用辛补之，酸泻之。”酸味人肝，且具收敛之性，不利于阳气的生发和肝气的疏泄，而且还会影响脾胃的运化功能，故《摄生消息论》说："当春之时，食味宜减酸增甘，以养脾气。"但是，饮食凋摄之法在实际应用时，还应视人虚实，灵活掌握，切忌生搬硬套。

一般说来，为遵循春季养生指导原则，这一季节饮食宜清淡温和，多吃些富含维生素B的食物和新鲜蔬菜，如胡萝卜、白菜、花菜、春笋等。现代营养学家认为，缺少维生素B且饮食过量是导致"春困"的原因之一。春季不宜过食油腻烹煎动火之物，以免积热于里。春季是高血压病好发季节，此时应少食燥热之物，不饮烈性酒，以防血压升高、大便秘结，免生不测之变。

4. 运动调摄

俗话说："一年之计在于春。"春天是体质投资的大好时机。春意融融，空气清新，万紫千红，生气盎然，万物勃发。这种环境最有利于人体吐故纳新、采纳真气，以化精血、充养脏腑。实践证明，春季进行锻炼，能提高机体对气候变化的适应能力，使人体各组织器官适应春天升发的特性。春季可根据自身状况选择相应的户外锻炼项目，一般以简单易行又富有趣味的活动为好，如气功、拳操、长跑、散步，以及放风筝、骑车郊游等。通过这类活动，让机体在春光中最大限度地汲取大自然的活力。

春季气候变化多端，各类病菌苏醒复活，参加户外锻炼，应注意卫生保健。春季锻炼又是全年锻炼的基础，锻炼应讲究科学，切忌时曝时寒，如果间断频繁或停歇时间过长，恢复锻炼时就容易引起运动创伤。

5. 疾病预防

初春，气候由寒转暖，温热毒邪开始活动，致病的细菌、病毒等随之生长繁殖。因而风温、春温、温毒、温疫等，包括现代医学所说的流感、肺炎、麻疹、流脑、猩红热等传染病多有发生、流行。因此，春季更需讲究卫生，严把"进口"关，谨防病从口入；避免接触传染病患者；少去商场、电影院等公共场所；家中多开窗户，使室内空气流通，并时常以食醋熏蒸消毒。

此外，春天百花齐放，风沙起落，花粉尘埃随风起舞，被吸入口腔或经皮肤接触后，会形成抗原刺激，引发过敏反应，如支气管哮喘、鼻炎、花粉热、荨麻疹、湿疹、紫癜等，所以春天过敏性疾患明显增多。因此，有过敏体质的人，春天要避免与各种致敏原相接触，出门宜戴口罩，回家及时清洗面部，注意个人卫生，防止引发过敏性疾病。

还需注意的是；春天是高血压、冠心病、心肌梗死、精神病等好发季节。对于这些疾病在发病前要从精神、起居、饮食、运动等方面，做好预防工作；在发病之后，应采取积极的治疗措施。

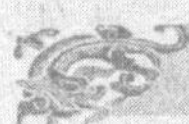

夏季应该怎样养生?

夏季3个月，包括立夏、小满、芒种、夏至、小暑、大暑6个节气。夏季烈日炎炎，雨水充沛，地热蒸腾，天气下降，天地之气交合，正是万物竞长、群芳斗艳、日新月异的季节。夏季是一年中阳气最盛的季节，也是人体新陈代谢旺盛时期，人体阳气最易发泄。故夏季养生要顺应自然，注意养护阳气，这对健身防病、延年益寿大有裨益。

1. 精神调摄

夏季暑气当令，气候炎热，内应于心。在赤日炎炎的夏天，尤其要重视精神调摄，因为神气充足则机体的功能旺盛而协调，神气涣散则机体的一切功能遭到破坏。因此，夏季精神调摄应做到神清气和、快乐欢畅、胸怀宽阔、精神饱满、切忌发怒。《素问·四气调神大论》称夏日要“使志无怒”，《摄生消息论》也指出：夏季“更宜调息净心，常如冰雪在心，炎热亦于吾心少减，不可以热为热，更生热矣。”这里提出了“心静自然凉”的夏季养生法，很有参考价值。

在夏季要保持神清气和，达到“心静自然凉”的境地，应培养广泛的兴趣爱好，利用业余时间多参加一些有意义的娱乐活动。如盛夏消暑可就近寻幽，清晨到佳木繁秀的园林或绿柳婆娑的河畔散步，傍晚徜徉于香飘四溢的荷塘小径，或漫步于芳草萋萋的郊野，可使心静神怡，暑热顿消；可三五结伴去溪边垂钓，沉溺于山水美景之中，还可约好友在树荫下弈棋，或品茗闲聊，乐在其中；爱好书法绘画者，可挥毫泼墨，精神专注，形神合一，进入忘我境界。高雅文明充满趣味的娱乐活动，可消除烦恼，使身心无处不自在，无处不自由，因此，也就自然而然地拥有一个清凉的心境。

2. 起居调摄

《素问·四气调神论》指出：“夏三月，夜卧早起，无厌于日。”夏季是人体心火旺盛、肺气衰退的季节，起居方面应注意稍晚些睡觉，早些起床。因为夏季太阳升起得早，清晨空气新鲜，起床后可到室外参加些体育活动，对增强体质颇有益处。由于中午气温高，为保持充沛的精力，补充夜间睡眠的不足，应适当午睡，使机体保持良好的状态。夏天暑热熏蒸，使人汗液大泄、毛孔开放，机体易受风寒湿邪侵袭，故晚上不可贪凉而卧于露天、凉台及树荫下，更不可迎风而卧或久吹风扇。现在家庭普遍使用空调，但室内外温差一般不宜超过5℃。

在衣着方面，由于天热多汗，衣服应选浅色、透气性能好的面料。衣衫要勤洗勤换，因久穿湿衣、汗衣，会刺激皮肤，引起多种疾病。在夏季，刚晒过的衣服不可即穿，轻的会引起汗斑，重的会引起其他疾病。

盛暑酷热，冲凉是一项值得提倡的健身措施。15～25℃的凉水每天淋浴一二次，不仅能洗掉汗水、污垢，使皮肤清爽，而且还能物理降温，有消暑防病作用。此外，凉水冲浴可以刺激皮肤感受器，提高神经、肌肉的紧张力，以消除疲劳。

3. 饮食调摄

夏季暑气当令，人体的消化功能较弱，饮食调摄应着眼于清热消暑、健脾益气。在膳食调配上，要注意食物的色、香、味，以催人食欲。夏季可适当多吃些新鲜瓜果、蔬菜，及鱼、虾、瘦肉、蛋、豆制品等，还可经常吃些藕粥、莲子粥、苡仁粥、荷叶粥等，使机体能够得到全面足够的营养。现代医学研究认为，暑天出汗多，散热快，能量消耗也大，机体的营养需要量比平时增加。科学家建议，在30～40℃的气温下，每增加1℃气温应增加能量供给量的0．5%。由于大量出汗导致汗液中含氮物质及维生素B_1、B_2和维生素C等的丢失，故应适当增加摄入含蛋白质和维生素较多的食物，以及时补充机体的损耗。

盛夏季节最容易因出汗过多而耗津伤液，因此，要特别注意补充水分，同时还应补充体内盐分，可饮些淡盐开水，以维持细胞正常的渗透压和体内酸碱平衡，维持肌肉的正常收缩力，防止热痉挛和中暑。西瓜能消暑利尿、生津解渴，可适当多吃些；绿豆汤、金银花茶有清热利湿、消暑解毒的作用，可驱除火热之气，能使人饮后顿感爽快，也可常饮；夏日多喝些温热茶水，最有利于消暑热调精神。

夏季应少吃油腻炙博厚味之物，以防生痰、生热、生湿；还须忌过食生冷之物，如冷饮、冷菜、凉粉等，以免伤及脾胃，诱发疾病。此外，夏季食物易于腐败变质，故必须注意饮食、饮水卫生，严防“病从口入”。

4. 运动调摄

俗话说：“冬练三九，夏练三伏。”说明夏天的运动锻炼对人体健康起着重要作用。夏季经常参加锻炼，能增强体质，提高机体的抗病能力。研究发现，夏季经常参加锻炼者，其心功能、肺活量、消化功能比一般人要好，而且发病率也较低。

夏天的运动锻炼，最好在清晨或傍晚较凉爽时进行，场地可选择公园、林荫道、湖边、庭院等空气清新处，锻炼项目以散步、慢跑、拳操、气功为好。若家居临近江河湖海者，还可游泳，戏水弄波，与浪花共舞。夏天一般不宜做过分剧烈的运动，因为剧烈运动，可致大汗淋漓，汗泄太过，不仅伤阴，而且也损伤阳气。

5. 疾病预防

夏日酷热多雨，气温、气压和湿度均有所改变，暑气易乘虚而人而致疰夏、中暑等病。

疰夏主要表现为胸闷、胃纳欠佳、四肢无力、精神萎靡、大便稀薄、微热嗜睡、汗多，人体日渐消瘦。疰夏反映机体的胃肠消化功能减退。所以，减食量、少油腻，减轻胃肠负担，以保证正常的生理功能，是预防疰夏的主要措施，同时也可服些健脾益气、芳香化浊的中药，加以预防。

夏季阳光中的紫外线特别强烈，如果暴晒过久，热射线可穿透人体毛发、皮肤、颅骨，直接影响脑膜和脑细胞；或者天气潮湿闷热，汗液排泄不畅，机体散热困难，使余热大量积蓄，引起中暑。其表现为身热烦躁、呕吐、大汗或无汗，甚则突然昏倒、面色苍白、四肢抽搐、牙关紧闭、昏迷不醒。预防措施是，在夏季要科学安排工作和学习时间，宜劳逸结合，避免在烈日下长时间劳作或奔走。在生活、工作场所，要充分利用一切现有的降温措施，如电风扇、空调设备等，以预防中暑。同时要保证睡眠，注意饮食，家里应备些防暑饮料和药品，如西瓜、绿豆汤、芦根汁、风油精、人丹、十滴水等。

夏季是肠道传染病流行的季节，应把好“病从口入”这一关。剩菜剩饭要回锅加热，变质的食物宁弃勿食；经常使用的饮具、饭具、茶具等，要经常消毒，保持卫生；饮食安排应讲究科学，适当吃些大蒜，喝些柠檬汁、橘子汁，对预防肠道感染有一定作用。

秋季应该怎样养生？

秋季3个月，包括立秋、处暑、白露、秋分、寒露、霜降6个节气。秋季是热与冷交替的季节，自然界阳气渐退，阴气渐生，秋风劲急，地气清肃，气候转凉，众生收杀。此时，人体的生理活动应适应自然环境的变化，以减少或避免天气变化对人体健康的影响。秋季养生，凡精神情志、饮食起居、运动锻炼等，皆以“养收”为调摄原则。

1. 精神调摄

祖国医学认为，秋令内应于肺，情志主忧。一般而言，秋季人的情绪不太稳定，易于烦躁或悲愁伤感。尤其是身临花木凋零、草枯叶落的深秋，更易使人产生凄凉、苦闷、垂暮之感，勾起忧郁的心绪。因此，秋季养生应培养乐观情绪，保持内心宁静，以减缓肃杀之气对机体的影响。

医学研究表明，在人的大脑底部有个松果体的腺体，能分泌一种“褪黑激素”。这种激素能诱人入睡，还可使人意志消沉抑郁。而阳光则能使此激素分泌减少。入秋以后，天气常是阴沉的，雨水亦多，故松果体分泌的“褪黑激素”相对增多，人也因此而变得情绪低落、多愁善感。当我们知道这个机制后，可采取相应的措施，以消除秋季的忧愁。首先，生活要有规律，作息有时。其次，多开展些户外活动，晒晒太阳。再则，多吃些高蛋白的食物，如牛奶、鸡蛋、瘦肉、大豆等。这是因为高蛋白饮食可使大脑产生一种特殊的化学物质，消除人的抑郁情绪。

2. 起居调摄

在秋季，自然界的阳气由疏泄趋向收敛，人的起居作息也要作相应调整。《素问

·四气调神大论》指出："秋三月，早卧早起，与鸡俱兴。"早卧，以顺应阴精的收藏；早起，以顺应阳气的舒达。研究表明，秋季适当早起，可减少小血栓形成的机会，对预防脑血栓的发生很有意义。血栓疾病在深秋发病率较高，发病时间多在长时间睡眠的后期。这是因为睡眠时血液在血管内的流动速度变慢，血栓容易形成之故。

秋季的气候特点是干燥，空气中湿度小，风力大，皮肤水分蒸发较快，易造成皮肤干裂，唇干咽燥。因此，居室内应保持一定湿度，注意补充体内的水分。劳作运动应适宜，避免大汗淋漓而伤津耗液。

秋季气候寒暖多变，故衣服的增减要适时。为了增加机体对冬季寒冷气候的适应能力，衣服不宜一下添加过多，即所谓"春捂秋冻"。但秋冻也有个"度"的问题，倘若秋末气候已经很凉，仍然衣着单薄，冻得太过，使人毛耸寒战，超过了常人所能耐受的限度，非但不能增强抵抗力，反而会使人因受寒而伤身，这就有违"秋冻"的原意了。

3. 饮食调摄

秋天气候干燥，如果调养不当，人体往往出现咽干、鼻燥、皮肤干涩等秋燥症状。故此时饮食调摄应以防燥护阴、滋肾润肺为指导思想。《饮膳正要》说："秋气燥，宜食麻以润其燥。"这里的麻是指芝麻，因为芝麻能滋阴润肺。除芝麻外，蜂蜜、乳品、梨、甘蔗、银耳等皆有滋阴作用，宜常食。同时，还应少食辛辣食品，如辣椒、生姜、葱等，因为辛辣太过，易损伤人体阴津。

暮秋时节，人的精气开始封藏，进食滋补品易被机体消化、吸收和藏纳，有利于改善脏器的功能，更有健身、祛病、延年的功效。这时可适当吃些鸡、鸭、牛肉、猪肝、鱼、虾及莲子、大枣、山药等，以增强体质。

4. 运动调摄

金秋时节，天高气爽，是开展各种运动锻炼的好机会。秋季锻炼，可以静功为主，如六字诀默念呼气练习法、内气功、意守功等；可针对秋燥易伤肺的特点，用"叩齿"、"舌抵上颚"、"咽津"、"鼓呵"等方法来增强肺脏的功能；还可适当配合动功锻炼，如五禽戏、八段锦、太极拳等。同时，秋季还可逐步进行些抗寒耐冻的锻炼，不同年龄的人可选择不同的锻炼项目，如青年人可进行冷水浴、游泳等；老年人可进行散步、慢跑、拳操等，为严冬到来作好准备。

5. 疾病预防

秋季是肠炎、痢疾、疟疾、脑炎等疾病的好发季节，预防工作显得尤为重要。要搞好环境卫生，消灭蚊蝇。注意饮食卫生，不喝生水，不吃腐败变质和被污染的食物。群体大剂量投放中药，如板蓝根、马齿苋等单味煎剂，对肠炎、痢疾的流行可起到一定的防治作用。

燥是秋天的主气，故常称之为“秋燥”。秋燥之气有温、凉之分，久晴无雨，秋阳暴烈，多属温燥性质；秋深初凉，西风肃杀，多属凉燥性质。无论燥之温凉，总以皮肤干燥、体液缺乏为其特征。因此，秋天洗澡不易过频，以免发生皮肤瘙痒症。秋季如出现干咳无痰、口舌干燥，最好吃些雪梨、鸭梨，生食能清火，蒸熟食能滋阴。另外还可服用秋梨膏、养阴清肺膏等滋阴润肺之品，对防治秋燥有一定疗效。

冬季应该怎样养生？

冬季3个月，包括立冬、小雪、大雪、冬至、小寒、大寒等6个节气。冬季是一年中气候最寒冷的季节，严寒凝野，朔风凛冽，阳气潜藏，阴气盛极，草木凋零，蛰虫伏藏，自然界中许多生物处于冬眠状态，以养精蓄锐，安度隆冬，为来春生机勃发作好准备。同样，在冬季人体的新陈代谢也处于相对缓慢的水平。这一季节的养生，应避寒就温，敛阳护阴，使人体的阴阳保持相对平衡，有益于健康。

1. 精神调摄

冬临大地，自然界万物生机闭藏，此时正是人体“养藏”的最佳时机。为了保证冬令伏藏的正常生理不受干扰，在精神调摄方面应注意宁静，含而不露。冬季勿使情志过极，以免扰阳。正如《素问·四气调神大论》所说：“冬三月，此为闭藏……使志若伏若匿，若有私意，若已有得。”意思是欲求精神安静，必须控制情志活动，如同私情那样隐而不宣，又如同获得珍宝那样而感到内心愉悦。

2. 起居调摄

冬三月，天地闭藏，起居方面则要顺乎自然。一般应早卧晚起，早睡以养人体阳气，使身体保持温热；晚起以养阴气，使人体阴平阳秘。冬季还应保持室内温度基本恒定，因为室温过低易伤人体元阳；室温过高或室内外温差过大，则容易感冒。此外，冬季还应注意室内空气流通和湿度调节。

冬季的衣着，要随气候的变化适时增减，以温暖舒适为原则。如冬季衣着过于单薄，易感受寒邪；反之，衣着过于厚重，则腠理开泄，亦易导致寒邪入侵。

此外，冬季应适当节制房事，以固护阴精。这对养生具有重要的意义。

3. 饮食调摄

冬季饮食调摄应以保阴潜阳为指导思想。《饮膳正要》认为：“冬气寒，宜食黍，以热性治其寒。”主张进热食，但须注意燥热之物应适可而止，以免使内伏的阳气郁而化热。当然，生冷之物更不可食。冬季宜多食瘦肉、禽蛋、鱼类、豆类等含优质蛋白的食品，以增加营养；多食牛、羊、狗肉等高热量的食品，以温补阳气，增强御寒能力；还应多食蔬菜、水果等含多种维生素的食物，以防皮肤皲裂。

养生家提出，冬季养生宜多食热粥，因粥能补液填精，且水分充足，易被人体消化吸收，是冬日养阴第一要物。如我国民间有冬至吃赤豆粥及腊月初八吃“腊八粥”的习惯，常吃此类粥有增加热量和营养功能。此外，还可常食有养心除烦作用的小麦粥、益精养阴的芝麻粥、消食化痰的萝卜粥、养阴固精的胡桃粥、健脾养胃的茯苓粥、益气养阴的大枣粥等。

冬季，气候寒冷，人体皮肤变得干燥，有的出现便秘，其原因之一，就是饮水量减少，水分只单纯地从食物中获得。由于日常生活中每日从食物中只能补充到大约1L液体，达不到人体体液平衡的要求。如不另外补充，皮肤细胞因缺水而收缩，形成皱纹，弹性降低；同时人体代谢所需的大量水分不能满足，结肠内水分被吸收，便造成便秘。所以要使肌肉柔软、皮肤滋润，冬季勿忘多喝水。

4. 运动调摄

冬季气候寒冷，但根据养生的要求，应克服严寒所带来的不便，视自己的身体情况，积极参加体育锻炼。这对增强体质、防病保健大有裨益。

冬季锻炼可分为室内锻炼和室外锻炼两类。室内锻炼的项目有，各种健身器械锻炼、气功、太极拳等；室外锻炼的项目有，跑步、骑车、溜冰、滑雪和球类运动等。儿童可选择跳绳、踢毽子、拍球、拔河等。一般可根据各人的运动习惯等来选择。

值得注意的是，在冬季要注意锻炼卫生。清晨在冷高压的影响下，往往会出现气温逆增的现象，即上层气温高，地表气温低，大气停止对流活动，因而地面上的有害污染物不能向大气上层扩散，而是滞留在下层。这时，如果早早出外锻炼，反而会对身体有害。故冬季的早锻炼不要起得太早，应待日出后再外出锻炼。此外，冬季锻炼前，应做充分的准备活动，以防肌肉拉伤及关节扭伤。

5. 疾病预防

冬季寒冷多变的气候常会导致各种疾病，须注意预防。

冬季是心、脑血管疾病猝死的好发季节。因此，在寒冬来临之前，要积极做好心、脑血管疾病的防治工作，将血压、血脂控制在基本正常范围内，尤其是一直在服用的降压药和抗血液高凝状态药物不得擅自停服；避免过度劳累；室外温度过低时宜少外出；保持乐观、豁达、平静的心理状态。

寒冷易使上腹部受凉或吞咽进冷空气，易引起胃肠痉挛。有胃或十二指肠溃疡或慢性胃炎患者要注意腹部保暖。寒冷也使鼻黏膜的温度和湿度均降低，容易患鼻炎和感冒。平时可常按摩双侧鼻翼，加强鼻黏膜血流量，以增强耐寒力。

寒冷使人体裸露部位的毛细血管收缩，血流相对缓慢，使耳、鼻、手等远离心脏部位常发生冻疮。这些部位应时常涂些护肤油脂，并适当进行按摩，外出时可戴帽子（或耳套）、口罩、手套等，予以防冬保暖。

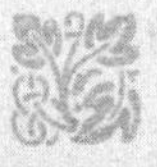

传统疗法问答

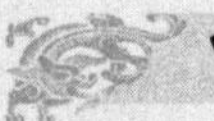

叩齿保健的方法是怎样的？

叩齿，就是指用上下牙齿有节奏地反复相互叩击的一种自我保健法。事实证明经常叩齿，不仅能强肾固精，平衡阴阳疏通、局部气血运动和局部经络畅通，从而增强整个机体健康，还可促进口腔、整个牙体及周围组织的健康，增强牙齿的全面抗病能力，使牙齿变得更加坚硬稳固、整齐洁白、润丰光泽，充满精健之象。其具体做法可概括为：精神放松，口唇微闭；心神合一，默念叩击；先叩臼牙，再叩门牙；轻重交替，节奏有致。

梳头保健的方法是怎样的？

勤梳头是一项积极的最简单、最经济的保健方法。因为梳子齿与头发频繁接触产生的电感应，会疏通经脉，促进血液循环，使气血流畅，调节大脑多路神经功能，增强脑细胞的新陈代谢，延缓脑细胞的衰老，增益脑力，聪耳明目，以及消除劳累。

怎样通过搓涌泉穴来健肾？

人体健康与否，在于脚健。健脚益体，当首推热搓涌泉穴（即脚心中央凹陷处）。涌泉属足少阴肾经。意思是说，肾经之经气犹如水井中的井源泉水一样，将从这里源源不断地涌出，长久不断。经常温浴后搓此穴，可温补肾经，益精填髓，舒筋活络，平衡阴阳，调理五脏六腑；还能治疗头顶痛、癫气、肾炎、性功能衰退、小儿惊风、失眠、高血压、冠心病、心悸、咽喉肿痛、脚裂以及老年性四肢麻木等几十种恶疾。

唾液有怎样的保健功效？

唾液在体内化生为精气，为生命须臾不可缺少的物质，具有强肾益脑等作用。现代医学证实：唾液除具有灭杀微生物、健齿助消化等功能外，还发现唾液含有能促进神经细胞生长和皮肤表皮细胞生长的神经生长因子和表皮生长因子；唾液能消除从氧气和食物中产生的对人体十分有害的自由基；唾液还有很强的防癌效果。因此，如果每口饭咀嚼 30 次，就可以清除大部分有害物，有益健康。

怎样通过揉腹来保健？

揉腹，即用手来回擦或搓介于胸和骨盆之间，包括腹壁、腹腔及其内脏的一种养生保健法。脾胃居中，负责主运化水谷精微和统摄精血神液来充养敷布全身，令五脏六腑常壮无恙。通过揉腹，可以收到调理脾胃，通和气血，培补神元等功效。现代医学证实：揉腹有强脾、胃、肠和腹壁肌，提高消化系统功能和减肥作用。还有治疗中老年性便秘、胃肠溃肠、周期性失眠、遗精、心血管病等疾患的功效。

健肾怎样通过对耳的刺激来健肾？

古人强调肾耳合一，互为作用。耳为肾唯一之上外窍，耳健则肾通；肾气充足，肾精盈满，则听觉灵敏，针坠地也能闻其声。其做法为，以右手从头上引左耳 14 下（即用右手绕过头顶向上拉左耳）。再用左手从头上引右耳 14 下（即用左手绕过头顶向上拉右耳），现代医学认为：耳朵上的 49 个穴位和各部位与体内的五脏六腑以及十二经脉、三百六十五络联系密切。采用扯、拉、按、摩、搓、揉、点、捏等手法，对双耳进行物理刺激和针灸治疗，效果更好。另外，对肝、胆疾患有辅助治疗作用。

太极拳疗法对治疗肺病有效吗？

太极拳是一项适合慢性阻塞性肺病缓解期患者练习的运动项目。

打太极拳时深沉、缓慢、均匀的呼吸，对改善呼吸功能大有益处。打太极拳时气沉丹田，长期练习可收到强身健体之效。就是在较激烈的活步推手中也不容易上喘。呼吸功能提高，表明肺的功能增强，这样自然就可以减少肺病的发作。

用五行疗法怎样治肺病？

人体是一个以五脏为中心的有机整体，任何一个脏器都不是单独存在，与其他脏器都存在着相互依存的关系，五行疗法讲究内外双修、五脏同调，是注重调养的一套整体疗法。下面为您介绍调节肺功能的具体做法。

1. 调整呼吸使之悠长、舒缓，身体盘坐，单手以虎口托住下颌。

2. 左右手交替，下搓至锁骨，左手搓时鼻吸气，右手搓时口吐气，每只手算一次，早晚各做四十五次。

可在运动之前先做鼻吸口呼动作，之后再操作此行法。宜在日出和日落的时候做。

养肺功的操作方法是怎样的？

中医根据季节变化可对人体产生影响的规律，总结出了秋季肺气容易受损的理论，提示人们在秋季应注意适应天气的变化，小心保护肺气，避免发生感冒、咳嗽等疾病。为此，宜练养肺功。

1. **摩鼻浴鼻**。不少人鼻腔黏膜对冷空气过敏，秋季一到，便容易伤风感冒。因此，在夏秋交季之时，经常按摩鼻部很有好处。将两手拇指外侧相互摩擦至发热，然后用拇指外侧沿鼻梁、鼻翼两侧上下按摩30次左右，然后，按摩鼻翼两侧的迎香穴15～20次。每天按摩1～2遍，可增强鼻的耐寒能力，亦可治伤风、鼻塞等。另外，每日清晨或傍晚用冷水浴鼻则效果更好。可将鼻浸在冷水中，闭气不呼吸，少顷，抬头换气后，再浸入水中。如此反复3～5遍。也可把冷毛巾敷在鼻上。

2. **洗冷水浴。**洗冷水浴可以提高身体耐寒能力、促进周身血液循环，还可以预防感冒、支气管炎，另外还可以改善心血管及神经系统的功能。可从夏末开始洗冷水浴，先用温水，逐渐改用冷水，同时用毛巾擦身。长期进行这种锻炼，精神清爽，皮肤润泽，不易感冒。

3. **弯腰撑体。**端坐，全身放松，调匀呼吸，然后，两腿自然交叉，躬身弯腰，两手用力支撑，上抬身体3～5次为1组。可根据个人体力，反复做3～5组。注意两臂支撑时要用力，用力时最好屏住呼吸。身体向上抬时要尽量躬身；双腿自然交叉，是为了避免借助双腿的力量支撑身体。所以，要用臂力，不要用腿力。这种方法可以通肺气，疏通肺的经脉，具有调养肺气的作用，对肺气虚损及风邪伤肺均可起到调养的功效。

4. **背。**端坐，腰背保持直立，微闭双眼，放松，两手握成空拳，轻轻捶脊背中央及两侧，各捶3～5遍。捶背时要屏住呼吸。同时可以叩齿5～10次，并缓缓吞咽津液数次。注意捶背时，要从下向上，再从上到下，沿背捶打，注意要先捶脊背中央，再捶左右两侧。捶背可以顺畅胸中之气，疏通脊背经脉，预防感冒受凉，同时具有调养肺气的功效。

5. **按搓喉部。**上身端直，坐立均可，仰头，颈部伸直，用手沿咽喉缓缓向下按至胸部。双手交替按搓20次为1遍，可连续做2～3遍。注意按搓时将五指张开，虎口对准咽喉部，自颏下向下按搓，可适当用力。可收到止咳化痰的功效。

6. **按压天突穴。**用拇指按压天突穴10～15次。可以止咳平喘。

矽肺的气功疗法有哪些内容？

矽肺是由于长期吸入游离二氧化矽粉尘微粒所引起的、可影响到呼吸功能的尘肺病，是一种危害严重的职业病。其主要病变为肺实质的结节形成和广泛纤维化。国内外专家学者对矽肺的治疗都进行了大量尝试，但均无满意疗效。气功疗法作为治疗矽肺的一种尝试，近年来逐渐引起了人们的关注。大量临床观察发现，练气功可有效地改善矽肺患者呼吸系统功能。

气喘、胸痛、咳痰、咳嗽是矽肺的四种明显症状。练习气功三个月后，这些症状明显好转，具体表现为气喘好转，胸痛消失，咳痰减少，咳嗽减轻。除呼吸系统症状好转外，全身情况也同样开始有所好转，如疲乏倦怠感消失，腹胀消失，食欲增强，感冒次数减少，感冒后引起肺内感染程度明显减轻等。通过肺功能测定发现肺最大通气量，平均可以60升/分钟升高到83.4升/分钟。肺活量也有显著升高。化验检查发现矽肺患者比较特异的指标铜兰蛋白也发生了显著的变化。尤其是显微镜检查血液中的白细胞，发现过度老化的中性粒细胞（有7～8个分叶）明显减少，反映了机体再生机能变得旺盛。上述疗效是以往长期的药物治疗所见不到的，这充分显示了气功疗法在治疗矽肺方面所具有的优势。

分析气功治疗矽肺的结果，并不是说通过气功锻炼可以排除肺内的矽结节和消除纤维化改变。气功疗法的作用主要是在于调整了全身各系统的功能状态，在全身情况好转的基础上，呼吸系统的症状也就顺理成章地得到了改善。这进一步体现了气功心身同练的特点，也体现了中医的整体观念。

矽肺患者可以选用的气功功法有：吐纳功、站桩功、自我经穴导引法等。患者可根据自身情况选择适当的功法，以整体锻炼为基础，综合运用调身、调息、调心三种练功手段，只要掌握练功原则，坚持长期锻炼，自然能逐步改善呼吸机能，增强体质，达到防治疾病的目的。

一般来说，按摩疗法具有如下功效：一是扩张局部血管，增加血液和淋巴液等循环，以改善局部组织的营养状态，促进新陈代谢病理渗出物或滞留体液的吸收；二是诱导深部组织的血液流向体表，或使一部分血液滞留于局部，或使深部组织充血，以减轻人体内的充血现象，促进病理产生物的消散；三是增强肌肉的弹性和张力，调节肌肉机能，缓解病理紧张并排出有毒代谢产物的排出；四是影响神经机能，使其兴奋或镇静，振奋精神或解除疲劳，从而达到治疗疾病的目的。现在介绍两种行之有效的防治肺病的按摩手法，希望能对您有所帮助。

足部按摩疗法操作？

足部某些特定部位是脏腑经气输注和聚集之处，在足部特定部位给予一定的按摩刺激，可治疗相应的脏腑疾病。

在进行足部按摩时，要求持久、有力、均匀、柔和，以渗透内里来达到治疗目的。持久，是要求手法操作能依规定持续一定时间；有力，是指手法操作具有一定的力量，这种力量又要依病症穴区的不同而增减变化；均匀，是指操作手法要有节奏性，频率稳定，力量协调，给予患者协调稳定的刺激，使之产生良好的感觉，有利于调整治疗；柔和，是指操作手法轻而不浮，重而不滞，注意用力不可粗暴生硬，动作转换要自然合于要求，使人感到按摩力度适中，刺激准确适度。

足部按摩的操作步骤是怎样的？

1. 食指第一、二指关节弯曲扣紧，其余四指握拳。以拇指、中指为基垫，垫于食指的第一关节处，固定。

2. 着力点是食指第二关节。

3. 施力处是拳头、手腕、肘。

4. 适用反射区是脑、脑垂体、额窦、眼、耳、斜方肌、肺、胃、十二指肠、大肠、心脏、脾脏、胰脏、肝脏、胆囊、腹腔神经丛、输尿管、膀胱。

注意肺在足部反射区的定位是在足底前部，左侧肺在右足，右侧肺在左足。

足部按摩的注意事项有哪些？

首先，当血液循环出现障碍时，新陈代谢减慢，细胞中沉积有尿酸、尿素等毒素，常出现各种不适，这时按摩足部可促进尿酸、尿毒的排出。肾、输尿管、膀胱是人体重要排泄器官，在按摩治疗中，这 3 个反射区为重要按摩区域。开始时可先按摩肾、输尿管、膀胱 3 个反射区，结束时还要反复 3 次按摩这三个反射区。

其次，双足 1 次治疗时间，一般病人为 30～40 分钟，重病患者根据病情适当缩短为 10～20 分钟。

再次，接受按摩后，患者要饮温开水 300～500 毫升，并且要在半小时内饮完。严重的如肾病、水肿、心力衰竭者，可根据病情适当减量。

注意有外伤者，治疗时应避开伤处。

比较敏感的患者，按摩后可出现发冷、低热等全身不适症状。此属正常现象，不必处理，一般继续治疗数天后不适症状即可消失。有些患者在接受治疗后尿液颜色变深，并且气味很浓，这是因尿酸、尿素大量排出所致，对治疗一般没有影响。

如果长期接受足部按摩可能导致双脚痛觉迟钝，宜用温盐水浸泡半小时后再开始按摩。

最后要注意，宜在饭后 1 小时以后进行。

鼻部按摩疗法怎样操作？

所谓“鼻为肺之窍”，鼻是呼吸系统的窗户。肺部有病，会直接反映到鼻部，如出现鼻塞、流涕等。反过来，按摩鼻部也可以疏通脉络，通宣肺气，增强肺及呼吸道功能，同时可有效防治鼻炎、鼻息肉、副鼻窦炎及多种肺病。

鼻部按摩的具体方法落实在“点、揉、擦”三字上。点即点按迎香穴：全身放松，舌尖轻抵上腭，凝神调息，气守丹田。双手慢慢托气上行，将双手中指指尖点于迎香穴，待有酸胀感后，再顺逆各按 6～12 次，以迎香穴发酸、发胀、发热为度；然后采用同样方法按摩鼻梁两翼。揉即揉捏鼻梁：用拇指、食指和中指指腹自睛明穴沿着循鼻梁向下揉捏至迎香穴，双手交替各揉 6～18 次。擦即上下擦鼻：将中指指腹贴于鼻梁，其他手指贴于面部，中指用力，上下揉擦双侧鼻梁部，上至印堂穴，下至地仓穴，揉擦次数则以局部发热为度。

药物按摩疗法怎样操作？

在进行药物按摩时，可取姜、凤仙根、桂皮、樟脑各适量。姜、桂皮同捣，掺入樟脑，以凤仙根蘸药按摩前胸和后背，每日按摩 2～3 次，每次半小时左右。适用于肺结核、盗汗、气喘、咯血等。

上世纪七十年代后期，针灸逐步走向世界，并且在欧美等发达国家掀起了一股“针灸热”。针灸可用来治疗妇、儿、五官、内、外科的多种疾病，这其中也包括肺病。

针灸治疗方法十分丰富，经常有人误认为针灸就是“扎针”，其实针灸除了针刺外，还包括艾灸、穴位注射、穴位贴敷、耳穴贴压、三棱针、梅花针、火针、皮内针、小针刀、激光针疗、微波针疗、电疗、磁疗等其他方法。但应用得最为广泛的还是针刺和艾灸，其他疗法可以根据具体病情酌情选用或配合应用。临床实践证明，针灸疗法可以有效治疗肺病，下面介绍几种常见肺病的针灸疗法。

肺炎的针灸疗法怎样操作？

肺炎多属急性发病，临床上以高热、气急、胸闷、寒战、咳嗽为特征，少数患者可能会有血痰。

穴位：膺窗、肺俞、大椎、风门、外关、曲池、足三里。

操作手法：每天针灸一次，重症可重灸 2～3 次，十天为一个疗程。

肺病的针灸疗法怎样操作？

穴位：尺泽、合谷、列缺、孔最、肺俞、足三里。

操作手法：每日治疗一次。高热患者可用针刺放血，取十宣大椎穴。耳针可以肺、肾上腺、皮质下等穴为主穴。咳嗽配支气管、交感、喘促者配胸、内分泌，每日针灸一次。

肺结核咯血的针灸疗法怎样操作？

1. 体针穴位：常用穴为尺泽、孔最。备用穴为内关。

操作手法：一般仅用常用穴。采用气至病所的手法，将激发感传到咽喉或前胸，如能出现口干、咽喉发凉、胸部发紧等病人自觉现象最佳。为了易于激发气至病所的针感，应该令病人平卧针刺。以平补平泻手法，持续运针 2 分钟，留针20～30分钟，每隔 5～10 分钟行针 1 次。每日 1～2 次，严重咯血者可 2～3 次。

2. 注射穴位：太渊、肺俞。

操作手法：药物为地塞米松注射液。用 7 号针头垂直刺入太渊穴 0.3～0.5 寸，呈 45 度角刺入肺俞穴 0.5～0.8 寸。针头上下提插，待得气后，回抽无血的话再注入药物，每穴 2.5 毫克，每日 1 次，连续 3 次为一疗程。可以配以抗菌、抗痨等药物。

3. 皮肤针穴位：颈动脉搏动区。

操作手法：将针在颈动脉搏动区内，沿一侧或两侧的颈动脉有规律有节奏地叩击，自上至下地反复弹刺。保持中等强度，频率保持在 180 次/分钟左右，刺激时间据具体病情而定，一般须持续 10～30 分钟。如疗效不明显，可再叩刺孔最穴，手法同上。每日 1～2 次。

4. 电针穴位：孔最、内关。

操作手法：每次只取一侧穴。以 2 寸毫针进针得气后，将针柄与电针仪接通，电流定为 1.8 毫安，输出电压为 0.2 伏，采用方形波，频率 160 次/分钟，连续脉冲波刺激 30 分钟至数小时不等，应视病情而定。一般于发作时针刺。

肺结核的针灸疗法怎样操作?

肺结核是一种慢性消耗性疾病，由结核杆菌在人体免疫力低下时入侵人体所引起，具有一定的传染性，一般来说，青少年患者比较常见。

本型多因平素禀赋不足，抗病力减弱以致感染结核杆菌，或常与肺结核病人接触而发病。由于肺阴亏耗，肺络损伤，则出现干咳少痰，或咯出黄痰，或痰中带血、纳差消瘦、午后潮热、颧红、盗汗、口干舌燥、心烦失眠、脉细数等症状。

穴位：穴位分以下 3 组，可以交替应用。

1 组：心俞、肺俞、内关、足三里、三阴交、太渊、太溪。

2 组：孔最、大椎、肺俞、结核穴。

3 组：膏肓、肝俞、风门、肺俞、中脘、足三里。

若阴虚者，加三阴交、太溪；咯血者，加百劳、手五里、列缺；盗汗者，加复溜；潮热者，加鱼际、间使；心烦失眠者，加神门。

操作手法：取手太阴经穴、背俞穴，用补法。

本型因肺气虚衰，脾肾阳虚，则咳呛咯血、形寒恶风、形体消瘦、喘息气短、身体浮肿、大便溏薄等症状。

穴位：穴位同肺阴虚型。若阳虚者，加膻中、关元；食欲不振者，加公孙、中脘。

操作手法：取手太阴经穴及背俞穴，用补法。

肺纤维化的拔罐疗法怎样操作?

肺在体合皮，其华在毛。皮肤、汗腺、毫毛等组织处于身体表面，可谓是抵御外邪侵袭的屏障。拔罐可以使皮肤相应的组织代谢旺盛，吞噬作用增强，促使机体恢复正常功能，调整阴阳失衡情况，使疾病逐渐痊愈，温热刺激能扩张血管，改善充血状态，促进以局部为主的血液循环，加强新陈代谢，使体内的废物、毒素加速排出，还可以改变局部组织的营养状态，增强白细胞和网状细胞的吞噬能力，增强血管壁通透性，增强局部耐受性和机体的抵抗力，能起到清热解毒、温经散寒等作用。

拔罐时治疗肺纤维化一般选用胸背部皮肤，脊柱两侧则为拔罐的常用部位，操作时一手执罐（竹罐、玻璃罐、陶瓷罐均可），另一手用夹子夹住点燃的酒精棉球（注意棉球不宜太湿，以免滴下酒精烫伤皮肤），在罐内迅速旋转1～2圈后取出，迅速将罐扣在穴位或选定的部位之上，放置10～15分钟（夏季不要超过10分钟），然后用指甲紧贴皮肤，扣着罐边，慢慢揭开取下。注意拔罐时不要使患者受冷受风，在前次拔罐处出现的皮肤淤血现象尚未消退之前，不宜在原处重复拔罐。

肺气肿的拔罐疗法怎样操作？

肺气肿是气管、肺部疾病严重恶化的结果，以剧烈咳嗽为主要特点，应当结合治咳嗽的方法选择拔罐的部位。

上罐部位：命门区、神道区、前胃区、小肠区为第一组；右肺、前胃下区、上尖脾区、肾区为第二组；左肺上尖、前肝区、肝区为第三组；脾下尖、华盖区、腰中区为第四组。采用火罐进行施治。

肺结核的拔罐疗法怎样操作？

可取肺俞、结核穴、膏肓俞，以闪火法拔罐，每次15～20分钟，每日1次。在肺俞、膏肓俞、脾俞、三阴交、足三里、太溪等穴施按、揉、推等法。

若肺气不足，症见喘息急促，乏力汗出者，加禅推法于定喘穴，同时按揉中脘、脑中等穴，可收到补肺益气的功效；若见呼吸浅短，甚至张口抬肩，难以平卧者，乃肺肾皆虚，不能主气纳气，可按揉气海、关元、印堂、百会、太阳等穴，以补肺纳肾；若阴虚火旺，潮热显现者，可用拇指按揉天突、尺泽、曲池、大椎、太溪、肾俞、三阴交等穴，以润肺清热、滋阴降火。特别需要提醒注意的是防治结核病的根本在于治疗的同时，切断结核病的蔓延传播。为减少结核病的发病率，应搞好预防接种，并加强社会性的宣传管理工作。

肺结核的刮痧疗法怎样操作？

穴位：太渊及前臂、肺俞至膏肓、中府及前胸、足三里、三阴交、太溪。

操作手法：采用补法，先刮背部肺俞至膏肓，再刮前胸中府及前胸，然后刮前臂，重在太渊，最后刮三阴交、足三里、太溪。中府与肺俞为俞募配穴，再配太渊及膏肓，滋阴润肺；刮足三里、三阴交，扶正祛邪；刮太溪可补肾阴，滋水润肺。

部位：取胸、背部脊椎两侧和肩肿区。

操作手法：用硬币蘸植物油或白酒，刮至皮肤充血，该法适用于发热神昏的肺炎患者。

肺纤维肿的点穴疗法怎样操作？

实践证明，点穴疗法可以有效地治疗肺病，下面为您介绍肺纤维化的点穴疗法。

先点阑门，再点建里、气海，再点章门、梁门、石关、巨阙，并以一手捺天突、璇玑、华盖，再点上脘、中脘、建里、天枢、气海并用引气归原法及彧中与阴陵泉齐放法。接着治背部及督脉，可按百劳、两肩井，再按肺俞、膏肓、脾俞、肾俞诸穴。注意先用左手按压，在用右手按压，接着在中间按压。适用于肺虚及肾不纳气的肺纤维化等病。

哮喘的点穴疗法怎样操作？

手掌上存在许多能有效治疗哮喘的穴位。哮喘穴位于食指中指分岔处的手掌上。哮喘发作时，应首选此穴，可把数根牙签捆成束轻点此穴。注意要用牙签尖的那一端点压，每次压 3 秒种左右，可反复压 10 次上下，操作时需注意刺激力度不可太强。除此之外，手掌上的三间穴和肺穴也能有效止喘。其具体的操作手法与哮喘穴相同。另外还可以轻轻点揉胸腔一呼吸区带，压搓亦可，该手法能提高呼吸器官功能，预防哮喘发作。

慢性肝炎的按摩疗法怎样操作？

慢性肝炎患者会产生一系列的临床症状，如全身乏力、肌肉关节疼痛、腹胀、失眠、不思饮食等，长期采用药物治疗，又会增加肝脏负担。肝炎病人如果缺乏锻炼，又吃高糖、高蛋白饮食，很容易造成脂肪堆积，病情加重，甚至可能发展成脂肪肝。那么，怎样才能既消除慢性肝炎病人的临床症状，提高药物治疗效果，又能不增加肝脏负担，不消耗病人的体力呢？不妨试试选用按摩手法，不失为治疗慢性肝炎的一条新途径。

腹胀患者可取中脘、膻中、天枢穴，沿顺时针方向，以中等程度的手法，按摩 20 分钟左右，再取大肠俞、肾俞、足三里等穴位，用点、按、重揉手法，按摩 15 分钟左右；失眠患者可选用太阳、头维、百会、上星等穴位，采取点、按、揉等手法，按摩 20 分钟左右；肝区不适及疼痛者，取肝俞、胆俞、中脘及章门等穴位，采用轻揉慢按手法按摩。全身症状较多的患者，可用综合手法进行 50 分钟左右的全身推拿按摩。一般每日或隔日按摩一次，15 次为一疗程，经过一个疗程的治疗，患者的症状就会有明显改善；3～4 个疗程之后，症状大多消失，肝功能可恢复或接近正常。

肝纤维化的按摩疗法怎样操作？

主要按摩两侧胸部。操作时右手抬起，肘关节屈曲，手掌尽量上提，以手掌根部着力于腋下，由上而下地推擦，注意用力要稳，力度应由轻渐重，推进速度宜缓慢均匀，动作要有一定的节奏，反复推擦数 10 次，以患者感觉温热舒适为宜。

本手法可起到散结消肿、疏肝理气的作用。

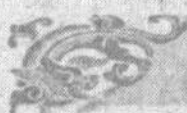

肝肿大的按摩疗法怎样操作？

1. 按压足三里穴

以拇指或食指端部按压双侧足三里穴。指端附着皮肤不动，由轻渐重，连续均匀地用力按压。此法能舒肝理气，通经止痛，强身定神。

2. 揉肝炎穴

下肢膝关节屈曲外展，拇指伸直，其余四指紧握踝部助力，拇指指腹于内踝上2寸之“肝炎穴”处进行圆形揉动。此法可疏经络，补虚泻实，行气止痛。

肝硬化的按摩疗法怎样操作？

肝硬化一般由一种或多种致病因素反复或长期损害肝脏所致，是一种常见的影响全身的慢性疾病。常见的临床症状有全身无力、食欲减退、消化不良、恶心、呕吐、体重减轻、头痛、失眠、腹痛、下肢浮肿、肝脾肿大等。

另外还可有毛发脱落、上消化道出血、齿龈出血、鼻出血、紫癜、男性阳萎、女性月经失调等临床表现。

按摩选穴：

经穴和经外奇穴：少府、外关、腕骨、中泉、支沟、二白等。

反射区：肺、肝、胃、胆、十二指肠、胸椎、肾、输尿管、膀胱、腹腔神经丛、甲状旁腺等。

反应点：三焦点、偏头点、胸痛点、肝点等。

全息穴：肝胆穴。

按摩方法：点按肝胆穴、肝点、肝、胆、胸椎、少府、二白各300次，其余各穴按揉或推按50～100次。每天按摩1次，3个月为1个疗程。由于肝硬化属于病程较长的慢性病症，所以应该长期坚持按摩，不宜间断。如果患者的全身症状比较严重，可做全手按摩，同时着重加按上述穴位。需要注意的是，按摩仅仅是一个辅助方法，绝对不能因此忽视药物治疗。

另外，肝硬化患者还应该注意保持营养均衡。平时要注意摄取脂肪、蛋白质、淀粉这三种营养素，动物脂肪不宜摄入过多。如果肝功能显著减退，则应该严格限制蛋白质的摄入量。另外还应摄入丰富的维生素，B族维生素有保护肝功能预防脂肪肝的作用；维生素C有促进代谢和解毒的作用；维生素E具有抗肝坏死的作用。肝硬化患者还忌食坚硬、油腻及生冷食物，出现过敏反应者，忌食发物如虾、蟹等。同时要注意休息，减少体力劳动，避免过度劳累。

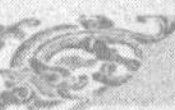

酒精性肝硬化的按摩疗法怎样操作？

酒精性肝硬化患者可自上而下地按摩胸部，注意作用力应轻重交替，一般开始时轻，中间时重，结束时轻，如此反复按摩30次左右。

本手法具有畅通血脉，清心宁神的功用，另外还能加速酒精在肝脏内的代谢分解。

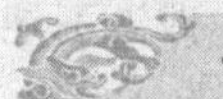

击掌有什么样的保健作用？

手掌中央存在着有助于增强心脏功能、开发大脑潜力的重要感受器，只要对此处进行强刺激，对开发大脑潜力很有帮助。击掌就是应用这一原理的一种养生方法。

击掌方法很简单，先将双手向头上方伸展，强烈地拍击手掌3次，接着将向上方伸展的双手改为平举在胸前，再拍击3次。手掌合起来拍击时会发出“嘭嘭”的声音，这种声音通过听觉神经而传到大脑，具有醒脑提神的作用。而拍击手掌的刺激传感也具有增强大脑的记忆功能。

如果早上喜欢睡懒觉，白天头脑感到昏昏沉沉，记忆不佳，注意力不能集中，就可以采用击掌的方法，通过击掌可以消除头脑的模糊和心中的烦躁。早上头脑清醒，是一天最重要的起点。故早晨醒来后进行击掌锻炼，可以精力充沛地投入全天的工作和学习。

需注意的是，击掌时手腕要用力伸展，尽量使左右手的中指牢牢地靠拢。

吹掌有什么样的保健作用？

电吹风，通常人们仅仅用于吹发，其实电吹风的功用还有很多。如利用电吹风对手掌或脚掌进行温热刺激，这犹如中医的温灸疗法，每天只需花3～5分钟，其所获得的保健效果却颇为显著。电吹风不仅使用方便，而且其比用艾条进行温灸的范围更大。

早上或晚上，用电吹风对手掌或脚掌吹热风，进行温热刺激。当掌部感到稍热时，将电吹风移开，然后再吹。这样反复进行6～7次，会使整个身体感到相当温暖和舒适。尤其是寒冬季节，由于皮肤血管的收缩，影响了血液循环和热量的输送，使人倍感寒冷。这时，如果能洗个热水澡，当然可以使身体温暖。但是最简便的方法还是用电吹风进行热风刺激，使四肢末梢的毛细血管舒张，促进血液循环，以提高机体的御寒能力。

此外，用电吹风进行热刺激，还可以恢复疲劳，消除精神紧张，并可预防和治疗感冒、冻疮、肩关节周围炎及腰痛等疾病。

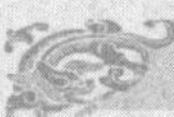

转膝有什么样的保健作用？

转膝是围绕脊柱使腹部和局部胸部旋转的运动，也属于一种较为简便的即兴养生方法。

具体方法是：仰卧，全身肌肉放松，两腿收起，膝关节向上，两脚平放于地面，尽量靠近臀部，两臂与肩平行伸直，手心向下。吸气，将头转向左侧，然后呼气，并将两膝转向右侧，两腿倒向地面。在转膝过程中，要使两膝互相接触，脚尖不能离开地面，使肩背部和两臂紧贴地面。再吸气，使两膝转向上，同时将头转向右侧，然后呼气，再使双膝转向左侧，使腿贴紧地面。两腿各做3次，然后放松，将双手移至背后，推起呈坐姿，动作结束。做转膝运动时头和两膝的运动方向始终是相反的，转膝运动要迟于呼气。

经常进行转膝运动，可以放松脊柱周围的肌肉，恢复脊柱部位的损伤，改善内脏的血液供应，对胃和大肠也能起到一定的按摩作用，能改善消化功能，对防治便秘有明显的效果，对腹部疼痛也具有缓解作用。如果在就寝前做一下转膝运动，能使人精神放松，有利于提高睡眠的质量。

足浴有哪些好处？

足浴就是用水泡脚，是我国民间历代相传的一种养生方法。歌谣云：“春天洗脚，升阳固脱；夏天洗脚，暑湿可去；秋天洗脚，肺润肠濡；冬天洗脚，丹田温灼。”可见，自古以来，人们就把“睡前一盆汤”看作是养生保健的有效措施。

祖国医学认为，脚为足三阴经（脾、肝、肾）之始，又系足三阳经（胃、胆、膀胱）之终，与五脏六腑的关系密切。足浴可以促进血液循环，使足部血脉通畅，有助于消除疲劳，改善睡眠。足浴有热水足浴和冷水足浴之分，各人可根据自己的情况加以选择。

热水足浴，可用50℃左右的水浸泡双脚（浸泡至踝关节为度），浸泡时间每次约20分钟。这相当于艾条温灸足部穴位，可以起到促进气血运行、温润脏腑的作用。现代医学认为，以热水泡脚来刺激皮肤神经末梢感受器，通过中枢神经的反馈可起到调节内脏器官的功能，促进新陈代谢，有利于健康。冬季用热水泡脚，能促进局部血液循环，预防冻疮的发生。长途行走或剧烈运动后，热水泡脚可减少局部乳酸的聚集，有助于消除疲劳。临睡前用热水泡脚，对中枢神经系统能产生一种温和的刺激，促进大脑皮质进入抑制状态，使人安然入眠。

冷水足浴，水温要逐渐降低，一般可从20℃慢慢降至4℃左右，并可从秋季开始用冷水泡脚，一直坚持到冬季。每次足浴前先用手摩擦足部，使足部变得温热，然后双足浸入冷水中，再用两足相互不断摩擦，直到足部潮红。每次约5分钟，可早晚各进行一次。冷水足浴不仅使足部血管强烈收缩，而且全身各系统的生理功能在神经体液的调节下也处于积极活动状态。冷水足浴还能促使鼻黏膜的温度升高，增强呼吸道的抵抗力，冬季可预防感冒。但需注意的是，冷水足浴后应立即擦干和保暖。

敲脚有哪些好处？

每晚临睡前只要用拳头“咚咚”地敲击脚底，就可以消除一天的疲劳。

脚底与人体器官有着密切的联系，通过敲击而给脚底以适度的刺激，可促进全身的血液循环，内脏的功能得到增强，使人精力充沛。

正确的脚底敲击法，是以脚掌心为中心，有节奏地进行敲击，以稍有疼痛感为度。可以盘腿坐在床上或椅子上，把一只脚放在另一腿膝盖上，便于敲击。每只脚分别敲击 100 次。

晃脚有哪些好处？

仰卧床上，先让双脚在空中晃动，然后像踏自行车那样，让双脚旋转，坚持5～6分钟。

晃脚可以改善全身的血液循环，使腿膝部的肌肉、韧带得到伸展，能消除脚部疲劳，使全身轻松舒适。因此可以说，晃脚是一举数得的保健法。冬季如果感到特别怕冷，可以在就寝前进行晃脚运动，若能坚持一段时间，会提高机体的御寒能力，并能改善睡眠。早晨起床前进行晃脚运动，能使人保持充沛的精力。

提肛有哪些好处？

提肛又称缩提谷道，即主动、有规律地收缩肛门部肌肉，并以此达到健身防病的目的。

提肛有加入意念和不加入意念之分。前者为气功锻炼的提肛，其呼吸可分顺式呼吸（呼气时提肛）和逆式呼吸（吸气时提肛），后者是采取不加意念的单纯提肛锻炼，方法比较灵活，不加意念不强调呼吸，可随意进行。提肛的具体方法是一提一松，交替进行 10～ 20 次为一遍，每日可做数遍。缩提肛门的时间可由几秒钟至数十秒。姿势不拘，可坐可站，也可在行走中进行。提肛时应精神放松，一次收缩时间不宜过长，以免造成疲劳不适而影响效果。

提肛之所以能健身防病，是因为提肛时肛门有规律的收缩和放松对中枢神经和自主神经有良好的刺激作用，能促进和改善胃肠和肛门部的血液循环，使肛门括约肌得到锻炼。祖国医学认为，提肛可升提中气，调和气血阴阳。此法可治疗痔疮、肛裂、瘘管、腹泻、便秘等疾病。

什么是强壮功？

强壮功是刘贵珍根据我国古代道、儒、释、医等诸家功法进行整理、综合而成，是静功的一种。

1. 姿势

可分为坐式、站式和自由式。

坐式：又分自然盘膝式、单盘膝式和双盘膝式3种。

站式：两足分开与肩同宽，膝微曲，含胸拔背，头微前倾，两眼轻闭，松肩垂肘，小臂微曲，两手拇指与四指自然分开如捏物状置小腹前，或两手置于胸前如抱球状。

自由式：姿势不固定，可根据自身的情况选择姿势，只要有利于意守丹田和呼吸，并达到全身轻松、消除疲劳、提高工作效率即可。

2. 呼吸

可分为自然呼吸、深呼吸和逆呼吸3种。

自然呼吸：即不改变原来的呼吸形式，任其自然。这种呼吸法对初学气功者和老年体弱及肺结核等患者较适宜。

深呼吸：在自然呼吸的基础上，再呼吸得徐长、细匀些。这种呼吸法对神经衰弱、便秘、精神不集中的人较合适。

逆呼吸：吸气时扩胸缩腹，呼气时收胸鼓腹。此呼吸法要由浅入深，逐步锻炼，不能勉强和急于求成。

3. 意守

可意守丹田，并要求精神放松，似守非守。

什么是诱导功？

诱导功是借助于练功者自身或他人的语言、意念、声音、温度、幻景等诱发，使练功者全身放松，呼吸顺畅，排除杂念，达到入静。诱导功实际上是通过心理影响改变病理状态的一种有效方法。

1. 自我诱导法

自我诱导法可分为放松诱导、呼吸诱导、意守诱导和治病诱导4种。

放松诱导：练功者宜选择适合病情和条件允许的姿势，想象自身在一个空气清新、温度宜人、幽静安适的环境中，自觉心旷神怡、心情舒畅；待身安气和后，再想象自己由头、颈、躯干及四肢，逐步放松下来，随之心身也俱静下来。如是连续重复数遍。

呼吸诱导：在呼吸的调练当中，意念诱导也很有效。就是吸气时稍用力，借助意念将吸气延长。这样容易做到自然而顺畅的呼吸，形式。

意守诱导：当练功者杂念繁多，不能守住丹田时，可将双手轻置于小腹上，给以温热舒适之感，有助于排除杂念而能意守丹田。

治病诱导：在全身放松和杂念消除的基础上，练功者可根据病情需要进行治病诱导。如高血压病患者，可采用站式，想象绵绵细雨缓降于躯体，雨水从头向下经躯干流向四肢末端，如此可以降低血压，并减轻或消除头重脚轻的症状。肢体麻木的患者采用站式或卧式，诱导体内真气随着吸气沿麻木的肢体向下行，随着呼气向上行，这样反复运行，从而达到疏通经络气血和治疗肢体麻木的目的。

2. 他人诱导法

气功师用语言或抚摸等方法对练功者进行诱导，如在练功者身旁用轻微柔和的声音念诵作功程序，反复念诵几遍，能较快地使练功者放松和入静。

当练功者呼吸不能顺畅时，气功师可用手轻轻由胸至小腹随着吸气下行作抚摸，以引导吸气下行，这样有助于气贯丹田，也有利于纠正呼吸不畅和胸闷气短。

3. 声音诱导

练功时配以幽雅动听的音乐，或有节奏的单调音响，以此缓解紧张，集中思想，达到入静。当练功者杂念难消时，可在远处放置一座钟，能微微听到滴哒的声音，藉此单调而有规律的音响，以集中思想，排除杂念。

什么是拍打功？

拍打功是疏经活络、行气消瘀的简易有效方法，尚有缓解身心紧张的作用。一般保健采用掌或拳拍打即可。也有用谷袋、沙袋、石袋、木杵、木槌等拍打，其中以谷袋为佳。将大米或绿豆装入袋内。拍打功以先左后右按顺序进行。这里介绍谷袋打法。

1. 冲天炮势

左腿屈膝，右腿蹬直，呈左弓步站势。左拳自下往上冲，拳与额角平，拳心斜朝内上，肘微屈。打时需先左拳变掌，左臂放松，吸气一口，右手持袋，从左肩密密顺打至左手心，约 10 余次。此打臂之阴面。

2. 穿心炮势

接上势，左手由左耳上，往后绕转至肩平时，握拳向左侧直伸，拳背朝上，打时需将拳变掌，左臂放松，吸气一口，右手握袋，从左肩顺打至左手背。此打臂之阳面。

3. 雕手势

按上势，左手由左耳上，往后绕下至胯齐，作雕手，吸气一口，右手持袋，由左腋顺打至左小指侧止。此打左小指侧面。

4. 小冲天炮势

接上势一转，握拳上冲，作小冲天炮势，较冲天炮势拳稍低，拳高约与肩平，吸气一口，右手持袋，由左肩胛起，顺打至左手大指侧止。此打左手大指侧面。

5. 扛鼎势

接上势，左手下落，从胁下一转，握拳尽力上举直伸，变成侧掌，大指朝身后，吸气一口，仰面观上举之手，随即从左胁起，顺打至小腹左侧及左腿前面、左膝、左小腿、左脚面至左趾。此打左腿前面。

6. 盘肘势

接上势，左手经左耳后，屈肘握拳下落平胸处，吸气一口，肘抬起，右手持袋，从左腋下起，斜打至左腰眼、左外踝转至左小趾侧止。此打左腿外面。

7. 雕手势

左拳变掌，经耳后一转落下，作雕手，吸气一口，右手持袋从左缺盆骨下起顺打至肚腹左侧，从胁腹之际横打至肚腹右侧。换左手持袋，由右横打至肚腹左侧，右手掩护外肾，左手持袋，再自小腹左侧打起，经左腿里面打至左脚趾。此打左腿里面。

8. 伏膝打背势

仍呈左弓步，右手执袋，按左膝鹤顶穴，左手亦交按于袋上，吸气一口，两手执袋过顶打左脊膂 20 次，不可打着中间背脊。接上势，右腿屈膝，左腿伸直，呈右弓步，右手叉按在左膝鹤顶穴上，大指在后，身往后斜倚，眼视左膝，左手持袋，反手打左脊膂下，依次打至左腰眼；将手一转顺打左臀、左腿、左腿肚至左脚跟止。此打左足后面。

左臂左腿四面打完，接着打右臂右腿。

身心养生法

中医学的精神养生指的是什么？

精神养生，主要是指对人的情志、性格和意识等方面的调养与保护，也可以说是对人的精神、心理的修养和锻炼，以保持人体的心理平衡，维护机体的健康。对于健康的概念，世界卫生组织定义为“是身体上、精神上和社会福利上的完美状态，而不仅仅是没有疾病和虚弱现象”。因此，要成为一个真正的健康者，不仅要躯体无病，而且还要精神愉快、心理健康。随着社会现代化的高速度推进，人类亦进入了情绪负重的非常时代，精神因素对人体的影响显得日趋复杂，故调摄精神已成为养生的首要条件。

1. 静心养神

神是一切生命活动的主宰，是生命存亡的根本，所谓“得神者昌，失神者亡”。但神气主宰一切生命活动是易动而难静，故养神的关键在于静心。《素问·生气通天论》指出：“清静则肉腠闭拒，虽有大风苛毒，弗之能害。”说明了静心养神可以使正气充聚而不散乱，维持机体正常的生理功能，增强抗病能力，即使有很强的致病因素，也不易罹患疾病。

静心养神贵在安心处世，光明磊落，从容温和，排除杂念，驱逐烦扰，专心致志，精神静谧，做到安静和调，神清气和。这样不仅有利于学习和工作，而且能使整体协调，生活规律，有利于健康长寿。反之，如果一个人不能恬淡虚无、静养心神，而是终日为名利而斤斤计较、忙忙碌碌、躁动追逐与养生之道背道而驰，则很难享其天年。

需要指出的是，这里所倡导的静养思想并非是虚无缥渺的绝对的静，其与那种什么事都不想干，整日冥思苦想，一心梦想“得道成仙”的做法有着本质的区别。清代曹慈山在《老老恒言》中指出：“静时固戒动，动而不妄动，亦静也。”又指出头脑“用时戒杂，杂则分，分则老。唯专则虽用不劳，志定神凝故也。”他主张心神宜相对静，心神不用不动固属于静，但动而不妄动，用之不过，专而不乱，同样具有静的含义。我们所提倡的静心养神主要是指思想专一，勿见异思迁，想入非非，要专心致志地做好自己的工作。

近年来，静心养神与人体健康的关系，受到了国内外有关学者的重视和研究。实验已证明，这种自我调节使神经系统免受外界精神因素的干扰，使人体生理功能处于极佳状态，使发病率显著下降。

2. 志存高远

人生于世，需有远大抱负，决不能庸庸碌碌，做一天和尚撞一天钟，终日饱食而无所事事。故养生，首先要立志。所谓立志，就是要有健康的心理、高尚的理想及道德情操，就是要有志于对社会做出有益的贡献，树立起信念，对生活充满信心、充满希望、充满乐趣，这是每个人的生活基石和精神支柱。所以，要想有一个健康的体魄，必须有一个充满活力的精神境界。

远大抱负、积极进取具有健身防病的养生作用，这有其科学道理。人的进取心理是在制定自己所要实现的目标时，其所进行的各种心理活动的总和。一个人如果有坚定的、虔诚的信念，通过神经活动，会刺激体内激素分泌，使人情绪高涨、心胸坦荡、免疫功能旺盛、抵抗力增强，这自然有利于健康。古今中外许多科学家，大多都是长寿者。他们的一个共同特点，就是热爱自己的工作，以对社会有所贡献为荣，志有所专、勤奋用脑、心胸豁达宁静，合理安排自己的生活。他们不但在事业上取得了成就，而且寿命也会比一般人长。

因此，坚定信念、充满信心、量力而行，在精神和心理上保持良好的状态，是科学养生保健不可缺少的一环。美国医学家对加利福尼亚州的7000名成年人调查发现，凡是没有健康的情绪、没有坚定信念的人，其死亡率比情绪正常的人高出一倍。我国南北朝时期的学者、著名教育家颜之推所说的“行道以利世”、“修身以求进”，正说明了这个道理。

3. 情感节制

人是一种有情感的动物。情感是人体对外界刺激在情绪方面的反应，通常称为情志活动。情志活动的表现形式为：喜、怒、忧、思、悲、恐、惊，在中医学中称此为“七情”。

七情中的“喜”，是心情愉快的表现。俗话说：“人逢喜事精神爽。”有高兴的事可使人精神焕发，有利于身体健康。但喜也有其限度，如果超过极限，其对人体健康同样也是不利的，也不合乎养生修身的要求。历史上不乏这样的例子。最著名的实例见于《儒林外史》中的“范进中举”故事，范进数十年寒窗不得志，一旦中举，高兴得举止发狂，疯癫而目不识人。另外，过度喜悦能使心率加快，某些冠心病患者亦可因此而诱发心绞痛或心肌梗死；极度狂喜也可使血压升高，导致老年人中风。因此，即使是喜乐这种良性刺激，也应当适度。

“怒”，指人一旦遇到不合理的事情，或因事未遂，而出现的气愤不平、怒气勃发的现象。中医认为，暴怒可以伤肝，导致肝气横逆而上升，出现面红耳赤、青筋暴涨，此时人会感到头痛昏晕、胸胁胀痛，严重者会出现晕扑。如果血随逆气而行，则可出现呕血、咯血。历史上这种事例并不罕见。《三国演义》中有诸葛亮三气周瑜的故事，孔明设计多次激怒周瑜，气得周瑜最后竟口吐鲜血、金创破裂而死。因此，从健康的角度出发，最好的办法是尽量戒怒。

“忧”，指忧愁而沉郁，表现为忧心忡忡、愁眉苦脸，整日长吁短叹、垂头丧气，甚至不思饮食，从而导致各种疾病的发生。《红楼梦》中的林黛玉由于长期郁郁寡欢，时常以愁泪洗脸，最终忧愁而死，就是一例。

“思”，就是集中精力考虑问题。思虑完全是依靠人的主观意志来加以支配的。如果思虑过度，也可致病，出现消化不良、大便溏泄、腹胀痞满、不思饮食。此外，还可伴有头痛、头晕、失眠、消瘦等现象，严重者甚至导致精神错乱。

“悲”，是由于哀伤、痛苦而产生的一种情态。表现为面色惨淡、神气不足、意志消沉，偶有所触及，即泪涌欲哭或悲痛欲绝。悲伤的情绪能使内脏功能失常，甚至危及健康。早在19世纪，国外有学者发现，当人处于悲伤时，其胃黏膜变得苍白，胃的运动减弱，胃液分泌减少，如果通过安慰而改善他的情绪，则胃内的状况也随之好转。18 世纪英国外科医师理查德·乔治曾指出，许多乳房癌和宫颈癌患者具有“经历了失去亲人的巨大悲痛而立刻发病的病史”。因此，在生活中一旦发生不幸的事情，一定要节哀，以保重身体为要。

“恐”，是惧怕的意思，因精神极度紧张而造成的胆怯。“惊”，是突然遇到非常事变，导致精神上的猝然紧张。诸如骤遇险恶、突临危难、目击异物、耳闻巨响等，都可发生惊吓。惊与恐不同，惊是自己不知道而惊吓；恐是自己知道而恐惧。无故恐惧害怕的人，大多肾气亏虚、气血不足；突然惊吓而当场目瞪口呆，手足无措的人，大多因心气逆乱、心血受损，导致心无所倚、神不所归。因此，治恐当补肾，治惊应安神。

我们生活在充满矛盾的世界上，“喜怒哀乐，人之常情”。但重要的是，对外界的刺激和蛊惑，要善于通过调节自己的情感，如和喜怒、去忧悲、节思虑、防惊恐等方法，排除各种杂念，消除或减少不良情绪对心理和生理产生的影响，使人的情志活动保持相对平静。

此外，平时要重视个人的思想修养及精神调摄，客观对待周围事情的变化，使自己的精神面貌经常处在乐观、愉快、安静、平和之中。至于调畅情志的具体方法，可根据每个人的具体情况及兴趣爱好，自行选择。为了使自己的生活丰富多彩，要培养广泛的兴趣爱好，如诗词歌赋、琴棋书画、花木鸟鱼、古物收藏、艺术欣赏等，将思想多倾注于爱好，使精神有所寄托，自以为乐，陶冶性情，消除忧虑和烦恼，对于养生延年十分有益。

4. 开朗乐观

开朗和乐观是健身的要素，长寿的法宝，也是人体生理的需要。要想成为一个精神愉快、健康长寿者，首先要培养开朗的性格、宽广的胸怀，才能保持精神乐观，从而增进健康。

性格开朗是胸怀宽广、气量豁达及精神心理活动所反映出来的一种良好状态。开朗的性格对人体健康有很好的促进作用。国内外科学家都很重视性格和健康关系的研究。据调查，在国内外的长寿者中，绝大多数人的性格是开朗的、温和的。经反复研究证明，性格孤僻、性情抑郁、情绪紧张、喜怒无常的人比性格开朗豁达的人发病率高，死亡率也高。同时还发现，相当多的癌症患者年轻时性格欠佳；在发病前，大多有焦虑、失望、忧郁、压抑及愤怒等不良情绪。而性格开朗、情绪稳定、精神健康的人，则癌症发病率低。因此，得出的结论是，开朗的性格有益于健康，不良的性格有损于健康。

“乐观者长寿”，是已被实践证明了的养生格言。科学家经过长期的观察发现，胜利者的伤口总比失败者的伤口愈合得快；心情舒畅的人要比心情忧郁的人患病少；没有精神负担的患者要比有精神压力的患者痊愈得快。据调查，80 岁以上的长寿老人，96%是乐观的、富有人生乐趣的。现代科学研究也认为，保持乐观的精神状态对人体是十分有益的。著名生物学家巴甫洛夫曾经说过：愉快可以使你对生命的每一跳动，对于生活的每一印象，都易于感受，无论是躯体和精神上的愉快都可以使身体发展、身体强健。乐观者常笑。笑是养生长寿的妙方，是治病的良剂；笑又是一种独特的运动，对机体来说是最好的体操。为了健康长寿，我们应该养成欢天喜地、无忧无虑的生活方式，常怀童心，常怀乐意，永葆青春。

5. 善良仁爱

我国古代著名思想家孔子曾说“仁者寿”，意思就是说若存仁爱之心，与人为善，可以长寿。善良仁爱是一种高尚的思想境界，可以驱逐人的烦恼，使人心情愉快；而消除一切敌意，又使人心身放松，促进血液循环，增进食欲，消除疲劳。善良仁爱之心还能兴奋人体免疫系统功能，促进机体分泌一些有益的酶、激素和某些神经递质，使人体各组织器官的功能调整到最佳状态，有效地抵御各种不良刺激和致病因素，进而防治疾病，促进健康，延缓衰老。

美国哈佛大学的研究人员做过这样一个有趣的试验：让学生们看一部反映妇女在印度帮助病人和穷人的电影，然后立即收集学生们的唾液进行分析，发现其中抗呼吸道传染病的抗体——A种免疫球蛋白有所增加。这说明品德高尚、乐于助人的心理能提高人的抵抗能力。

现代生理学研究证明，人的大脑中有部分细胞在受到“爱心”滋润时，能产生一种类似吗啡的物质——内啡肽。这种内啡肽通过脑细胞膜上的吗啡样受体，使人产生愉悦，进而令人健康。

6. 知足常乐

“知足者常乐”一语，出自《论语》。意思是说，对自己目前的工作和家庭生活有一客观的认识，从各方面感到满足而又无过多的、不切实际的奢望，并能始终保持精神上的愉快和情绪上的安定。

但是，人生在世，不可能对工作和生活没有一点追求和期望，关键在于用什么样的态度去看待。因此，“知足”在某种程度上是衡量一个人在对待客观物质和精神追求上的认识水平。

“知足”，实际上讲的是心理健康。其具体表现在3个方面：其一，要有自我控制能力。无论周围发生什么样的变化或诱惑亦不为昕动，以保持精神上的节制和坦荡。其二，能正确对待外界影响。对各种外界影响，不想人非非，不过度思虑，以保持人体的形与神统一。其三，常使内心处于平衡的满足状态。即对自己的经济、名誉、地位等都能随遇而安、内心平衡。讲得再具体些，就是要知足于当前的生活条件。生活上的追求与享受是永无止境的。所谓“人心不足”、“贪得无厌”，就是指那些盲目攀比、对生活条件永无满足的人。要知足于当前的工作岗位，因为每个人的经历、机遇以及文化水准不同，就决定了他们之间工作性质的不同，但无论从事哪一行，都是为社会服务。若能认识到这一点，就会搞好自己的本职工作，而不至于见异思迁。要知足于家庭生活的和睦，在现实生活中，再好的家庭也会有不协调的时候，作为家庭中的一员，要主动调整好自己的情绪，无论谁的过错，也要最大限度地做到宽容和理解。感情的交流从来都是心心相通的，在相互谦让、理解、大度等姿态的促进、影响下，定会使家庭关系和谐、融洽，更能激起人们对美好生活的热望，从而保证每个人以愉快轻松的心绪来从事各项工作。

不过，“知足”不等于满足现状，停滞不前。人总是要有进取心的，对待事业永无“知足”可言，对待物质追求，则应量力而行，适可而止。只有这样，才能求得心理上的平衡和情绪上的稳定。

7. 善与人处

在现实生活中，每一个人都与其周围的人结成各种各样的人际关系，如家庭中的夫妻关系、父母子女关系，住处的邻里关系，学校里的同学关系、师生关系，单位里的同事关系、上下级关系等。这些人与人之间的关系很容易引起人的情绪变化。人际关系和谐，就会感到安全、愉悦，心情亦恬静舒畅，有益于学习、工作和事业。反之，人际关系紧张，可干扰人的情绪，产生焦虑、不安和抑郁，甚至还会使人惊恐、痛苦、憎恨或愤怒，这种恶劣的消极情绪将严重影响人的身心健康。所以，如何正确处理好人际关系，不仅是现代社会科学的重要研究课题，而且也是医学心理学的重要研究课题。

那么，在人际交往中，怎样才能保持最佳、主动状态呢？关键是知己知彼，严于律己，宽以待人。首先要充分地了解自己，正确地评价自己，严格地要求自己。了解自己，即注意自己在兴趣、性格、能力等各方面的特点；评价自己，即既要看到自己的优点和长处，更要看到自己的缺点和短处；要求自己，即对己要严，对人要宽，这是处理好人际关系的前提。其次，对于那些经常与之相处的人，也应充分了解，包括他们的兴趣、性格、生活习惯和工作方式等，并善于发现他人的优点和长处，避免因互不了解而产生的不协调。

人生活在社会群体之中，由于多种因素，矛盾和竞争是客观存在的，善于处理则心情舒畅、乐观自如，不善于处理则可能会使矛盾激化，进而影响健康。因此，要搞好人际关系，必须了解各种性格的人，既要尊重他人，又要体谅他人的困难，要心胸开阔，乐于助人，待人诚恳，不用自己的优点与别人的缺点比较，不拨弄是非、传播闲话，也无同行相忌心理。此外，适时调整“角色变化”也很重要。当角色改变时，诸如职务变化、家庭变化等，宜审时度势，保持心境轻松平稳，以顺理修身。

搞好人际关系，与周围的人和睦相处，使家庭或社会生活形成一个较为和谐、亲密的气氛。这不仅对他人有利；而且也对自己的身心健康有益。可见；善与人处是养生的一项重要内容。

养花有着怎样的养生之道？

古人云："七情之病也，看花解闷听曲消愁，有胜于服药者也。青禾绿草，可以养目。"花是大自然的精华，是美好事物的象征。养植花草能陶冶情怀，益人健康，促人长寿。我们可以利用住宅的空余之处，如庭园、阳台、室内等，种栽一些自己喜爱的花草。当看到色彩绚丽、姿态万千的花朵，闻到那或浓或淡、沁人肺腑的花香时，一定会心旷神怡、精神愉悦。其养生意义具体表现在：

（1）美化环境，赏心悦目

人们之所以爱花，是因为花能美化环境，使人赏心悦目、陶情冶性。如能在温馨的居室中培育几盆形态各异的花卉，将会使生活环境变得生机盎然，情趣倍增。研究表明，花卉的五颜六色能对人的心理和生理产生影响，如红、橙、黄的"暖色"，能使人兴奋，心情愉快，乐于活动，从而促进新陈代谢；而蓝、绿、白的"冷色"，则有镇静作用，能使人感到安闲、静谧、文雅。

花卉四季均有，俗话说："一年四季皆有美，花开花落任欣赏；"从观赏的角度看，花卉分观花和观叶两类。观花类以观赏花朵为主，观叶类则主要欣赏它的枝叶。花卉以香、色、姿、韵给人以美感，香、色、姿是它的外形美，韵却体现它的风格、神态和气质，反映内在美。

（2）净化空气，有益健康

在现代家庭中，电脑、空调、彩电、冰箱、微波炉等多种家用电器，加之地毯、墙纸（或涂料）、组合家具等，虽然给居室带来了豪华和气派，但同时它们也悄悄地释放着有害的物质，以致成为人体健康的"无形杀手"。要消除此危害健康的因素，最佳的方法是搞室内绿化。美国有一位环保专家曾做过实验：在一个特制的有机玻璃大容器中放置几株吊兰，给予充足的阳光，然后向该容器充入被污染的房间气体。结果表明，吊兰在24小时内就将容器中的各种有害的气体全部吸收干净。如果再往花盆中添加一些活性碳，吊兰吸收有害气体的能力更强。实验还证明，许多花卉都有吸收有害气体的能力，如美人蕉、盆栽的石榴和柑橘等抗氟与吸氟的能力较强；米兰、菊花、月季、夹竹桃等可以吸收空气中的氯气；腊梅、玉兰、桂花等可以减少空气中的含汞量；虎尾兰可吸收空气中的甲醛；紫薇、绣球、桂花、夹竹桃的枝叶有较强的吸尘作用，可以减少空气中的灰尘。此外，原产于美洲、非洲沙漠地带的仙人掌，由于那里气候干燥，为适应当地环境，其形成了自己独特的生存方式：白天气孔紧闭，以防水分蒸发；晚间则打开气孔，吸收二氧化碳，制造氧气。故在居室中放置仙人掌，空气净化程度相对较好。

花卉除了上述净化空气作用外，其所散发出来的大量萜烯类物质，能缓和太阳光的辐射热，在炎夏酷暑中能有效地降低温度。此外，为了花卉的正常生长，要经常浇水，为了除尘，要时常擦洗和喷淋叶片，此能增加室内空气的湿度，调节小气候。可见科学养花对人体健康有百利而无一害。

现代医学认为，花卉的香味源自于其所散发的挥发性芳香物质，能杀灭某些病菌，并有一定的医疗作用，如白菊花香味能明目、清头风；丁香花香味能镇静安神，对牙痛患者有止痛作用；夜来香、天竺花香味可促进睡眠，消除疲劳，对于高血压患者有降压作用。国外学者新近研究发现，有几十种鲜花的香味对心血管疾病、气喘、神经衰弱等有显著疗效。

（3）活动筋骨，增强体质

随着现代生活节奏的加快，人们在紧张的工作、学习一天之后，不免产生一种疲劳感，此时需要用一种轻松的活动调剂一下生活节奏，而种养花卉不失为一种可行的活动方法。在对花卉的日常管理中，通过松土、浇水、修枝、搬盆等活动，使大脑得到充分的休息，并能活动筋骨，舒畅气血，增强体质。

清代养生家曹慈山曾云："院中植花木数十本，不求名种异卉，四时不绝便佳……玩其生意，伺其开落，悦目赏心，无过于是。"说明人处在绿色的环境中，能给人的大脑以良好的刺激而产生舒适的感觉，从而缓解疲劳。另外，工作、学习之余若能时时观赏一下花草，可以缓解视神经的紧张状态，对保护视力和延缓中老年人的视功能退化大有裨益。

（4）陶情冶性，借以抒怀

养花是一种愉快的劳动，花卉美丽而富有魅力，使人感到蓬勃生机。尤其是自己亲手栽培的花卉，看着它吐出新芽，展开嫩叶，抽生新枝，直到孕育了花蕾，继而绽蕾而出，成为盛开的花朵，能使人充分领略到劳动成果带来的幸福感和自豪感，此时的心情犹如在干渴之时喝上一杯沁人心脾的甘露，可谓妙不可言。

养花亦是一种智力劳动，包含着许多学问。养花涉及到花与光照、水分、空气的干湿度、土壤的酸碱度，及众多自然科学领域的知识。通过养花，不仅使人学到许多知识，同时也能提高人的审美能力。

此外，在观赏花卉的过程中，还能使人产生许多美好的联想。这既增添了生活情趣，也提高了文化精神素养。所以，种养花卉能激励人们对生活的热爱，对未来的向往，激发人们在逆境中去拼搏、去创业、去奋斗的勇气，尤其对老年人来说，能消除夕阳西下的失落感。

养鸟有些怎样的养生？

我国人民自古以来就有饲鸟赏鸟的习俗。例如，最早所建的西汉大林苑，就有植花木、兴池湖、养百鸟、饲禽兽等，内容丰富多彩。到了唐、宋更加发展，明、清时期养鸟最为盛行。

鸟类不仅是宝贵的自然资源，而且能丰富人们的精神生活，陶冶情操。养鸟是一门技术，赏鸟更是一种艺术享受。观鸟儿羽毛之艳丽，听鸟儿歌喉之声韵，声情兼备，既可冶悦性情，又能遣散忧烦情绪，有利于身心健康。

近年来，饲养宠鸟已成为老年人较为喜爱的一项活动。清晨，老人们三五成群，手提鸟笼，在公园林间、山石溪傍切磋养鸟技艺，耳闻着悦耳动听的鸟语，真是心旷神怡，其乐无穷。饲养宠鸟还能唤起老年人的童心，给晚年生活带来乐趣。

现代研究认为，喂养玩赏动物的人，一般比其他人健康，心情舒畅，寿命也长。因为可爱的小生灵对人的生命活动能起到积极良好的作用，提高人的大脑和整个神经系统的功能，进一步调动机体的潜力，对健康长寿是十分有益的。美国宾夕法尼亚大学研究动物和社会相互作用的研究中心根据对92名冠心病患者的调查指出，是否喂养玩赏动物对冠心病病情的发展有很大影响。在92名患者中，39名不养小动物的人，其中28人一年后相继死亡，另外53名喂养动物的患者中有50人还活着。故只要条件许可，老年人可从事饲鸟之类的养宠物活动，这对他们的健康长寿是十分有益的。

钓鱼有着怎样的养生之道?

钓鱼在我国有着悠久的历史。在远古时代，钓鱼是我们祖先赖以生存的一种手段。后由于农业生产的发展，渔业产生形式的不断改进，钓鱼作为一种求生的手段，已逐渐退居于次要地位。往后，随着人类社会的发展和科学技术的进步，钓鱼已退出了生产领域，成为一项陶冶身心健康的高雅的娱乐活动。

“姜太公钓鱼，愿者上钩”是一个经典的哲理故事，古有唐代诗人孟浩然诗曰：“垂钓坐磐石，水清心也闲。”今有钓者感慨说：“吃鱼哪有钓鱼乐，乐在其中无法说，业余湖畔一日钓，顿消疲劳好快活。”这说明钓鱼不仅在于获鱼，更在于怡养性情，增益身心。钓鱼的养生意义具体表现在：

1. 调神爽身，遣怀情志

钓鱼是一项老少皆宜而又具有浓厚情趣的有益活动。当秋高气爽，水清鱼肥的黄金季节，约几位好友远足郊外，领略大自然之美景，静享得鱼之乐趣，实在是一件其乐无穷的美事。

钓鱼活动一般选择江河湖海之滨，绿树成荫、山清水秀之处。垂钓者或沐浴着阳光，或在树荫下纳凉，欣赏周围的湖光山色，呼吸着富含负离子的新鲜空气，使人赏心悦目，心旷神怡。中医经典著作《素问·生气通天论》云：“苍天之气，清净则志意治，顺之则阳气固，虽有贼邪，弗能害也。”说明钓鱼能接触、饱尝大自然之阳光和清新空气，对促进新陈代谢，提高人体抗病能力十分有益。

钓鱼还能舒怀而调畅情志。因为钓鱼的首要条件是环境的宁静和人的专注，垂钓者必须手不离杆，眼不离漂，此时，所有工作及家庭的琐碎、烦恼之事均抛置脑后，而整个心理意念均被“咬钩”的情趣所吸引，倘若能钓得几条活蹦乱跳的鲜鱼，其欢愉喜悦的神情是无与论比的。因此，钓鱼既有严肃之态，又有活泼之举，而且内无思虑之患，外无形疲之忧，精诚专一，紧张轻松，具有调神养生的意义。

2. 炼意生智，动静结合

钓鱼能磨炼意志。甩漂后一坐就是几小时，其间心无杂念，心绪平静，注意力高度集中在鱼竿上，其专注的程度有时甚至能达到神经细胞不再接受和回答外界环境对感觉器官刺激的境界。因此，对于经常处于精神紧张、思虑过度的脑力劳动者来说，钓鱼无疑是一次放松和休息的好机会。

此外，钓鱼时甩漂提竿、下蹲起立等适量活动，能使人体的筋骨得到锻炼。又由于每个人都是独立地进行垂钓，还可以根据自己的体力及健康状况安排活动量，如既可以跑动变换钓位，也可在同一处连续不断地垂钓。所以，这项活动不论对脑力劳动者还是对体力劳动者来说都是很有益的，尤其对中老年人更为合宜。

3. 防病治病，健身养生

钓鱼能促进身心健康，对慢性病的恢复具有辅助治疗作用。如因思虑过度导致失眠、健忘等症，可在钓鱼活动中调整脑神经的生理功能而逐步恢复。又如肝炎患者，在垂钓过程中，能得以遣怀情志，疏泄肝气，从而加快疾病的痊愈。另外，通过钓鱼必须具备的“凝神静气”、“神静不乱”的条件，对相对情绪易激动者，同样具有积极的治疗意义。因此，明代医家李时珍认为钓鱼可以消除“心脾躁热”是有一定道理的。

值得提醒的是，垂钓是一种户外活动，一般全天都在野外，所以出发前要准备好行装。野外早晚较凉，要多带些衣服。钓鱼近水，宜穿防水防滑的鞋子。如遇阳光强烈的天气，需备草帽。带上干粮和冷开水，并备些清凉油之类的药物，以防小虫叮咬。

为什么说音乐也可以养生？

人体的生理、心理活动均受控于中枢神经系统，改善和提高中枢神经系统的功能，对促进人体的身心健康起着积极的作用。音乐，以其强烈的艺术感染力，表达着人们的情感，反映着社会现实生活。它不仅可供人欣赏，陶冶性情，还具有重要的养生意义。

首先是能开发智力。语言是促使儿童智能发展的一个直接而重要的手段。音乐即是一种极富感染力和说服力色彩的语言，更易被儿童所接受。同时，音乐作为一种精神养料，对陶冶儿童情趣、促进儿童大脑发育也是不可缺少的。此外，在胎儿胚胎发育阶段给孕妇听听音乐，对胎儿智力的早期开发颇有益处。选一些典雅细腻、委婉柔和的乐曲，不仅能使孕妇的情绪保持在最佳状态，也有利于胎儿的生长发育及出生后的聪明健康。

其次能延缓衰老。老年人经常听音乐，尤其是听青少年时代曾经十分喜爱过的歌曲和熟悉的旋律，可以唤起美好的回忆，并增添生活乐趣，增强生活信念，使他们焕发青春，从而起到延缓衰老的作用。我国西汉时期有位名叫窦公的长寿老人，他活了 180 岁。三国时养生学家嵇康对窦公的生活进行了研究，认为他之所以如此长寿，除了坚持导引而获益外，更重要的是他的职业——音乐师。音乐使他乐观豁达，而窦公又是盲人，更少杂事纷扰，所以得以长寿。

第三能调整心绪。人们通过反复实验和摸索发现，节奏缓慢、韵律安祥的音乐能够降低人体内具有兴奋作用的激素，聆听这样的音乐，可以使人感到轻松、舒畅。用敲击乐器演奏的节拍明快的音乐，会增加人体内具有激发作用的激素，能使人处于亢奋状态。优美的旋律能调节大脑的兴奋和抑制过程，使之趋于平衡。具体方法是：当人心理疲劳、情绪低落时，可听一些节奏悠缓、旋律柔美的抒情名曲，如《假日的海滩》、《水上音乐》、《锦上花》等；心绪不安时宜听巴赫的赋格曲《b 小调弥撒曲》；心情紧张时宜听肖邦或施特劳斯的圆舞曲；当心灵空虚时宜听贝多芬的《命运》交响曲；当注意力不能集中时则多听贝多芬的《月光奏鸣曲》；当缺乏自信时宜听钢琴协奏曲《皇帝》。

其四能帮助消化。俄国著名的生理学家和心理学家巴甫洛夫早期专门研究消化过程，曾找出一些证据来说明音乐与消化之间的关系。他发现如果音乐能激发愉快的情绪，那么它就能促进胃肠蠕动，增加胃液分泌，帮助食物消化。

第五能辅助学习。有人做过实验，人们在奇特的古典音乐声中能达到过“耳”不忘的境地。在每分钟 60 拍的 4/4 拍古典音乐的伴奏下，每 8 秒钟讲授者念一个外语单词或短语，节奏与乐曲保持协调，这样学习者能进入放松状态，头脑特别机敏。效果好的人一天能记住 1000 个法语单词。

音乐有哪些治病的功用?

音乐治疗疾病主要是通过心理作用和物理作用这两种途径来实现的。根据乐曲的不同节奏、旋律、速度、响度、谐调等，产生相应的镇静、兴奋、镇痛、降压等作用。因此，我们可以因人因病制宜进行辨证施曲，从而达到理想的治疗效果。

首先是镇静。对于喧扰不宁、躁妄不笃、动而多怒的狂躁型精神病患者，临床上常选用节奏缓慢、恬静悦耳或悲凉凄楚的曲调，如《塞上曲》、《春江花月夜》、《平沙落雁》、《苏武牧羊》等，以镇心安神或以悲制怒。这种方法中医称为“阳病阴治”。

其次为兴奋。对于沉默痴呆、语无伦次、嬉笑无常的抑郁型精神病患者，可选些节奏鲜明、活泼欢快、情绪激昂的乐曲，如《喜洋洋》、《娱乐升平》、《狂欢》、《春天来了》等，给患者以热烈的兴奋感，有利于激发情绪。中医称此为“阴病阳治”。

其三能止痛。我国古代医家曾以鼓、笛齐鸣治疗因情志刺激所导致的“心痛”疾病。另外还有用音乐治牙痛的，如清代《虞初新志・卷六》中讲：“某患齿病，予授以吹箫而愈，所治者非一人也。”而现代也有这方面的实例，英国剑桥医院口腔科用音乐代替麻醉药进行拔牙，试验200余例，患者无疼痛感。一般说，疼痛可以使人情绪不安，而情绪的不稳定又能导致疼痛加剧，而优美动听的音乐，正是通过“心（大脑）之感受”而使人的精神放松、情绪稳定，以达到止痛的效果。

第四能催眠。音乐能催人入眠。中医认为，失眠大多与情志起伏、饮食劳倦有关，但主要是情志为患，所谓“神安则寐，神不安则不寐”。音乐催眠就是运用“畅神志”来“和人心”，使人消除烦恼，心情和畅，则神安自宁，令人入睡。可选的催眠乐曲有：《二泉映月》、《平湖秋月》、《宝贝》、《仲夏夜之梦》等。

另外，音乐疗法的适应证较广，可根据本人的病情诊断来选择和编排曲目，如高血压病患者听一曲小提琴协奏曲，有时能让血压下降1.33～2.66kPa（10～20mmHg）；头脑胀痛患者可听听贝多芬的《A大调抒情小乐曲》；神经衰弱者可以听比才的《卡门组曲》；便秘患者可听莫扎特的《小步舞曲》。

跳舞有着怎样的养生之道？

跳舞是一种愉快而有节奏的活动。跳舞之时，通过肢体、身躯运动及呼吸的协调，令舞者感到身心轻快。无论男女老少，在工作、学习之余，若能适当跳跳舞，既可舒筋活络、调和气血，又可怡神畅志，达到促进身心健康的目的。跳舞的养生意义在于：

1. 感受欢愉

跳舞可以抒发欢娱之情，能满足心理需要。每当优美和谐的乐曲伴随你翩翩起舞时，思维和心绪已完全沉浸在音乐和舞步中。正如晋代医家葛洪所说：“知音悦耳，冶姿娱心。”说明听音乐跳舞，是可以使人情志怡然，心境舒畅。尤其是中老年人，适当跳些交谊舞，不仅能增加生活上的情趣，而且还能给予心理上的宽慰。

2. 增进交往

跳舞可以扩大社交范围，增进人际交往和感情沟通。通过跳舞，不仅可以结交同性朋友，还可以结交异性朋友。人具有社会属性，因此具有社会交往和人际沟通的需要。跳舞是满足人们这一需要的一种途径。跳舞常常被称为“交谊舞”或“交际舞”，其含义即在其中。

3. 运动身体

从跳舞的形式来看，运动是其主要特征之一。进入舞池，跟着音乐的节拍，或快或慢，或进或退，或侧身或旋转，高水平的还能跳出许多花样来，如“伦巴”、“华尔兹”、“探戈”、“恰恰舞”等，这些均可以根据自己的兴趣、体力、技能情况而加以选择。《吕氏春秋·古乐篇》云：“筋骨缩瑟不达，故作舞以宣导之。”跳舞能使人体肢节屈伸，躯体运动，气血流畅，阴阳调和，是一种很好的健身活动。

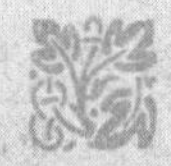
历代名人养生法

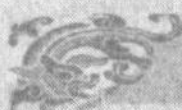
中医名家有哪些食养食疗经验？

“良工治未病”是中医早在几千年前就对高明医生提出的一项要求。历代名医在这个思想指导下研究了不少预防疾病，健康长寿的方法。食养食疗就是其中重要的一部分。他们的努力为我们提供了宝贵的经验。

早在殷代，就有伊尹根据他的医疗知识和烹调经验，编写食疗专著《汤液经》的传说，可惜早已失传。

周朝把医生分成为食医、疾医、疡医和兽医四种。食医专管帝王的饮食调配，有很高的地位。

汉代医圣张仲景也十分重视食养。他认为：“人体和平，惟须好将养，勿妄服药，药势偏有所助，令人藏气不平，易受外患”。

唐代药王孙思邈，对饮食养生有专门论述。他认为应当提倡食疗食养。因为“食能排邪而安脏腑，悦神爽志以资血气。”而“药性刚烈，犹若御兵。兵之猛暴，岂容妄发，发用乘宜，损伤处众，药之投疾，殃滥亦然”，“药势偏有所助，令人脏气不平，易受外患”。所以“若能用食平疴，适性遣疾者，可谓良工，长年饵老之奇法，极养生之术也”。他提倡饮食清淡，注意节制。认为，膏粱厚味，对老人有害；肉食入口，“喜生百病”；久饮酒者“腐烂肠胃，渍髓蒸筋，伤神损寿”；五味过多，则伤五脏。老人肠胃单薄，若贪食过多，必然不消化而引起各种疾病。他引用养生家嵇康的论断“粮岁多病，饥年少疾”，告诫人们：“一岁之忌者，暮无饱食；一月之忌者，暮无大醉”。老人退居之后，要注意用药食资身，多吃素食，肉须新鲜；吃饭时要去除烦恼，饭后散步，不要一吃好就睡，饱食仰卧成气痞，不得忍饥等等。这些论述到目前仍很适用。

宋代陈直的《养老奉亲书》是我国早期的老年病专著。由于他学术上把调理脾胃作为“养老人之大要”，所以十分重视食养，把食疗作为治疗老年病的主法。全书232方，其中食疗方有162首，占70.1%。他认为人们如果能知道食性而调理，则倍胜于药，提出：老人的饮食，“大抵宜温热熟软，忌粘硬生冷”；“食后引行一二百步，令运动消散”；“尊年之人，不可顿饱，但频频与食，使脾胃易化，谷气长存。若顿令饱食，则多伤满。因为老人肠胃虚弱，不能消纳，故成疾患”。作为子女，都要深深体会这些道理。

“如无疾患，亦不须服药，但只调停饮食，自然无恙矣”。他还收集拟定了不少鲜美可口的药膳食品，供老人服用。后来元代邹铉又在《养老奉亲书》的基础上，进行了增补，撰写了《寿亲养老新书》。他很注意收集食疗方药，与《养老奉亲书》

相比，对口味和调养方面更加注意，他认为："食治诸方，不特老人用之，少壮者对证疗病，皆可通用。食味和调，百疾不生，保生永年，其功则一。"扩展了食疗的应用范围。

历史上有名的金元四大家之一朱丹溪，其母70多岁时，因为大便经常燥结，所以将牛奶、猪油和粥给她进服。因过于黏腻，后来郁为黏痰，生了一场病。他苦苦研究饮食调养，终于摸索出一套规律，其母因此而受益，活到90多岁，无疾而终。他认为，老人内虚脾弱，阴亏性急，内虚胃热则易饥而思食，脾弱难化则食已而再饱，阴虚难降则气郁而成痰。纵口固痛快于一时，但积久必为灾害，所以要求吃得清淡。朱丹溪在《慈幼论》中，根据小儿的生理特点，对其饮食调养作了探讨。他认为小儿"血气俱盛，食物易消，故食无时。然肠胃尚脆而窄，若稠粘干硬，酸咸甜辣，一切鱼肉、木果、湿面、烧炙、煨炒，凡是发热难化之物，皆宜禁绝"。

饮食养生不但民间流行，宫廷中也十分重视。元代营养学家、宫廷饮膳太医忽思慧，在《饮膳正要》中提出"妊娠食忌"，记述了妊娠所忌饮食16种，"饮酒避忌"记述了饮酒和醉酒后的注意事项23条，"服药禁忌"论述了53种不可食或有所犯忌的食物，"食物中毒"论述了18种食物引起的中毒和解毒方法，"禽兽变异"记述了26种形象异常，不可食用的禽兽。他认为饮食还必须与四时之气相适应，"春气温，宜食麦以凉之"，"夏气热，宜食菽以寒之"，"秋气燥，宜食麻以润其燥"，"冬气寒，宜食黍以热性治其寒"。长期偏嗜某一食品或癖好某种烹调法，往往会导致机体偏寒偏热，造成阴阳失调，重则引起疾病，影响长寿等。他的这些论述都进一步完善和丰富了中医饮食养生的内容。

明代医家胡文焕在《新刻养生食忌》中，对饮食禁忌进行了汇集，辑有五谷食忌，孕妇食忌、乳母食忌、小儿食忌、逐月食忌等。清代朱本中在《饮食须知》中，提得更为具体，如黑鱼"有疮人不可食"，虾肉"多食动风"，盐"患水肿者忌食"，麻油"多食滑肠胃"，砂糖"多食助热损齿"等。他认为，饮食藉以养生，而不知物性有相反相忌，纵然杂进，轻则五内不和，重则立兴祸患，是饮食亦未尚不害生也。"物性与药性反忌，为患更烈，盖服饵原冀却病长生，而不明禁忌，适足以助虐速死。"现在这个问题引起人们高度重视。从上世纪50年代初人们已开始研究有些食物对人体的致癌作用等等。虽然，我国古代医家所提的内容中，还有不少有待进一步研究，但这种思路，无疑体现了前辈们的远见卓识。

清代范在文在《卫生要诀》中提出，时刻要注意饮食卫生，否则就会"以养人者害人矣"。他着重抓两点：一是注意食物的产地，采收的时间，烹调的方法，饮食的方式；二是食物之间的宜忌。他认为，"其生也异时，其长也异地，其收获也异方，其烹调也异法，其取择运用又各因其俗"。各种食物的寒热补泻，又各具其性，"一饮食间，而补泻兼施；一酬酢间，而寒热并进。已非养生之道，况其中之相忌，势如冰炭，畏若寇仇，一或不慎，有不终席而亡者，是以养人者害人气。"所以他要求注意研究进食的规律以养生。

名医王士雄把多食容易发病的食物分为六类：第一，发热之物，如姜、薤、羊肉、鲦鱼、川椒、胡椒等，“多食发热”，凡阴虚内热，痰火内盛，津液耗伤者忌之。第二，发风之物，如春芥、虾、蟹、鹅等，“多食发风动疾”，凡诸外感未清，咽喉目疾，疱疡痧疹后忌之。第三，助湿之物，如枇杷、叭哒杏、羊脂等，“多食助湿生痰”，凡脾虚滑泄者忌之。第四，积寒之物，如蚌、田螺、西瓜、鲜柿等“多食寒中”，凡中焦虚寒者忌之。第五，动血之物，如慈菇、胡椒等，“多食动血”，凡失血诸病忌之。第六，动气之物，如比目鱼、羊肉、春芥等，“多食动气”，凡气滞诸病忌之。他把西瓜赞为清热的“天生白虎汤”，把梨赞为清热生津的“天生甘露饮”，甘蔗汁称为益气养阴的“天生复脉汤”。虽有夸张，但易记易懂，对食疗在临床的普及起到了推动作用。

孔子长寿的原因是什么？

我国古代最著名的思想家、教育家孔子，在比较艰苦的生活环境中，能够活到70多岁的高龄，实属古来稀，其长寿的原因，令人回味。

孔子说：“君子有三戒：少之时，血气未成，戒之在色；及其壮也，血气方刚，戒之在斗；及其老也，血气既衰，戒之在得。”这里非常清楚地指出了人们应按照不同时期的体质特点来养生，即年龄不同，生理、心理特点不一样，养生方法就应有所区别。青少年时由于发育不成熟，要注意不要早婚、不要性生活太频；中年时，不要过度劳累，要注意劳逸结合，因为体质将由盛转衰；老年时，要把名利看得淡一些，体质已经虚弱，不要再竭力追求名利，因为得到的往往是苦恼烦闷，甚至是疾病。孔子是这么说的，也是身体力行的。他特别欣赏那种清心寡欲的精神状态，如对颜回的“一箪食，一瓢饮，在陋巷，人不堪其忧，回也不改其乐”表示称赞：“贤哉回也。”孔子最反对患得患失、怨天尤人的精神状态，提倡心胸坦荡，刚毅坚强，他认为有三种事最有害于健康：骄傲自大、游荡忘返、饮食荒淫，并提出三种有益于健康之事：调节行动，道人之善，交好朋友。

孔子喜欢音乐，在齐国听到“韶”的音乐，“三月不知肉味”，借助音乐，陶冶精神。在陈国绝粮时，还是“弦歌不衰”，饥寒之中，也不愁楚。孔子的弟子们说：“子之燕居，申申如也，夭夭如也。”意思是说，孔子在家闲居时，生活也有规律，精神总是舒畅的。

孔子酷爱体育，并认真锻炼，所以身体很好。孔子被称为夫子，在人们的想像中，该是文弱迂腐的老书生模样。而事实上，孔子体格魁梧高大。他喜欢钓鱼和射箭，而且还很有讲究。此外，孔子对游泳、爬山也有着浓厚的兴趣，他说过“仁者乐山，智者乐水”。这在《论语》中也有反映。正因为孔子长期坚持体育锻炼，所以，尽管一生多次陷入困境，但都坚持过来了，特别是在陈、蔡之间，粮食断绝，“七日不火食”，跟随他的弟子们都饿倒爬不起来了，他却“讲诵弦歌不衰”，还在那里一个劲儿地讲书奏乐唱歌，像一点事也没有，可当时他已是63岁的人了。

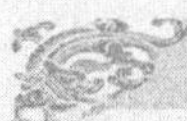

老子有着怎样的养生观？

众所周知，老子是我国古代道家学派的创始人，但同时他也是中国，养生学的始祖。因为当今养生学的三条基本原则“保养精气”、“顺乎自然”、“气功修炼”是与他的积极倡导密切相关的。

1. 养精保气

老子认为，人的生命是由于男女交合的性活动产生的，而性活动的产生则是本源于人体之精。精，是人体生活的本源。精足，则生命就强健；精衰，则生命就虚弱。如何保精呢？那就是老子提出的，并为后世医家和养生家所尊崇的恬淡虚无、少思寡欲的养生思想。《老子》一书中大量地论述了这一重要思想，如：“见素抱朴，少思寡欲。”意即要外表单纯，内心质朴，少私心，寡欲念。“祸莫大于不知足，咎莫大于欲得。故知足之足，常足矣。”意即灾祸没有比不知足更大的了，罪过没有比贪得无厌更大的了，所以懂得满足这样的满足，就永远满足了，这是后世知足常乐养生思想的来源。

2. 顺乎自然

老子以“道生一、一生二、二生三、三生万物”这一宇宙万物的整体观的系统观来考察人体生命的长生之道，从而提出了“顺乎自然”这一重要的养生观点。老子认为，宇宙间有四大，而人居其一。人当效法地的柔和安静。地当效法天的湛泊不动，生养万物而无所取获。天当效法道的清静不言，阴行精气，使万物自成也。道性自然，则效法它自己。老子“人法地、地法天、天法道、道法自然”的理论，构成了老子的天道观，这种天道观是专讲天地万物生成变化的原理的，顺乎这种变化，就能长生，这就是后世养生家顺乎自然的养生观的理论来源。

3. 气功养生

老子非常重视气功养生，为后世丹道养生家所重视。道家所云呼吸吐纳法，其源本于老子。此功法要求：闭口端坐，万念息捐；两目微开，稍见微明；后观其明于玄关（丹田）一窍，此即所谓观其窍也。然后行腹式呼吸，每次呼吸时间要长，呼吸间有停闭。常修此功，渐修真气自动地推向经络中去，达到气贯全身的目的。静柔功论，主要体现了老子以静制动、以弱胜强、以柔克刚的思想，后世气功家和武术家据此创作出好多种功法，如静坐功、柔气功、《易筋经》中的内壮功等。老子所说的柔、弱、静，并非消极状态的表现，而是孕育着刚、强、动的积极力量的产生；是外柔内刚，外弱内强，外静内动；是柔中有刚、弱中有强、静中有动。这样方能保持人体生生不息的柔和之气，使生命永远处于运动的状态之中，这是使人体获得健康长寿的根本。

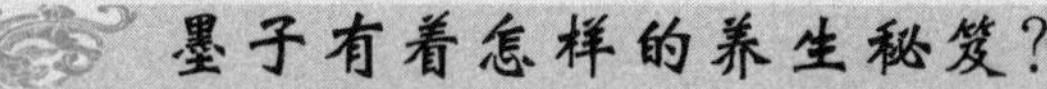

墨子有着怎样的养生秘笈？

墨子，名翟。春秋战国时期的思想家、政治家。墨家创始人。墨翟主张“兴天下之利，除天下之害”，提倡“摩顶放踵，利天下为之”的实践精神。他活了92岁，据传是养生得道。古书载有墨子求道的故事。

墨子82岁时，看破红尘。认定“官无常贵，民无终贱”。于是，入周狄山精思道法，修身养性。一天，他在山中忽然听到读书声，墨子卧于石后观察动静，伺机而出。这时有一个人走过来，用衣服包裹着双脚，墨子问道：你是度世的神仙吧！请且少留，诲以要道。神人说：我知道你求教心诚，特来候你，你有什么要求？墨子说：愿得长生。于是神人给了他一些讲道灵、教戒、五行变化之类的书。告诉墨子说：你气度非凡，又很聪明，得此书便成。墨子拜谢。事后照书而行，遂得其验，于是墨子撰集其要，以为五行记。

五行，即金、木、水、火、土。古人用“五行”来区分脏腑的属性和相互关系。根据阴阳气血的运化，确认心属火，肝属木，脾属土，肺属金，肾属水。并遵循五行相生、相乘、相克的原则，诊治疾病。修身养性，非常灵验。比如，健身活动的基本功就是调理呼吸。古人云：吸有两种，即鼻吸和口吸；呼有六式：即吹、呼、唏、呵、嘘、泗。呼吸要按照“五行运气，区分四时寒暑，才对身体有益，今有《四时呼吸歌》为证：

春嘘明目木扶肝，夏至呵心火自闲。秋泗定知金肺润，肾吹唯要水中安。三焦唏却除烦热，四季常呼脾化飧。切忌出声闻口耳，其动尤胜保坤丹。

怎样从《龟虽寿》看曹操的养生观？

曹操是三国时期著名的政治家、军事家、诗人，他写的《龟虽寿》，是一首养生四言古诗，诗中所论述的养生见解，非常精辟。诗的原文是：“神龟虽寿，犹有竟时；腾蛇承雾，终为土灰。老骥伏枥，志在千里；烈士暮年，壮心不已。盈缩之期，不但在天；养怡之福，可得永年。”

曹操这首养生诗共十二句，有三层意思。

诗的开头四句是说，“神龟”的寿命虽然很长，但终究还是要死的；能够腾云开天的“腾蛇”，也难免要化为尘土，有生必有死，这是自然界的规律，人当然也不例外。中间四句的意思是，千里马虽然老了，终日伏在马棚里，但它的志向仍旧驰骋千里；有雄心壮志的人，虽然已经到了晚年，但他决不悲观失望，还要继续前进，有所作为。实际上，这四句是曹操在抒发自己的豪情壮志。当他写这首诗的时候已经53岁了，但他不怕衰老的威胁，仍然“壮心不已”、“志在千里”，决心实现统一中国的雄图大业。最后四句的大意是说，人的寿命长短，不单纯受自然规律的支配；如果能注意保养身体，保持乐观的心境，是能够获得健康长寿的。

首先，我们从诗句中可以看出，曹操的养生观是唯物的，是科学的。他认为人寿有尽，人的寿命长短，既有“天”的因素，而蔓为重要的是后天的“养怡之福”。在1800多年前的曹操能有这种认识，实在是难能可贵的。因为在我国自古以来，就有“寿命无穷，与天地终”之说，道家在这方面鼓吹更甚。在古代不少人双为人是可以长生不死的，所以很多人为了长生不死，到处寻仙丹，服石药。也有不少人认为，人世间的一切，包括人的寿命长短，都是由“天命”所决定的。在这种认识论和生命观的主导下，有的人放浪形骸，隐遁避世；有的人则求神拜天，以求天神赐寿，这样做更无益于健康长寿。而曹操则不相信这一套，坚信人寿有限，但不在天。

其次，曹操的养生观充满着积极乐观的精神。和曹操同时代的人，不少人都对人生抱悲观的态度，有的消沉颓丧，有的纵情声色，还有的追名逐利。曹操却独树一帜，高歌“老骥伏枥，志在千里；烈士暮年，壮心不已”，由于他有这种豪迈的志向和宽阔的胸怀，因而也促进了人的身心健康。他虽处于动荡不安、烽烟四起的乱世，而且长期驰聘沙场，能够享年65岁，也算是高寿了。

曹操认为，“养怡之福，可得永年”。也就是说，人要想健康长寿必须具备两个条件，一是物质营养和体格锻炼（养怡之福的养可作这种解释）；二是要心情愉快（怡就是愉快的意思）。这些可以说是曹操自身养生实践的经验总结。

健康长寿乃人之美好愿望，面对美好的生活，笔者奉劝人们为了健康长寿，不妨读读曹操的《龟虽寿》，也许从中会得到教益的。

苏东坡有着怎样的养生法？

众人皆知苏东坡是我国北宋时期赫赫有名的一代文豪，他的诗，或自然流丽，或气势雄浑；他的词，豪放杰出，气象恢宏。

其实，苏东坡不仅是一位杰出的文学家，而且精通养生之道，他著有《上张安道养生诀论》、《续养生论》、《问养生》等。这就是尽管苏东坡一生道路坎坷曲折，饱尝艰辛，又为何年过花甲之后，仍然精力旺盛，双目炯炯有神的重要原因。

苏东坡习惯用梳发健身。“羽虫贝月争翩翻，我亦散发虚明轩；千梳冷快肌骨醒，风露气人霜蓬根。”意思是：在皎洁的月光下，我在空旷的轩阁上站立，散开长发频频梳理，直梳得头脑十分清醒、筋骨也越来越有力。寒风露气吹到白发根上，精神抖擞，痛快淋漓。

茶历来为文人名士所喜爱，对养生颇有研究的苏东坡，对茶叶的作用也有不少独到见解，他在《论茶》中指出：“除烦去腻，世固不可无茶。”在牙膏、牙刷尚未问世的古代，他提出了食后用茶漱口的办法，“每食已，以浓茶漱口，烦腻既出，而脾胃不知；肉在齿间，消缩脱去，不烦挑刺，而齿性便若缘此坚密。”将茶叶与口腔卫生联系在一起。

“擦脚”是苏东坡又一重要的健身之法，他每天早晚盘腿坐在床上，双目紧闭，用力按摩脚心，左右脚各200次左右。科学研究证实，常按摩脚掌和脚趾，对许多疾病，如贫血、关节炎、糖尿病、周期性偏头痛、阳痿、痛经及肾功能紊乱等都有一定的缓解作用。

苏东坡对自己的饮食生活有严格要求，曾给自己规定："自今日以往，不过一爵一肉"（一餐不超过一杯酒，一个肉菜），真正实践了"饮食有节"的养生之道。

"达观好动"，这是苏东坡极力倡导的。事实上，他也是这样做的。他多次遭贬，辗转流离，还受诬入狱，几被处死，但就是在这样的境遇中，他一直注意身体的锻炼，保持了达观开朗的情绪。即使在最不得志的时候，他也不甘寂寞，或泛舟，或登山，尽情领略山川古迹风光，积极增强体魄，努力从苦闷中解脱，给自己开拓从内心到外在的开阔世界。他在政事之余，习射放鹰，从事畋猎；他关心平民生活，兴利除弊，在各地上任，尽力为百姓做好事，"苏堤"、"东坡肉"的命名就铭记了他的政绩和人们对他的深情。

陆游的养生四法则是什么？

陆游是我国历史上一位杰出的诗人，同时对养生颇有研究，其养生法则有四个方面：

1. 注重饮食宜忌

他在《病起杂言》中说："起居饮食每自省，常若严师畏友在我旁。"这是强调人们吃东西要知道节制，饮食适宜则养人，饮食太过会伤人；又如在《养生》中说："衣巾视寒燠，饮食节饱饥"，这是主张饥饱适度。陆游食养的另一特色是好食粥，如在《食粥》中云："世人个个学长年，不悟长年在目前；我得宛丘严易法，只将食粥致神仙。"说明药粥能起到延年益寿的作用。

2. 强调吐纳、导引、按摩

吐纳、导引、按摩是陆游常用的方法，如在《春晚》一诗中说："老生要是常谈尔，吐纳余闲即按摩"；"啄吞自笑如孤鹤，导引何妨效五禽"。经数十年寒暑不辍的苦练，陆游的功夫已达极高境界，"两皆若有光、夜视如正昼"，意思是两目炯炯有神，历历照物。

3. 喜梳头、勤洗脚

梳头，洗脚，看起来是日常生活中的小事，但陆游把此与养生联系起来，每天必做。"觉来忽见天窗白，短发萧萧起自梳"，其梳头之勤，不同一般，时常梳头意义何在？明代焦竑云："冬至夜子时，梳头一千二百次，以赞阳气，经岁五脏流通，名为神仙洗头法。，'而经常洗脚，亦大有好处，因脚部有 60 多个穴位，又是足三阳经的起始点，故坚持睡前洗脚，有补肾强身之效。

4. 重视情志调摄

陆游认为，能否长寿的关键与是否善于重视情态调摄有关。读书忘忧，堪称颜回第二，陆游就是从读书中获得心理安慰而有益于健康的。他自称“书痴”，“客来不怕笑书痴”；“老人世间百念衰，惟好古书心未移”。现代医学研究发现，人在得到安慰时，体内可产生一种结构与真吗啡相近的化学物质——“内生吗啡”，从而对人体产生有益的调节作用。陆游又说：“治心无他法，要使百念空。’’意思是人们要想不得情志病，必须不追求名利等个人的东西。他生性豁达，即使在穷困潦倒之际，亦浩歌不已。

陆游深明养生之理，并把这一道理应用于养生。种菜、扫地、钓鱼、拂几，陆游样样都干。有意思的是，陆游把吟诗也作为养生的一种手段，自然疗法的医学专家认为，吟诗不只是口腔运动，整个机体的多种器官都参与了活动。反复吟诗可使大脑皮层的兴奋与抑制过程达到相对平衡，增强一些有益的激素以及活性物质的分泌，而这些物质能把血流量、神经细胞的兴奋调节到最佳状态，十分有益于身心健康。

药王养生四秘诀是什么？

孙思邈是我国唐代著名医学家，曾多次拒绝唐太宗等所授爵位，长期居住民间，研究医学，为人疗疾，采种中药，著书立说。因此，被人们尊称为“药王”。同时，孙思邈又是一个著名的养生学家，他提倡养生、食治和怡老，内容丰富，涉及到预防医学、心身医学、老年医学诸方面。由于他身体力行，活到了101岁，从而成为中国历史上罕见的能将养生理论与实践相结合的长寿老人。他的养生理论有如下四点。

1. 提倡抑情节欲

孙思邈认为情欲过度是罹疾早衰的重要因素之一，提倡要做到“十二少”，即“少思、少念、少欲、少事、少语、少笑、少愁、少乐、少喜、少怒、少好、少恶行”。并强调性医学卫生的重要性，认为房事太过，不仅可以影响本人的身体健康，而且影响优生优育，波及下一代，致使下一代先天不足。为此，他引用彭祖的观点：“上士别床，中士异被，服药百裹，不如独卧。”以说明节制房事的重要性。

2. 主张“常欲小劳”

孙思邈说：“养性之道，常欲小劳，但莫大疲及强所不能堪耳。”他认为运动比营养、休息更为重要，从而把按摩、导引、摇动肢节等全身运动作为养生的重要内容。

3. 既强调食养、又重视药饵

他指出：“安身之本必须于食，救疾之道惟在于药，不知食宜者，不足以全生；

不明药性者，不能以除病。”可见其对食养与药饵的重视。在饮食调养方面，主张饮食宜清淡，少吃荤、腥，忌吃生、杂。他还力倡“先饥而食、先渴而饮、食欲数而少、不欲顿而多”，认为少量多餐有益健康。同时，他把服食具有滋补和防治老年病作用的植物药作为养生的措施之一。

4. 重视环境居处

在住地方面，他强调要“背山临水，气候高爽，土地良沃，泉水清美”、“山林深处，固是佳境”。现在世界各地几乎都把山清水秀、鸟语花香、空气清新、环境幽静处作为疗养胜地，可见药王孙老对居住环境的要求是有道理的。在住室方面，他又指出：“但令雅素洁净，无风雨暑湿为佳。”

总之，药王孙老的养生思想和方法是非常丰富，他说到了，也做到了，名副其实。

白居易的健康病历诗是什么？

白居易诗中有相当篇幅，抒写了作者的生老病死观，养生方法论，记录了他的健康、疾病、起居、饮食和习惯，不失为不可多得的一卷千年前的健康病历诗。

白诗说，他 40 岁发现了第一根白发，60 岁须发尽白，但“上山仍未要人扶”。66 岁掉了两颗牙齿，作《齿落辞并序》。他的牙好，与晨起叩齿、饭后漱口习惯有关。70 岁“右眼昏花左足风”以“金蓖石水”治疗无效。服用药酒兼按摩风湿性脚关节疼痛：“药酒醺醺引醉眠，摩挲病脚日阳前。”《枕上作》、《病中书事》记述了他的气管炎症状：“风痰侵凌临老头，血疑筋滞不调柔”病情与气候相关：“气嗽因寒发，风痰欲雨生；病身无所用，唯解卜阴晴。”诗人深爱饮酒，但据病情需要，时或过一段“斋居”生活。这期间，停酒断荤，日进一餐饼蔬、药粥、汤茶之类。诗人退休后的生活是积极而有规律的：“一日分五时，作息率有常；自喜老后健，不嫌闲中忙。”

他认为，生老病死是人生必然规律，忧伤是无用的。他强调老年人要“心静”、“少欲”、“不求过分之事”方能“延寿命”。主张“心闲身忙诚太劳”的养生法则。他说自己自小孩子起直至衰老，每天总得找点事做，但不过于疲劳。

诗人对当时社会上士大夫阶层中流行的求仙学道，服石炼丹活动十分反感：“莫学长生去，仙方误杀君，”作《海彩漫》一诗，评述秦皇汉武求不死之药并未能长寿的事实。

白居易指出，人的寿命长短，不在于胖瘦贫富：“未必得年非瘦薄，无妨长福是单贫。”他认为，音乐对人有去忧、安慰、冶性、疗疾的作用，《好听琴》、《卧听法曲霓裳》对此予以肯定。他提出的“心是自医王”说，原则上与现代心身医学理论一致：“岂有物相累，兼无情可忘，不须忧老病，心是自医王。”

“生事纵贫犹可过，风情虽老未全销”是诗人“乐天”精神始终不泯的自我写照。他对祖国医学的许多新颖独到的见解，客观辩证的养生观点，值得我们珍视、研究与继承。

朱丹溪的色欲观有什么内容？

儒家养生十分重视性问题，认为性是一种本能，是生理上的需求，只要恰到好处，于身无害。金元医家朱丹溪，由儒而医，对儒学这一观点推崇备至，所著《格致余论》，开篇就是儒家亚圣孟子说的“饮食男女，人之大欲存焉”。承认性欲的合理性，强调婚育有时，动之有节；并根据阴气之难于成易于亏，心易为物所感而易动，心动则相火亦动，阴精易于暗流疏泄的“阳常有余阴常不足”、“相火”论点，提出了谨避“四虚”，“暂远帷幕”的见解。

丹溪所说的“四虚”：一是一年之虚，当四、五、六月火旺之时；十、十一月火气潜藏之时；二是一月之虚，上弦前下弦后，月廓月空之时；三是一日之虚，大风大雾，虹霓飞电，暴寒暴热，日月薄蚀，忧愁忿怒，惊恐悲哀，醉饱劳倦，谋虑勤动之时；四是平素之虚，即各种疾病发生及初愈之时。自然界以五行更迭衰旺而成四时，人身五脏六腑与自然相应，各有衰旺之时；日、月、地球相互位置的变动，月亮呈现出圆缺的改变，人体的生理活动也随之发生变化。因此，遇大寒大热的天气剧烈变化及月晦之时，人体七情过度之时，以及疾病正作、病后体虚之时，“暂远帷幕”，夫妻分居，是很有实际意义的。

否则，“温柔之盛于体，声音之盛于耳，颜色之盛于目，馨香之盛于鼻，谁是铁汉，心不为之动？”若为情欲所殉，犯此四者，“夫当壮年，便有老态，仰事俯育，一切堕坏。”如“禀赋本薄，而且恣情纵欲，再伐后天，则必成虚损。”据临床病例分析，；沉溺声色，邪思淫欲，确是致病之由。或头痛昏胀，躁动烦热；或心悸少寐，惊惕不安；或阳兴梦遗，腰膝酸软；均与欲动损阴有关。因黄色淫秽而害病者，终日精神颓废，纳减火升，不绝其邪念，治之无功。

山东中医学院教授张志远曾报道，于农历五月间，诊治一新婚青年男子，自诉身倦、乏力、口干、耳鸣、视力模糊，且有阳强现象、脉沉数、舌质红，显示一派肾阴亏虚症状。经服六味地黄丸调治两月余，病情有所好转，但舌红、耳鸣、阳强等依然存在。由此领悟到炎夏房事过频的危害性。尔后，凡遇肾虚、阴精亏损者，告其四、五、六月房事有节，病体均得较快康复。由此可见，确有道理。

乾隆有着怎样的养生之道？

乾隆是中国封建帝王中最长寿者，在位 60 年，活了 89 岁。他能有如此高龄，除有优裕的物质条件外，还因他懂得养生之道。

乾隆年近 90 神智还清晰，过问朝政。根据他的切身体会，总结出了养生的诀窍：“吐纳肺腑，活动筋骨，十常四勿，适时进补”。其中，“十常”为：齿常叩、津常咽、耳常弹、鼻常揉、睛常运、面常搓、足常摩、腹常旋、肢常伸、肛常提。“四勿”为：食勿言、卧勿语、饮勿醉、色勿迷。乾隆的这套养生方法，今天看来，均有一定的科学道理。

乾隆的祖父康熙把骑射定为祖传家法，教诲皇家子弟要“习骑射，勿持贵纵恣”。因而，乾隆自幼善骑爱武，马术甚精。在避暑山庄射箭比赛中，多次大显身手。当皇帝后，更以骑射为乐。直到他 80 高龄时，还去行围狩猎。这对深居清宫的皇帝来说，无疑是个锻炼身体的好方法。

乾隆六下江南，三上五台，喜游名山大川、古刹佛界、仙家境地、幽静之所。不少城乡曾有他的足迹，这对他的身心健康不无益处。

乾隆爱好广泛，学识渊博，情趣甚广，是封建帝王中少有的多才多艺的皇帝。他在勤奋治国方面，虽比不上康熙，但在娱乐方面有过之而无不及。他爱读书，懂满、蒙、维、藏、汉 5 种文字；喜书法，学尊赵体，圆润遒丽，所到之处，甚喜御笔垂青；善诗文，据传他一生写文 1300 多篇，作诗 4 万余首。还喜听戏、观灯、看杂技、滑冰等。他还亲自演过戏。这些活动，对他修身养性，都是大有益处的。

乾隆起居饮食有节。饮食多以新鲜蔬菜为主，食不过饱。喜喝茶，对食用水十分考究。他还效法祖父康熙，不吸烟。由于他养生有道，一生身强体壮，神智清晰。

康熙的保健秘诀是什么？

在位 61 载享年 69 岁的清朝康熙皇帝，是中国的“寿星皇帝”之一。这位治国有方的“中国彼得大帝”，一生与医门有不解之缘，平素注重医药保健，熟谙养生之道，对医药科学，不论中医、西医都有涉猎。有关他的医药保健轶事也很多，下面略述几则。

注重养生，不滥用补药。古之帝王，大多偏爱补药，而康熙对补药则有所戒。在生活上，康熙帝不尚豪华，“不喜厚味”而喜“粗食软蔬”，“不喜饮酒”，不吸烟。对补药，他曾说过这样一段话：“服补药大无益。药性宜于心者不宜于脾；宜于肺者不宜于肾。朕尝谕人毋服补药。药补不如食补。夫好服补药者，犹人之喜逢迎者也。天下岂有喜逢迎而可为善乎?”这段话，虽不无偏激，但从药理学的角度阐述无病“好服补药”之弊，十分中肯，而且从人生哲理加以发挥，确实难能可贵。

书法以“宽怀”，运动强体质。一个人的健康标志，体现在心理和体质上。对于心理的调节，康熙通过练书法以求得“宽怀”，他曾亲自总结了一条经验，叫做“宽怀只有数行字”，即可以在书写“数行字”的过程中得到“宽怀”之效。按现代医学解释，可对脑神经起到调节、放松、消除疲劳的作用，还可锻炼人的耐心，培养人的意志，从而获得身心健康。康熙一生深悉体质的重要，他认为“恒劳而知逸”，在万机之暇，还在宫内种植水稻、蔬菜。在秋高气爽之时，则到木兰围场，疾马奔走，狩猎骑射，以舒展筋骨，增强体质。

接受西方医学，推广西医西药。对于解剖学，早在 2000 多年前的《黄帝内经》

中就提到了人体结构，但由于历史和社会的原因，我国解剖学发展甚是缓慢。为了学习西方医学，康熙令在清廷供职的法国传教士白晋及宫廷画家等人，专门画了一些解剖图像，还令传教士巴多明将《人体解剖学》译成中文，希冀“造（福）于社会”，挽救“人之生命”，这在当时的封建社会，是难能可贵的。

对于西药，康熙对治疟药金鸡纳有着特别的兴趣。康熙三十二年（1693 年），他患了疟疾久治不愈，众医束手无策，恰逢法国的传教士洪若翰、刘应人京闻知，特进献金鸡纳，康熙服之而愈，大喜，此后康熙视金鸡纳为奇药，并把它作为“御制圣药”转赐患疟的大臣，以示恩宠。康熙五十一年，曹雪芹的祖父曹寅患了疟疾，乞皇帝“赐圣药”，康熙闻奏后，立即派驿马星夜送去了金鸡纳。为了研究推广西药，康熙还准在宫内开设了实验室，供传教士制西药用。有时康熙还亲自给官员问病开方，中西药并用。他在宫内试种牛痘预防天花，效果较好，其后下诏推广，让边外 49 旗及喀尔喀蒙古人也种牛痘，“初种时年老人尚以为怪”，康熙“坚意为之”。

禁止吸烟。康熙从不饮酒，也厌恶抽烟。但是，大臣史贻直和陈元龙却是嗜烟如命，整天烟袋不离手。康熙打算让两人把烟戒掉。一年，康熙去江南出巡，史、陈两人也随行。皇帝驾车在山东的德州暂住，康熙当面赏赐两人各一枝水晶杆的烟袋，让他俩当众抽吸。两人闹不清康熙的真正用意，还有些受宠若惊，马上装烟点火抽起来。谁想，刚一用力吸，隔着透明的烟杆清楚地看到了火星顺杆直往上冒，噼啪作响，直到唇边，还发出更响的爆裂声。史、陈两人到这时才明白康熙的真正用意。从这开始，两人再也不敢吸烟，并且戒了烟。

蒲松龄的养生法是什么？

蒲松龄知识渊博，才华横溢，不但在文学艺术上造诣很深，创作出了脍炙人口、举世闻名的《聊斋志异》，而且他对于医术和养生之道也颇为精通。

青少年时代的蒲松龄，不重八股文，暇时博览群书，其中包括不少中医药书籍，掌握了医术。康熙九年（1670 年），他应友人——江苏宝应县知县孙树百之聘充当幕宾（文书之类）时，为调查一宗冤案，他曾扮作郎中，走乡串庄以看病为名进行私访，给农民治过病。不长时间，他医病的本领就有了点名气，病家纷纷找上门去。

对于养生之道，蒲松龄是非常重视的，视为祛病延年、强身健体的好方法。他配制了一种茶，叫“蜜饯菊桑茶”，成分有：蜂蜜、菊花、桑叶等。具有祛暑、清热、消积、通血脉、健心脾的功效，对人身有大益而无危害。喝过此茶的人，无不赞叹。

他在西铺（今王村）毕府教私塾时，每天很早就起身，到“石隐园”的松柏林中，呼吸那飘动着松柏香气的新鲜空气，先练一遍“五禽戏”，再分开马步，半抬两臂，瞑目静站，练一会儿静功。最后，把“蛙鸣石”举上几十下，每每感到周身汗津津的才罢手（这块形似青蛙的“蛙鸣石”，现摆在蒲松龄故居的聊斋里的案几上）。

蒲松龄实践自学的医术和养生方法，使他在漫长的文学创作生涯中保持了充沛的精力。

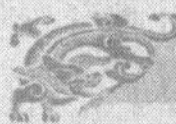 曾国藩的养生之道是什么?

曾国藩（1811～1872），清末洋务派和湘军首领。他的思想，对近代中国曾经产生了很大的影响。毛泽东1917年也曾说过“吾于近人独服曾文正”。蔡鄂于1911年从曾国藩、胡林翼的著作中辑录论兵言论，分类成章，附以按语，编成《曾胡治兵评录》，曾作为黄埔军校教材，对军事学术产生了一定影响。

历史是复杂的。曾国藩其人如何评价，故置勿论，他的有些言论，却也并非毫不足取。刘伯承元帅20世纪50年代初期曾就曾国藩家书对薄一波谈过他的看法：这位“曾文正公”，其人不可取，但也不要因人废言。他的家书，也并非都是腐儒之见，其中有些见解，我看还是可以借鉴的。

曾国藩关于养生祛病的一些言论，当属可以借鉴之类。

养生之法自然而然

曾国藩论养生之法，约有五事：一曰眠食有恒，二日惩忿，三日节欲，四曰每夜临睡洗脚，五日每日两饭后各行三千步。

关于眠食。曾国藩着重指出，从眠食二端用功，看似粗浅，却得自然之妙。自然，即顺其自然。养生亦然，治天下亦然。他还谈到几种具体的食养方法：

1. 常睡不着，用熟地、当归蒸母鸡食之，大有效验。

2. 老人食补，乡间鸡肉猪肉最为养人，若常用黄芪当归等类蒸之，略带药性而无药气，老人食之，甚有益也。

3. 酒，三两杯以养血，未尝不可，但不宜多耳。

4. 夜饭不荤，专食蔬而不用肉汤，亦养生之宜。菜不必贵，适口则足养人。

5. 脾极亏，峻补则亦不甚相宜，凡五脏极亏者，皆不受峻补也。用老米炒黄，熬成极酽之稀饭，服之半年，可有转机。老米，是储存多年的陈米，初时气味俱尽，冲淡和平，适于调养脾胃。若新米，煮汁则胶黏不爽，食后壅滞不消。

关于惩忿。即少恼怒，养生以少恼怒为本。

戒恼怒何以如此重要？恐怖、郁或生肝疾，而肝郁最易伤人。且肝病发作，非戒恼怒不能渐渐减轻。妇女恼怒，还有碍于生产。

如何才能去恼怒？必须息心忍耐，将万事看空。胸囊不宜太苦，须活泼泼地，养得一段生机。

关于节嗜欲。非独食色之性，即读书用心，亦宜俭约，不使太过。因好名好胜而用心太过，亦欲之类也。曾国藩曾具体规定其子：算学书切不可再看，读他书亦以半日为率，未刻（十三时至十五时）以后即宜歇息游观。以防用心太过致病。

关于饭后步行。每日饭后走数千步，是养生家第一秘诀。三个月后，必有大效。

曾国藩关于养生祛病的思想，归结起来，就是：宜于平日讲求养生之法，不可于临时乱投药剂。而其养生之道，则守“尽其在我，听命于天”二语。养生之道，奉行五事，既戒恼怒，又知节欲，已尽其在我者矣。此外寿之长短，病之有无，一概听其在天，不必多生妄想去计较。

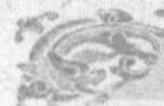 画家高桐轩的“十乐”指的是什么？

清代画家高桐轩总结了十条养生长寿之道，谓之“十乐”。

耕耘之乐：伏案一日，把锄半天，既享田家之乐，又能健壮人身，又有秋收丰食之望，何乐不为？

把帚之乐：把帚扫地，洗桌净几，躬身举手之劳，则尘埃尽去，地净窗明，精神一快，乐趣则寓其中。

教子之乐：教子以诗文书画，能以艺立身，自食其力，无忧于后，岂不快乐。

知足之乐：公卿不足为贵，而安贫乐道，吾爱吾业，岂不一乐。

安居之乐：吾所居，里人为力作以食庄稼汉，和睦为习，居此仁厚乡里，不闻酷吏之呵斥声，亦一大乐。

畅谈之乐：与野老田夫纵谈天下世外事，或测天气晴雨，或卜年景丰歉，坦胸畅谈，其乐陶陶。

漫步之乐：起身散步于中庭，或漫游于柳岸花畦，心神焕然爽朗，襟怀为之一畅。

沐浴之乐：冬月严寒不宜频浴，其他三季该当常浴，活动筋脉，有健身心，乃一乐事。

高卧之乐：每至炎暑伏天，白昼不宜作课（画），竹枕蒲席，北窗高卧，熏风吹来，五风生凉，合目养神，养精蓄锐正此时，亦劳者之一乐也。

曝背之乐：冬日天气清和，每至日中，或坐场上，或倚北墙，取日晒之如披狐裘，通身温暖，畏寒缩冷之感顿消，既活人筋血，又强人皮骨，其乐不可不知。

马寅初教授有着怎样的健身法？

“其知道者……尽终其天年、度百岁乃去。”这是我国医学经典著作《黄帝内经》里在谈到人的寿限时所讲过的一句话。“天年”，即天赋的年寿，人应该活到的岁数，这个岁数是多少呢？古人认为应是100多岁，但此岁数，不是人人都能活到的，前提必须是“知道者”。所谓知道者，即是知养生之道者也。著名经济学家、北京大学的名誉校长、“新人口论”的倡导者马寅初教授由于养生得法，活过了百岁，成为当代寿星教授的冠军。

马老从青年时期一直到晚年都坚持浴身锻炼，在每天晚上就寝前总要洗浴一次，从未间断。具体的做法是：先用热水洗，水热的程度以身体能够忍受为限度，洗好后就在热水中躺15分钟，然后出浴，用毛巾将身体擦干，这样必定出一身大汗。过三四分钟，再进行冷水盆浴，用冷水浇，使体温与冷水温度相当。这种浴身锻炼，马老不仅在家里做，还常到江河湖海中去游泳。在杭州的浴场、北京颐和园的昆明湖、原苏联的黑海，都先后出现过他搏水击浪的身影。除浴身锻炼外，马老一直非常喜爱登山活动。北京西郊的香山主峰，海拔557米，山势陡峭，山路崎岖，被人们称为“鬼见愁”，可70多岁的马老初登“鬼见愁”却健步如飞，呼吸均匀，中年的儿子还赶不上他。在他将近八旬的一个金色的秋天，他又一次以矫健的步伐登上了“鬼见愁”。年近90时，他双脚近乎瘫痪，便拄着拐杖在庭院里练习走步。1972年，马老身患直肠癌，91岁时进行了手术治疗，竟神话般地活了下来，成了世界上高龄手术成功的罕见人士手术出院后，不能下地活动了，还坐着手推车在庭院里绕圈活动。可见，马老的一生，是生命不息、锻炼不止的一生。他的动，不是盲目的，而是非常和谐地随从着他生命之钟的节拍。

马老非常注意营养，喜欢杂粮，从不偏食，不择食。他食欲旺盛，消化力强，不饮酒，不吸烟，不喝茶，他经常性的饮料就是一杯冷开水。

马老尽管有时身处逆境，历经浩劫，但铁骨铮铮，信念坚定，坚持真理，思想上总是向前看，乐观愉快，能在坎坷曲折的道路中奋进，终于事业树丰碑，寿命超天年。

书画家的长寿秘诀有哪些？

古往今来，凡卓有建树的书画家，大多是长寿者。颜真卿享年76岁，柳公权享年87岁，欧阳询享年84岁；而现代画家齐白石享年94岁，何香凝享年95岁……由此可见，书画与长寿有着密切的关系。

书画家长寿秘诀何在？概括为6个字：练心练静练体。

其一，书画可“练心”。书画是一种创造性的“练心”活动。在进行书法创作时，重要的是调理心境，排除杂念，全神归一。这同太极拳、气功等具有类似的效用。

其二，书画可“练静”。清人周星莲说过：“作书能养气，亦能助气，静坐作楷法数十字或数百字，便觉矜躁俱平，隶行草任意挥洒，至痛快淋漓之候，又觉灵心焕发。”“练静”需“超觉静思”。这与气功中“以一念，代万念”和道家的“守一而延命”有异曲同工之妙。据现代医学总结，这种“超觉静思”的生理效果有4点：一可减少能量消耗，二可使脑电波稳定，三可降低血液中的乳酸盐浓度（乳酸盐被认为是人体内的一种疲劳素），四可使人心平气和，头脑清醒。

其三，书画可“练体”。书画活动类似于轻微的体育活动和体力劳动，练习书画有调节人的高级神经活动的功能，它能活血，通经络，促进新陈代谢。作书画不仅要用腕力、臂力、指力，而且还要运用腰力，对腰腿锻炼尤为显著。医学界普遍认为，腰腿健康与人体健康关系密切，人的衰老常常从腰腿开始。腰部如有疾病，会加速衰老过程，锻炼腰腿则可延缓衰老而至长寿。